解剖学
ワークブック

Anatomy Workbook

野村 嶬 監修
西川 彰 著
小林 直行

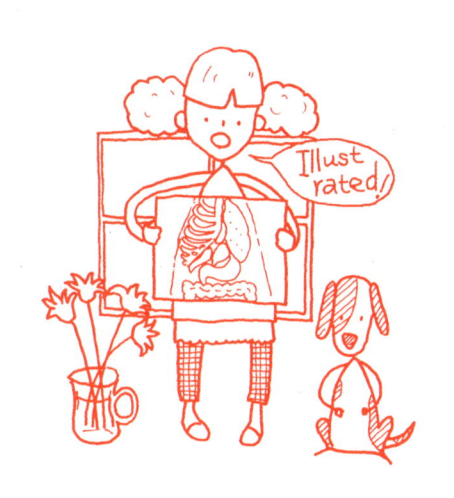

医歯薬出版株式会社

監修・執筆一覧

●監　修
野村　嶬　（京都大学医療技術短期大学部名誉教授）

●執　筆
西川　彰　（上武大学ビジネス情報学部准教授）
小林直行　（九州共立大学スポーツ学部教授）

●執筆協力
高橋和司　（もみや鍼灸整骨院）
西川晃子　（上武大学ビジネス情報学部非常勤講師）
吉田成仁　（帝京平成大学ヒューマンケア学部准教授）

監修の序

　本書は，病める人々のケア・サポートを行うコ・メディカルの学生を対象として，基礎医学の基礎中の基礎である人体解剖学についての理解を深めていただくために企画・計画されたものであり，2年前に先行して発刊された『生理学ワークブック』・『運動器疾患ワークブック』の姉妹編でもあります．

　第一の特徴は，見開きの左ページには膨大な人体解剖学のコア知識を文章ではなく，テキストとして箇条書きに簡明に記述し，同時に右ページには多数の関連図を併用した「穴埋め形式」の問題である，ワークを提示したことです．このことにより，各系の重要ポイントが容易に理解できるし，同時に学習後の知識の確認もできるでしょう．

　第二の特徴は，章末に国家試験形式の演習問題を加えて，読者が理解度をチェックできるようにしていることです．

　本書は短時間で効率よく学習でき，知識を吸収できるように工夫されていますので，柔道整復師や鍼灸師，PT・OTなど，コ・メディカルの国家試験対策のテキストとして極めて有用であるだけでなく，ケア・サポートにあたる各職種の方々にとってもたいへん有益であると思います．

　著者である西川彰先生と執筆協力者である西川晃子先生とは，およそ10年前の京都大学医学部での脳実習以来の間柄ですが，その際は見事なスケッチをされて実に熱心に実習をされていたことを想い出します．両先生がその後も引き続き解剖学の研鑽を積まれ，小林直行先生，高橋和司先生，および吉田成仁先生と協力されて本書を上梓されたことに敬意を表します．また，本書の企画から上梓までご尽力いただきました医歯薬出版編集部の各位に深謝いたします．

平成26年7月吉日

野　村　　嶬

本書を有効に活用するために

本書は人体の構造を解説した テキスト と問題の ワーク からできています．
テキストをまず読み，ワークを行うことで効率よく重要ポイントを覚えることができるように配慮されています．ワークではテキストとの関係がわかるように，各頁に見出しを示しました．

1. 「学習のポイントとキーワード」を十分に理解しよう！

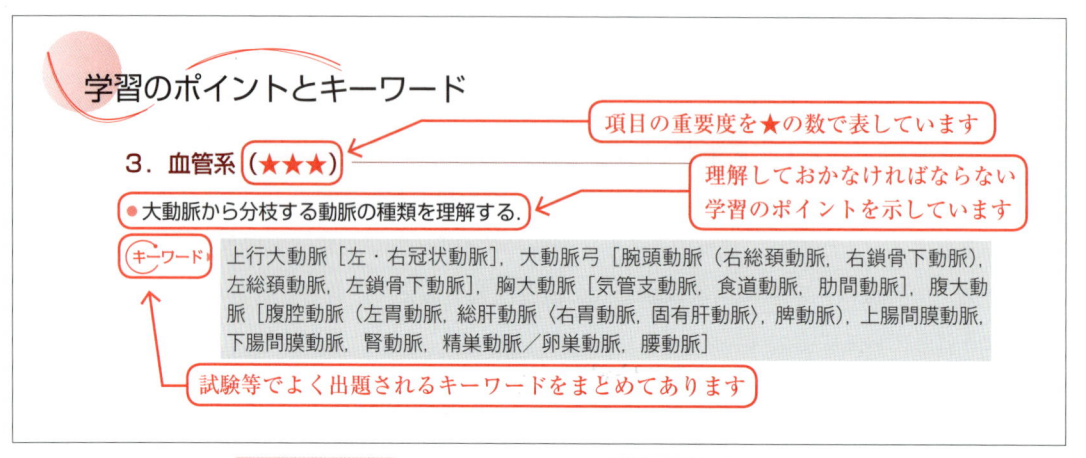

学習のポイントとキーワード

3．血管系（★★★）

項目の重要度を★の数で表しています

- 大動脈から分枝する動脈の種類を理解する．

理解しておかなければならない学習のポイントを示しています

キーワード：上行大動脈［左・右冠状動脈］，大動脈弓［腕頭動脈（右総頚動脈，右鎖骨下動脈），左総頚動脈，左鎖骨下動脈］，胸大動脈［気管支動脈，食道動脈，肋間動脈］，腹大動脈［腹腔動脈（左胃動脈，総肝動脈〈右胃動脈，固有肝動脈〉，脾動脈），上腸間膜動脈，下腸間膜動脈，腎動脈，精巣動脈／卵巣動脈，腰動脈］

試験等でよく出題されるキーワードをまとめてあります

2. 要点をまとめた テキスト を参考にしながら ワーク としての「穴埋め問題」をやってください！

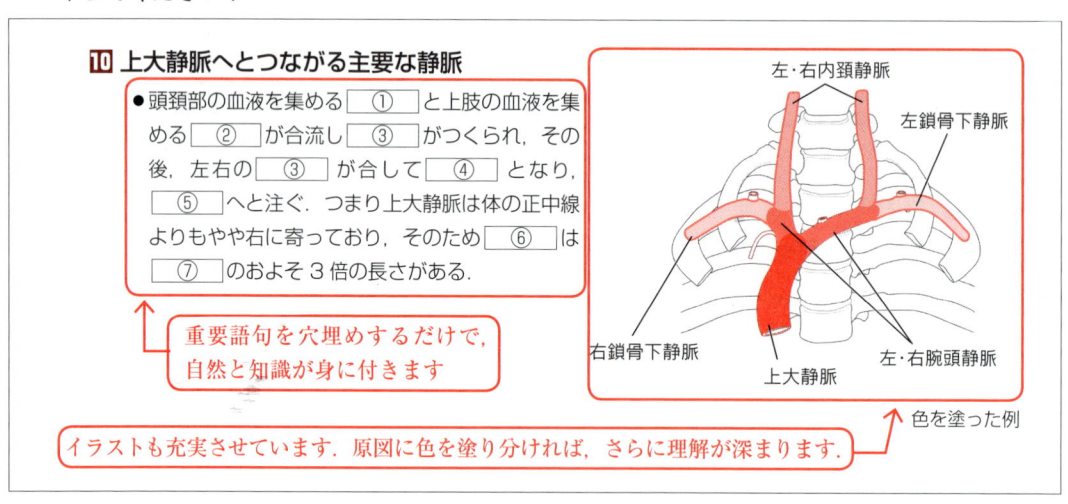

10　上大静脈へとつながる主要な静脈

- 頭頚部の血液を集める ① と上肢の血液を集める ② が合流し ③ がつくられ，その後，左右の ③ が合して ④ となり， ⑤ へと注ぐ．つまり上大静脈は体の正中線よりもやや右に寄っており，そのため ⑥ は ⑦ のおよそ3倍の長さがある．

重要語句を穴埋めするだけで，自然と知識が身に付きます

左・右内頚静脈
左鎖骨下静脈
右鎖骨下静脈
上大静脈
左・右腕頭静脈
← 色を塗った例

イラストも充実させています．原図に色を塗り分ければ，さらに理解が深まります．

3. 赤色シートを用いれば，「テキスト」内の重要語句の暗記の確認ができます！
4. 「理解を深めるワンステップ」では，もう一歩進んだ知識が得られます！

◎執筆者からのメッセージ

　本書は"理解を深める"ことに重点を置いて作成されたテキストです．特に解剖学とは人体の構造とそのメカニズムを学ぶ学問であり，単に語句を暗記するだけでなく，その構造的特徴と機能的特徴を関連付けて理解することが必要です．そこで，本書ではその点の学習効果を高めるために，ワークとしての"穴埋め問題"を取り入れました．さらに，その文書で記した内容を視覚的に捉えるために，人体の構造をわかりやすく示した"イラスト"も充実させました．両方の相乗効果によりあなたの解剖学的知識も深まることでしょう．

西川　彰

目　次

監修の序 ……………………………… iii
本書を有効に活用するために ……… iv

テキスト／ワーク

第1章　人体の構造 …………………… 1
1. 細胞および組織 ………………… 2/3
2. 発　生 …………………………… 12/13
演習問題 ……………………………… 14

第2章　運動器の基礎 ………………… 15
1. 骨 ………………………………… 16/19
2. 骨格筋 …………………………… 24/25
演習問題 ……………………………… 28

第3章　頭部・体幹の筋・骨格系 …… 29
1. 頭部・体幹の骨 ………………… 30/31
2. 頭部・体幹の筋 ………………… 44/45
3. 頭部・体幹の運動 ……………… 54/55
演習問題 ……………………………… 56

第4章　上肢の筋・骨格系 …………… 57
1. 上肢の骨 ………………………… 58/59
2. 上肢の筋 ………………………… 66/67
3. 上肢の運動 ……………………… 76/77
演習問題 ……………………………… 80

第5章　下肢の筋・骨格系 …………… 81
1. 下肢の骨 ………………………… 82/83
2. 下肢の筋 ………………………… 92/93
3. 下肢の運動 ……………………… 100/101
演習問題 ……………………………… 102

第6章　循環器系 …………………… 103
1. 心臓血管系 ……………………… 104/105
2. 心　臓 …………………………… 106/107
3. 血管系 …………………………… 110/111
4. リンパ系 ………………………… 122/123
演習問題 ……………………………… 124

第7章　消化器・呼吸器系 ………… 125
1. 消化器 …………………………… 126/127
2. 呼吸器 …………………………… 142/143
演習問題 ……………………………… 148

第8章　泌尿器・生殖器系 ………… 149
1. 泌尿器 …………………………… 150/151
2. 生殖器 …………………………… 154/155
演習問題 ……………………………… 162

第9章　内分泌器系 ………………… 163
1. 内分泌器 ………………………… 164/165
演習問題 ……………………………… 170

第10章　中枢神経系 ………………… 171
1. 中枢神経の基本構造 …………… 172/173
2. 脳 ………………………………… 174/175
3. 脊　髄 …………………………… 180/181
演習問題 ……………………………… 184

第11章　末梢神経系 — 185

1. 脳神経 — 186/187
2. 脊髄神経 — 190/191
3. 自律神経系 — 196/197
演習問題 — 198

第12章　感覚器 — 199

1. 外　皮 — 200/201
2. 視覚器 — 204/205
3. 聴覚器および平衡覚器 — 208/209
4. 味覚器・嗅覚器 — 210/211
演習問題 — 212

索　引 — 213
付　ワーク・演習問題解答 — 218
参考図書 — 228

第1章 人体の構造

学習のポイントとキーワード

1. 細胞および組織（★★★）

- 細胞を構成する器官の種類とその特徴を理解する．

> **キーワード** 細胞膜［リン脂質，細胞膜タンパク質］，核［核膜孔，核小体，染色質，DNA，RNA］，小胞体，リボソーム，ゴルジ装置，ミトコンドリア，ATP，リソソーム，細胞内消化，中心小体

- 組織の分類とそれぞれの特徴を理解する．

> **キーワード** 単層上皮［扁平上皮，立方上皮，円柱上皮］，多列上皮，重層上皮［扁平上皮，移行上皮］，線毛上皮，結合組織［線維性結合組織（密性結合組織，疎性結合組織），脂肪組織，細網組織］，軟骨組織［硝子軟骨，弾性軟骨，線維軟骨］，筋組織［骨格筋，心筋，平滑筋，筋原線維（ミオシンフィラメント，アクチンフィラメント），横紋構造（明帯／I帯，暗帯／A帯，サルコメア）］，神経組織［中枢神経（脳，脊髄），末梢神経（体性神経，自律神経，脳神経，脊髄神経），神経細胞（細胞体，樹状突起，軸索），支持細胞／グリア細胞（星状膠細胞，稀突起膠細胞，小膠細胞，シュワン細胞，髄鞘／ミエリン，ランビエの絞輪，有髄神経，無髄神経）］

2. 発生（★★）

- 各組織や器官の発生を理解する．

> **キーワード** 減数分裂，外胚葉［皮膚，神経系，感覚器系］，内胚葉［消化器系，呼吸器系，尿路系］，中胚葉［骨格系，筋系，循環器系，泌尿・生殖器系，結合組織］

1. 細胞および組織

● 細胞はヒトの生体内に約60兆個存在しており，そのうち同じ種類の細胞が集まって組織を構成している．

1 細胞の構造

● 人体における構造上，機能上の基本単位が細胞であり，細胞膜，細胞質，核，各種の細胞内小器官から構成される．

1）細胞膜

構造
- リン脂質：内外側に親水部，内側に疎水部を配した二重膜構造を形成する
- タンパク質：輸送体（イオンチャネルやポンプ），受容体，酵素などの働きを担う

2）核

構造
- 二重構造をした核膜には多数の核膜孔があり，物質の出入り口となる
- 核小体：リボソームを合成する
- 染色質［クロマチン］：DNAがヒストンタンパク質に巻きついた状態をいい，細胞分裂時に濃縮され，染色体となる

DNAとRNA
① DNA［デオキシリボ核酸］：遺伝子
- ヌクレオチド（二重らせん構造）：リン酸 + 糖（デオキシリボース）+ 塩基
- 塩基：アデニン(A)，グアニン(G)，チミン(T)，シトシン(C)

② RNA［リボ核酸］：遺伝情報の転写や翻訳によりタンパク質を合成する
- ヌクレオチド（1本鎖）：リン酸 + 糖（リボース）+ 塩基
- 塩基：アデニン，グアニン，ウラシル(U)，シトシン

3）細胞質（細胞内溶液）

成分
- 水：75〜90%を占める
- 可溶性溶質：各種イオン類，グルコース，アミノ酸類，脂肪酸類，ATPなどを含む

4）細胞内小器官

種類
- ミトコンドリア：二重膜の構造を呈し，マトリクスや内膜［クリステ］でATP［アデノシン三リン酸］を合成する
- 小胞体
  - 粗面小胞体：リボソームでタンパク質を合成する
  - 滑面小胞体：ステロイドホルモンの合成，解毒作用，カルシウムイオンの貯蔵作用をする
- ゴルジ装置：タンパク質を切断，加工し，分泌物を合成する
- リソソーム／ライソソーム：加水分解酵素を含み，細胞内消化に作用する
- ペルオキシソーム：酵素による物質の酸化に作用する（アルコールの分解など）

1. 細胞および組織

1 細胞の構造

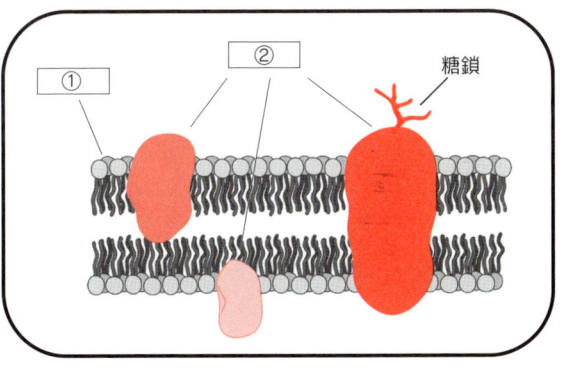

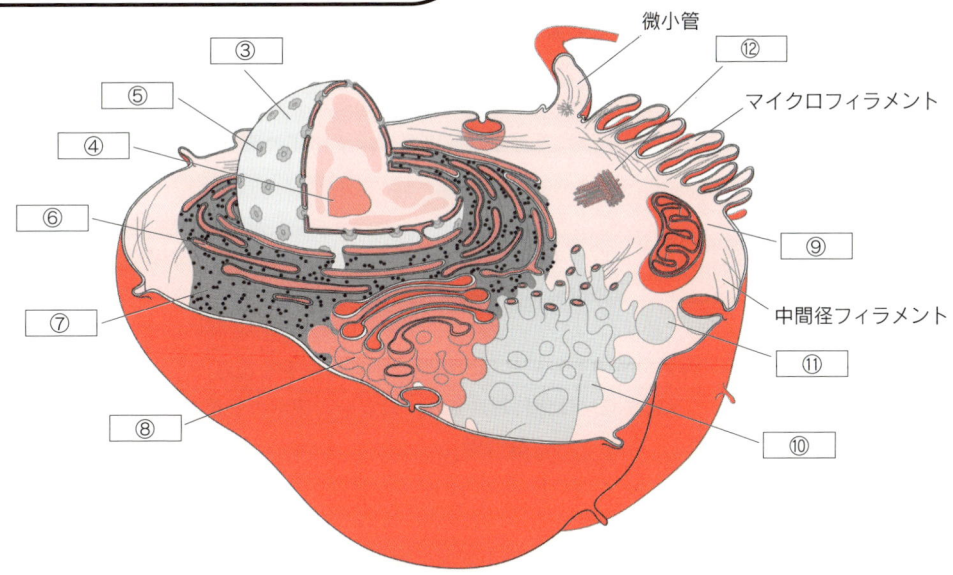

細胞の構造

- 中心小体：微小管からなる管状構造であり，細胞分裂時に紡錘体を形成する
- 細胞骨格
  - マイクロフィラメント（アクチンフィラメント）：太さは約 6 nm で，細胞の形を保持すると同時に，骨格筋の収縮にも作用する
  - 中間径フィラメント：太さは約 10 nm で，弾力性があり，外力による変形を防ぐ
  - 微小管：太さは約 25 nm で，細胞内での物質移動や細胞分裂時の染色体移動などに作用する

2 組織の分類

- 人体における組織は，体表や体腔，中腔器官などの内面を被う"上皮組織"，各器官を保護・支持しながら器官同士を結びつける"支持組織（結合組織）"，身体の動きに必要な力をつくる"筋組織"，その活動を調整する"神経組織"の4種類に分類できる．

1）上皮組織

上皮（形態学的特徴）

- 単層扁平上皮：1層の細胞からなり，ろ過や浸透・拡散などが行われる部位に存在する
    例）血管やリンパ管の内皮，肺胞の上皮
- 単層立方上皮：1層の立方形をした細胞層で，分泌や吸収の働きを担う
    例）甲状腺の腺上皮
- 単層円柱上皮：1層の長方形をした細胞層で，先端部分に線毛がある線毛上皮（卵管や子宮など）と線毛のない非線毛上皮がある
    例）胃，十二指腸，小腸，大腸
- 多列上皮（偽重層上皮）：横からみると，表面に達していない細胞がいくつかあるため多層のようにみえるが，実際にはすべての細胞が基底膜に接した単層の上皮である
    例）気道（気管，気管支）＝多列線毛上皮
- 移行上皮：内腔にものが貯って拡張する中腔構造器官の内面を被う上皮で，弛緩時には重層立方上皮様に，緊張時には重層扁平上皮様に変形する
    例）腎盤，尿管，膀胱
- 重層扁平上皮：深部は立方形や円柱形の細胞，表層は扁平な細胞からできていて，最深部の細胞（基底細胞）は常に新生され，最表層の細胞の剥離による消失を補っている
    例）表皮，口腔（歯肉），食道，肛門管

腺上皮（機能的特徴）

- 外分泌腺：分泌物は導管を通して自由表面に放出する
- 内分泌腺：分泌物（ホルモン）は体内の毛細血管へ直接放出する

理解を深めるワンステップ 1　ケラチンと重層扁平上皮

- ケラチンとは細胞骨格を形作るタンパク質の一つで，上皮細胞の中間径フィラメントを構成している．なかでも重層扁平上皮の表層では，硬質ケラチンという特殊なケラチンが沈着することで細胞は死に至り硬化する．この過程を角化といい，角化した細胞の層を角化層（角質層）と呼んでいる．この層は乾燥や摩擦などの機械的刺激に強いだけでなく，細菌などに対する抵抗性も有している．皮膚の表皮には大変厚い角化層が存在し，そのほか，口唇，肛門，食道などでも角化がみられる．

2 上皮組織の分類

- 上皮組織は形態学的特徴から，拡散，浸透，ろ過，分泌，吸収を行う部分にみられ，1層の細胞からなる ① ，摩耗しやすい部分にあり，深側の組織を保護する役目をもつ ② （移行上皮も含む），1層からできているがすべての細胞が自由表面に達していないため数層が重なっているようにみえる ③ （偽重層上皮）に大別することができる．

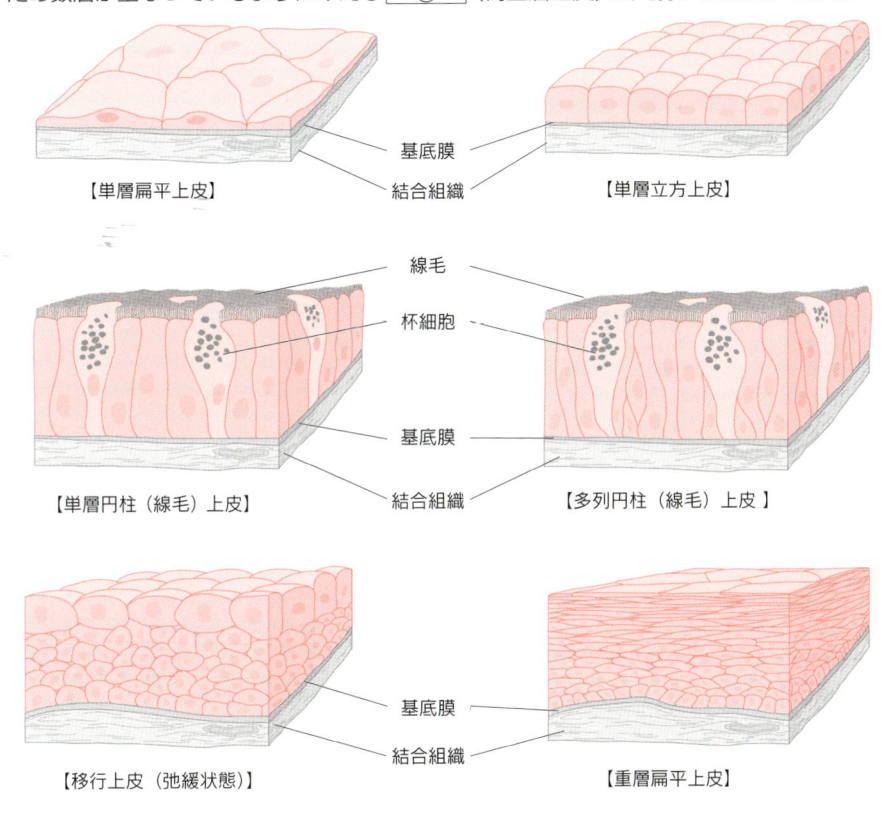

【単層扁平上皮】　　　　【単層立方上皮】
基底膜
結合組織

【単層円柱（線毛）上皮】　　【多列円柱（線毛）上皮】
線毛
杯細胞
基底膜
結合組織

【移行上皮（弛緩状態）】　　【重層扁平上皮】
基底膜
結合組織

上皮組織の分類

- 上皮組織の中には分泌物を生成し分泌する腺上皮という組織があり，分泌物を導管に分泌することでそこを通して自由表面上に放出する ④ と，直接血管内に分泌する ⑤ とに分類できる．

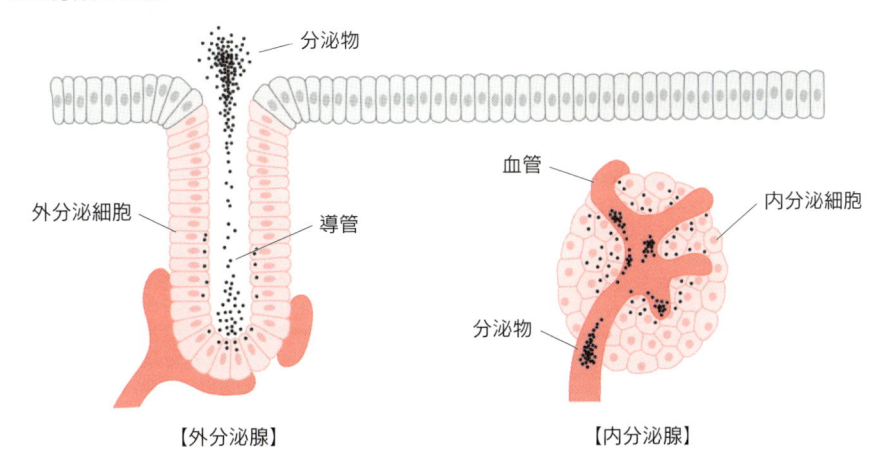

【外分泌腺】
分泌物
外分泌細胞
導管

【内分泌腺】
血管
内分泌細胞
分泌物

2）支持組織

結合組織
- 線維性結合組織
  - 密性結合組織：豊富な膠原線維とその間に配列された線維芽細胞から構成されていて，組織に強度を与え，他の構造体との強い連結を可能としている
    - 例）真皮，腱，靱帯
  - 疎性結合組織：基質中に埋め込まれた線維成分（膠原線維，弾性線維）と細胞成分（線維芽細胞など）から構成されていて，組織に弾力性を与え，保護している
    - ＊特に弾性線維を多く含むものを弾性組織と呼んでいる
    - 例）多くの器官や組織の間＝皮下組織
- 脂肪組織：細胞質に大きな脂肪滴としてトリグリセリドを貯蔵する脂肪細胞から構成されている
  - 例）皮下脂肪
- 細網組織：細網線維と細網細胞から形成された網目状の構造をしている
  - 例）脾臓，リンパ節，骨髄

軟骨組織
- 硝子軟骨：微細な膠原線維を含む基質と軟骨細胞から構成されていて，表面の滑らかさや柔軟性に役立つ
  - 例）肋軟骨，関節軟骨，気管軟骨
- 弾性軟骨：網目状に交叉した弾性線維によって構成された基質内に軟骨細胞が存在していて，形を一定に保つ役割をもつ
  - 例）耳介軟骨
- 線維軟骨：膠原線維の束の間に散在した軟骨細胞がみられ，組織に支持と堅さを与えている
  - 例）関節円板，関節半月，関節唇

骨組織　＊「第2章　運動器の基礎　1—③骨の構造」（p.18）を参照

血液とリンパ
①血漿：55%
- 血清 ｛水：91～92%，タンパク質：7.5 g/dl，脂質（中性脂肪，コレステロール，遊離脂肪酸など）　糖質：70～110 mg/dl，アミノ酸，無機塩類（Na，Cl，K，Caなど）｝
- フィブリノゲン

②細胞成分：男性で45%，女性で40%【ヘマトクリット値】
- 赤血球：男性で500万個/mm^3，女性で450万個/mm^3
- 白血球：3500～9000個/mm^3
  - ｛顆粒白血球（好中球：50～70%，好酸球：1～2%，好塩基球：0.5%）　無顆粒白血球（リンパ球：30%，単球：5%）｝
- 血小板：12万～40万個/mm^3

3 結合組織の分類

- 結合組織は基質と細胞（線維芽細胞，大食細胞／マクロファージ，形質細胞，肥満細胞，脂肪細胞など）を基本要素とし，その中の基質は ① （コラーゲン），② （エラスチン），③ （コラーゲン＋糖タンパク質）といった線維とその間を埋める間質物質（ヒアルロン酸など）によって構成される．そのうち ① を多く含むものを ④ （密性，疎性），② が多いものを ⑤ ，③ や細網細胞が多くを占める ⑥ ，脂肪細胞からなるものを ⑦ として分類している．

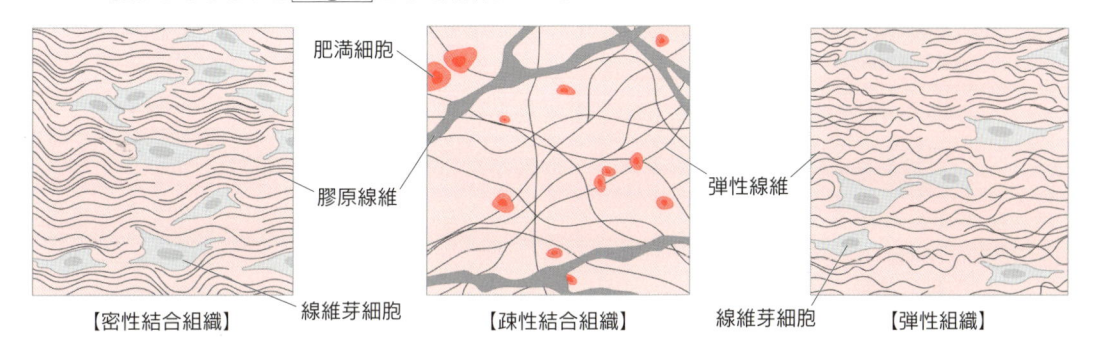

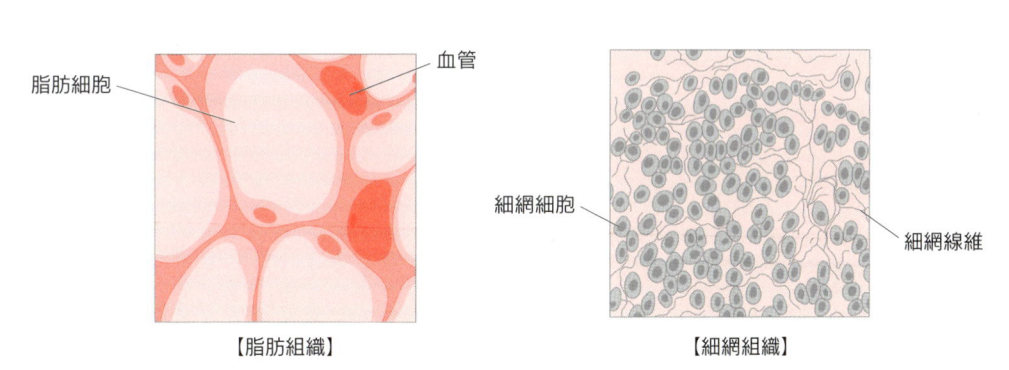

【密性結合組織】　線維芽細胞　【疎性結合組織】　線維芽細胞　【弾性組織】
肥満細胞　膠原線維　弾性線維

脂肪細胞　血管　細網細胞　細網線維
【脂肪組織】　【細網組織】

結合組織の分類

4 軟骨組織の分類

- 軟骨組織は間質物質（コンドロイチン硫酸）内に ① や ② を含んだ基質と，そこに埋め込まれた軟骨細胞からなる．③ では基質内に微細な ① しか存在しないが，④ や ⑤ ではそれぞれ多くの ② や ① を含んでいる．

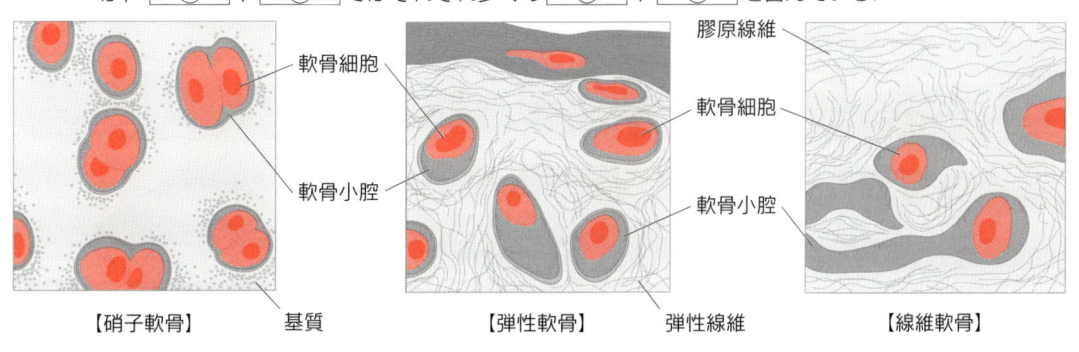

【硝子軟骨】　軟骨細胞　軟骨小腔　基質　【弾性軟骨】　弾性線維　膠原線維　軟骨細胞　軟骨小腔　【線維軟骨】

軟骨組織の分類

3）筋組織
筋肉の分類と特徴
・分類

	骨格筋	心筋	平滑筋
形態	円柱状	網目状	紡錘状
筋線維（核）	横紋（多核）	横紋（単核）	平滑（単核）
運動 （自動性）	随意 （ない）	不随意 （洞結節・房室結節にある）	不随意 （単ユニット平滑筋にある）
神経支配	体性神経（運動神経）	自律神経	自律神経
電気刺激閾値	低い	中等度	高い
絶対不応期	短い （1〜2 ms）	非常に長い （200 ms）	長い （50〜100 ms）
収縮形態	強縮が多い	単収縮のみ	ほとんど強縮
疲労	起こりやすい	起こりにくい	ほとんどない
ホルモン調節	ない	ある	ある
介在板 （ギャップ結合）	ない	ある	単ユニット平滑筋：ある 多ユニット平滑筋：ない

骨格筋の構造
①筋原線維
- **ミオシンフィラメント**：太いタンパク分子の束
- **アクチンフィラメント**：細いタンパク分子の束

②横紋構造
- **Ⅰ帯［明帯］**：縞模様の明るくみえる部分で，筋収縮時には短縮する
- **A帯［暗帯］**：縞模様の暗くみえる部分で，筋収縮時でも変化しない
- H帯：暗帯の中央部でやや明るくみえる部分
- Z膜：明帯の中央の区切りのことで，Z膜とZ膜の間を筋節［サルコメア］といい，骨格筋の構造上と機能上の最小単位である

理解を深めるワンステップ 2　筋の名称の話（mus）

- 英語で筋はmuscleでありmusはネズミを意味している．筋収縮の様子がネズミが動く姿に見えたことに由来している．筋は骨格筋，心筋，平滑筋などに区分されるが，骨格筋を観察したときに動きの小さな方（起始部）を筋頭，大きい方（停止部）を筋尾，中間の膨らんだ部分を筋腹という．

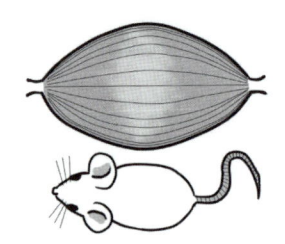

テキスト ＆ ワーク

5 筋肉の分類

●骨格筋は ① で ② 構造をもち，多数存在する ③ は細胞の周辺部に押しやられている．心筋は中央に1個の ③ が存在し，分岐した ④ で ② 構造をなした線維の両端は隣の線維と ⑤ によって連結されている（ギャップ結合）．平滑筋は ⑥ で ② 構造を呈しておらず，中央に1個の ③ をもっている．

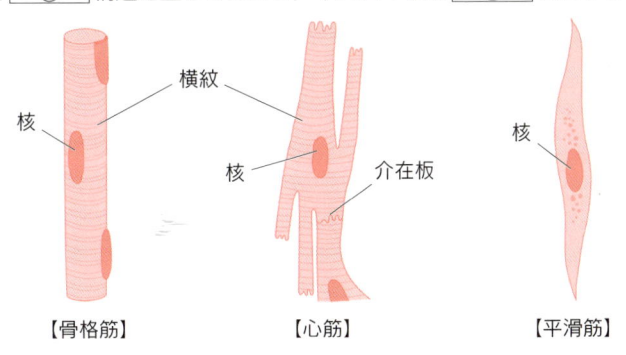

核／横紋／核／介在板／核

【骨格筋】　【心筋】　【平滑筋】

筋肉の分類

6 骨格筋の横紋構造

●骨格筋の縦断面を光学顕微鏡下で観察すると，① （Ⅰ帯）と ② （A帯）が交互に存在する縞模様の構造（ ③ 構造）を呈していることがわかる．Ⅰ帯の部分は細いフィラメント（ ④ ）のみであるため光を通しやすいので明るくみえるが，太いフィラメント（ ⑤ ）の部分（一部では細いフィラメントと重なる）は暗くみえることから，Ⅰ帯は ① ，A帯は ② と呼ばれる．

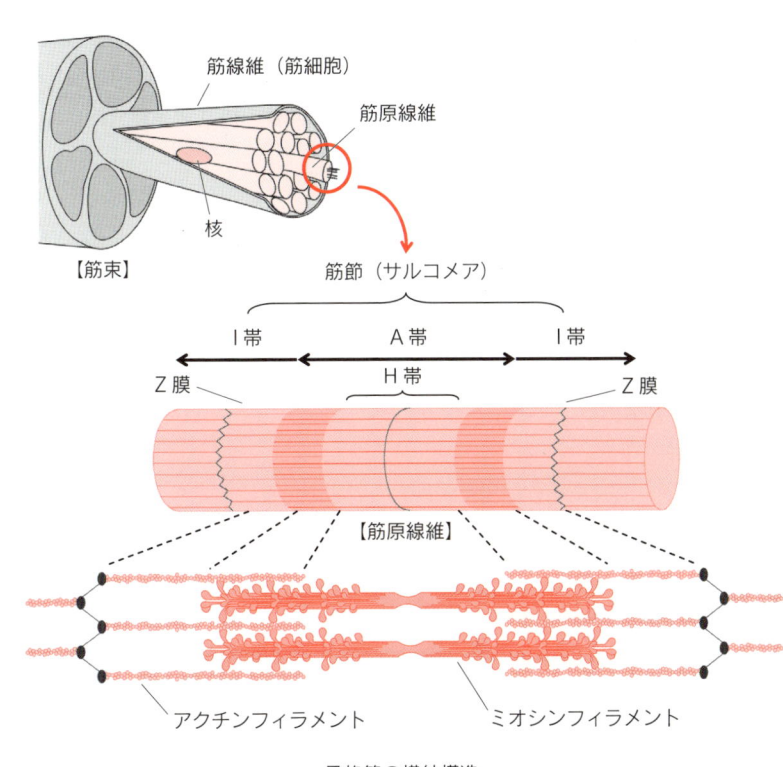

筋線維（筋細胞）
筋原線維
核
【筋束】
筋節（サルコメア）
Ⅰ帯　A帯　Ⅰ帯
Z膜　H帯　Z膜
【筋原線維】
アクチンフィラメント　ミオシンフィラメント

骨格筋の横紋構造

4) 神経組織

神経系の分類

①中枢神経系
- 脳：大脳半球（終脳），間脳，中脳，橋，延髄，小脳
- 脊髄：頚髄，胸髄，腰髄，仙髄，尾髄

②末梢神経系

＜解剖学的分類＞
- 脳神経：嗅神経（Ⅰ），視神経（Ⅱ），動眼神経（Ⅲ），滑車神経（Ⅳ），三叉神経（Ⅴ），外転神経（Ⅵ），顔面神経（Ⅶ），内耳神経（Ⅷ），舌咽神経（Ⅸ），迷走神経（Ⅹ），副神経（Ⅺ），舌下神経（Ⅻ）
- 脊髄神経：頚神経（$C_1 \sim C_8$），胸神経（$T_1 \sim T_{12}$），腰神経（$L_1 \sim L_5$），仙骨神経（$S_1 \sim S_5$），尾骨神経（Co）

＜生理学的分類＞
- 体性神経：感覚神経（求心性），運動神経（遠心性）
- 自律神経：内臓求心性神経（求心性），交感神経・副交感神経（遠心性）

神経細胞［ニューロン］

- 細胞体：ニッスル小体が存在し，その表面には他の神経細胞の軸索終末が接合（シナプス）する
- 樹状突起：細胞体から複数本出ており，細胞体と同様に他の神経細胞が接合する
- 軸索：内部にシナプス小胞を含み，軸索終末と呼ばれる末端部で他の神経細胞と接合する

神経細胞の種類

- 多極性神経細胞：複数の樹状突起と1本の軸索で構成される神経細胞で，中枢神経の多くがこれにあたる（錐体細胞，プルキンエ細胞など）
- 偽単極性神経細胞：細胞体から出た1本の突起が2本に分かれた神経細胞（1本は樹状突起，もう1本は軸索の役割）で，末梢神経の感覚神経節（脳神経節と脊髄神経節）神経細胞の多くがこれにあたる

支持細胞［グリア細胞／神経膠細胞］

①中枢神経の支持細胞
- 星状膠細胞：血液-脳関門に関与する
- 稀突起膠細胞：中枢神経の髄鞘を形成する
- 小膠細胞：貪食作用をもつ
- 上衣細胞：脳脊髄液の形成に関与する

②末梢神経の支持細胞［シュワン細胞］
- 髄鞘［ミエリン］：支持細胞の細胞膜が軸索の周囲を何重にも巻き込んだもので絶縁性である
- ランビエの絞輪：髄鞘が途切れている領域をさす

有髄神経と無髄神経

- 有髄神経：髄鞘をもつ神経で，跳躍伝導するため伝導速度が速い
- 無髄神経：髄鞘をもたない神経で，伝導速度が遅い（一部の感覚神経，自律神経節後線維など）

7 神経細胞の構造（末梢神経の有髄線維）

- 神経細胞は，核やニッスル小体などを含む ① ，他の神経細胞から情報を受け取る ② ，他の細胞に情報を伝える ③ から構成される．③ の周囲には ④ という支持細胞が ⑤ を形成しており，周囲の他の組織と直接に接しないように ③ を包んで絶縁している．また，⑤ は1〜2mmごとに切れ目があり，これを ⑥ という．さらに，③ の末端は ⑦ と呼ばれ，他の神経細胞や筋細胞と ⑧ により連絡している．

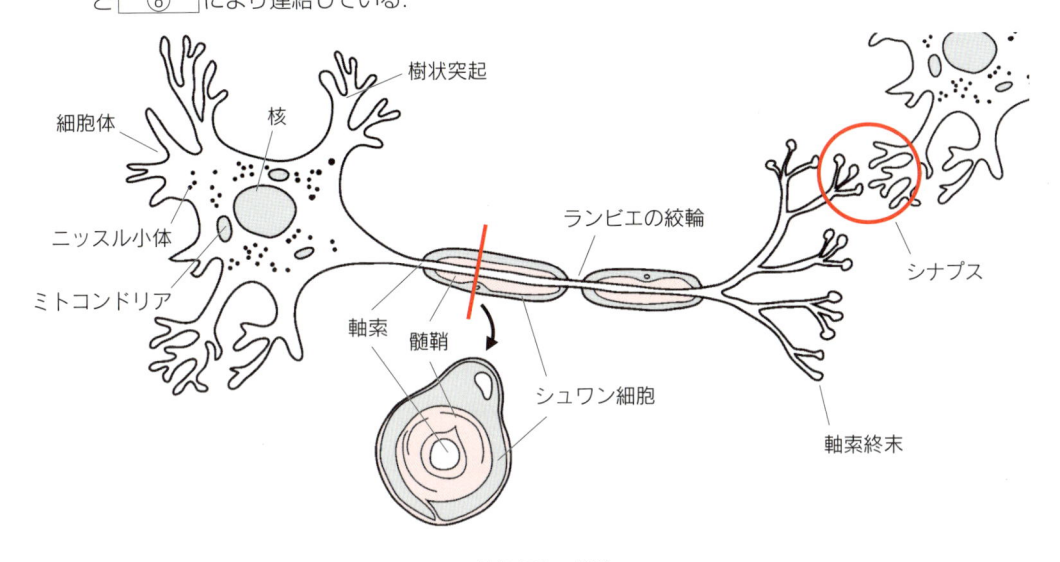

神経細胞の構造

8 神経細胞の種類

- ① は多数の樹状突起と長く伸びた軸索を特徴とするが，三角錐状の細胞体の頂点と底に樹状突起が限局しているもの（ ② ）や樹状突起が細胞体の一部から限局して起こるもの（ ③ ）もある．その他，樹状突起がまとまって細胞体から出て末端で枝分かれする ④ や樹状突起と軸索が細胞体から一緒に出る ⑤ などもある．

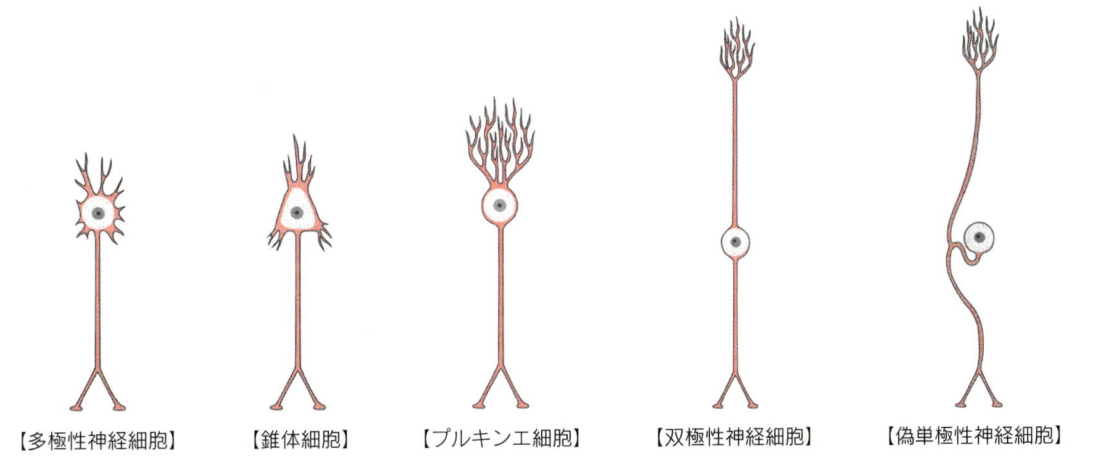

【多極性神経細胞】　【錐体細胞】　【プルキンエ細胞】　【双極性神経細胞】　【偽単極性神経細胞】

神経細胞の種類

2. 発 生

- 生殖細胞では，精子や卵子が成熟する過程で染色体数が半減する減数分裂が起こる．その結果生じた精子や卵子の細胞は22本の常染色体と1本の性染色体（合計23本）をもつ．

1 減数分裂の仕組み

1）減数分裂と性の決定

減数分裂
① 第一次分裂
- 染色体の対合と両者の間で遺伝子の組換えが起こる
- 染色体が紡錘糸に引っ張られて移動する
- 分裂が完了すると半数体（23染色体）の娘細胞ができる

② 第二次分裂：体細胞分裂と同様に染色体は半数体のままで分裂する

性染色体と性の決定
- ヒトの染色体：23対（46染色体）
  - 男性：常染色体22対，性染色体1対（XとY）
  - 女性：常染色体22対，性染色体1対（XとX）

2）受精卵とその後の発生

受精卵の分割と胚の形成
① 第1週
- 卵管膨大部で受精する
- 受精卵は卵割（有糸分裂）を行いながら子宮に向かって移動する
- 受精後3～4日で子宮に入る
- 外表の細胞層と内部の細胞塊が区別され，胚盤胞（胞胚）となる
- 第1週の終わりから着床が開始する

② 第2週
- 細胞塊は2層性胚盤（胚盤葉上層，胚盤葉下層）へと分化する
- 胚盤葉下層由来の卵黄嚢が形成される
- 羊膜腔が拡大されるにつれて，羊膜と呼ばれる薄い膜が形成される
- 栄養膜（絨毛膜）の急激な増殖が起こり，子宮内膜に絨毛という突起を出す
- 第2週末に着床が完了する

③ 第3週
- 2層性胚盤が3層性胚盤（外胚葉，中胚葉，内胚葉）に分化する

2. 発 生

テキスト & ワーク

1 減数分裂の仕組み

● 染色体が2倍体（2n，　①　）の母細胞1個から第一次減数分裂により半数体（n，　②　）の娘細胞が2個でき，さらに第二次減数分裂（実際は体細胞分裂と同様）によって半数体のままの娘細胞が4個になる．最終的に半数体の染色体をもった精子と卵子が受精することにより，二倍体の染色体へと戻る．

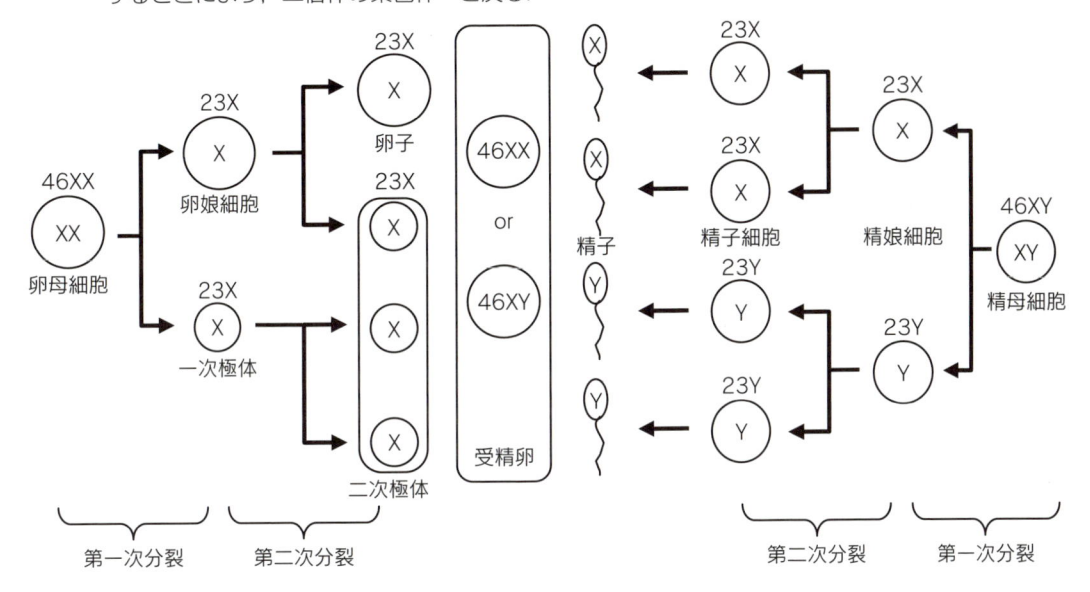

減数分裂の仕組み

各組織や器官の発生

④第4〜8週

・外胚葉，中胚葉，内胚葉からすべての組織や器官の原基が形成される

胚葉	組織や器官
外胚葉	・皮膚：表皮（毛，爪），皮膚腺（汗腺，脂腺） ・神経系：脳，脊髄，末梢神経 ・感覚器系：視・聴・平衡・味・嗅覚器 ・副腎髄質，松果体，下垂体など
中胚葉	・骨格系：骨，軟骨 ・筋系：横紋筋（骨格筋，心筋），平滑筋 ・循環器系：心臓，血管，リンパ管，血液とリンパ ・泌尿生殖器系：腎臓，尿管，精巣，子宮，卵巣 ・結合組織（皮下組織，脂肪組織，真皮），副腎皮質など
内胚葉	・消化器系：胃，腸，肝臓，膵臓，胆嚢 ・呼吸器系：咽頭，喉頭，気管，気管支，肺 ・尿路系：膀胱，尿道 ・甲状腺，副甲状腺，耳管，ランゲルハンス島など

演習問題

1) 二重膜構造を呈していないのはどれか．
   1. 細胞膜
   2. 核　膜
   3. 核小体
   4. ミトコンドリア

2) DNAについて誤っているのはどれか．
   1. 核小体の中に含まれている．
   2. 二重らせん構造をしている．
   3. アデニン，グアニン，チミン，シトシンの4種類の塩基を含む．
   4. DNAから遺伝情報が転写されてRNAがつくられる．

3) タンパク質の合成過程に関与しないのはどれか．
   1. 核
   2. リソソーム
   3. リボソーム
   4. ゴルジ装置

4) 次のうち最も太い細胞骨格はどれか．
   1. マイクロフィラメント
   2. アクチンフィラメント
   3. 中間径フィラメント
   4. 微小管

5) 上皮組織について正しい組合せはどれか．
   1. 単層扁平上皮　－　表　皮
   2. 重層扁平上皮　－　気　管
   3. 多列線毛上皮　－　卵　管
   4. 移行上皮　－　腎盤

6) 支持組織でないのはどれか．
   1. 靱　帯
   2. 皮下脂肪
   3. 骨格筋
   4. 赤血球

7) 線維軟骨でないのはどれか．
   1. 関節円板
   2. 関節軟骨
   3. 関節半月
   4. 関節唇

8) 筋の横紋構造について誤っている組合せはどれか．
   1. Ｉ　帯　－　明　帯
   2. Ａ　帯　－　暗　帯
   3. Ｈ　帯　－　暗帯の中央でやや明るくみえる部分
   4. Ｚ　膜　－　暗帯の中央の区切り

9) 生殖細胞の分裂について誤っているのはどれか．
   1. 母細胞の染色体は46本（23対）である．
   2. 第一次分裂は減数分裂である．
   3. 第一次分裂終了後の娘細胞の染色体は23本である．
   4. 第二次分裂により染色体数は元に戻る．

10) 皮膚の組織で外胚葉から発生しないのはどれか．
    1. 表　皮
    2. 真　皮
    3. 爪
    4. 汗　腺

第2章 運動器の基礎

学習のポイントとキーワード

1. 骨（★★★）

- 骨の構造とその発生や成長の仕組みを理解する．

  キーワード ▶ 骨質［緻密質，海綿質］，骨層板，骨小腔，ハバース管，フォルクマン管，骨小柱，骨膜，シャーピー線維，骨髄［赤色，黄色］，軟骨質［関節軟骨，骨端軟骨］，軟骨性骨化／軟骨内骨化，結合組織性骨化／膜内骨化，置換骨，付加骨

- 関節の構造的分類とその特徴を理解する．

  キーワード ▶ 縫合［鋸状，鱗状，直線］，釘植，関節包［滑膜，線維膜］，靱帯［関節外，関節内］，軟骨小板［関節円板，関節半月］，関節唇，球関節，車軸関節，蝶番関節，鞍関節，楕円関節，平面関節

2. 骨格筋（★）

- 骨格筋の形態的分類を理解する．

  キーワード ▶ 紡錘状筋，多頭筋，多腹筋，羽状筋

- 関節運動の種類とその方向を理解する．

  キーワード ▶ 屈曲・伸展，外転・内転，回内・回外，外旋・内旋，外反・内反，挙上・下制

- 筋収縮の種類とその特徴を理解する．

  キーワード ▶ 等尺性収縮，等張性収縮［短縮性／求心性収縮，伸張性／遠心性収縮］

1. 骨

1 人体における解剖学的用語

● 人体各部の名称やその方向と位置を示すために用いられる解剖学的用語には次のものがある.

1）人体各部の名称とその区分

頭（頭と顔）
・頭と顔の区分：鼻根-眉-外耳孔を結ぶ線

頸
・頭（頭と顔）と頸の区分：下顎骨下縁-乳様突起-外後頭隆起を結ぶ線

体幹（胸, 腹）
・頸と胸の区分：胸骨上縁-鎖骨上縁-肩峰-第7頸椎の棘突起を結ぶ線
・胸と腹の区分：胸骨下端-肋骨弓-第12胸椎の棘突起を結ぶ線

体肢（上肢, 下肢）
・体幹と上肢の区分：三角筋胸筋溝-三角筋の起始縁-腋窩を結ぶ線
・体幹と下肢の区分：鼡径溝-上前腸骨棘-腸骨稜-尾骨-殿裂-陰部大腿溝を結ぶ線

2）方向と位置を示す用語

・垂直：水平面に対して直角の方向
・水平：直立した姿勢で地平線に平行な方向
・矢状：正面から身体を矢が射抜く方向で, 矢状面により身体は左右に分けられる
・正中：身体を左右に分ける真ん中のこと
・前頭（額）／冠状：前頭（額）や冠状縫合に平行な方向で, 前頭（額）面により身体は前後に分けられる
・内側と外側：正中により近い位置（内側）とより遠い位置（外側）
・浅と深：体表により近い位置（浅）とより遠い位置（深）
・前方と後方（腹側と背側）：身体の前面（腹）の方向と後面（背）の方向
・上方と下方（頭側と尾側）：身体で頭部に近い方向と尾骨（足）に近い方向
・近位と遠位：体肢で身体の中心により近い位置（近位）とより遠い位置（遠位）

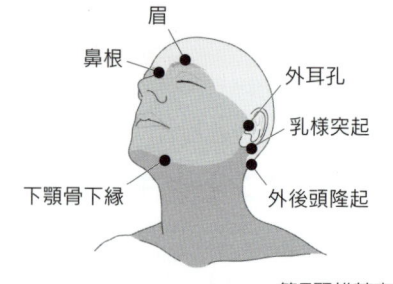

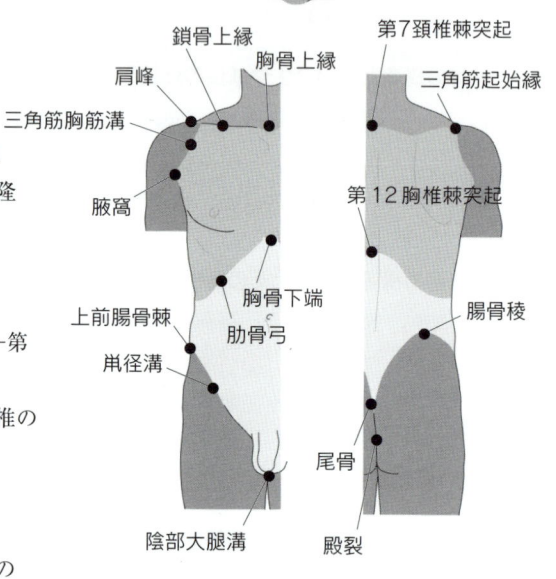

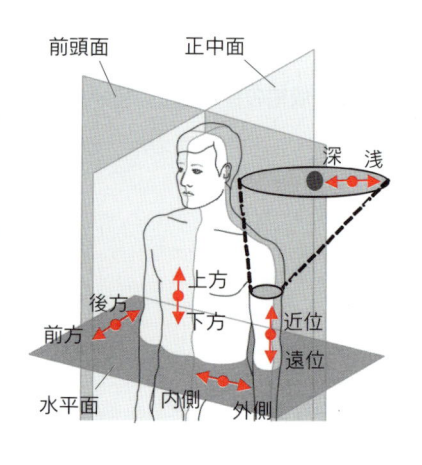

2 骨の形状

● 骨には，身体の支柱となり形状を保持する"支持作用"，骨格筋の収縮による関節の"運動作用"，骨格の内部にある臓器の"保護作用"，骨内の赤色骨髄で血球をつくる"造血作用"，カルシウムやリンなどの"電解質の貯蔵作用"といった役割がある．

1) 骨の形状による分類
- 長骨：細長い棒状の骨で，骨髄を入れる髄腔がある．　例）上腕骨，大腿骨，中手骨
- 短骨：短く塊状の骨で，数個が集まっている．　例）手根骨，足根骨，椎骨
- 扁平骨：板状の扁平形の部位をもつ骨．　例）頭頂骨，前頭骨，後頭骨，肩甲骨
- 含気骨：内部に空洞を有する骨．　例）上顎骨，前頭骨，篩骨，蝶形骨，側頭骨
- 種子骨：特定の腱の内部にある骨．　例）膝蓋骨

2) 骨表面の形状についての用語

突出部に関する用語
- 突起：表面から突き出た部分．　例）棘突起，乳様突起
- 顆：先端が鈍な大きな突起．　例）上腕骨内側上顆
- 結節：周囲から比較的はっきり区別される肥厚部．　例）大結節
- 隆起：やや丸味をもった小さい突出部．　例）顆間隆起，外後頭隆起
- 粗面：多少隆起したザラザラした面．　例）脛骨粗面，殿筋粗面
- 棘：トゲのような鋭い突起．　例）坐骨棘
- 稜：山の屋根のように長く連なった隆起部．　例）大結節稜

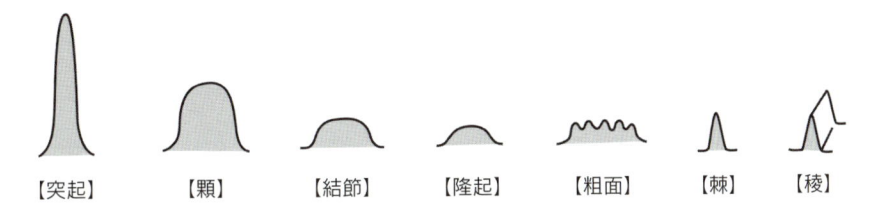

【突起】　【顆】　【結節】　【隆起】　【粗面】　【棘】　【稜】

陥凹部に関する用語
- 窩：表面から陥凹する部．　例）肘頭窩，腸骨窩
- 切痕：骨の辺縁における切れ込み状の部．　例）大坐骨切痕
- 溝：細長い陥凹部．　例）結節間溝
- 裂：裂け目状の狭い間隙．　例）上眼窩裂
- 孔：小さな孔．　例）栄養孔
- 管：孔の長くなったもの．　例）肘部管
- 洞：広い空洞．　例）足根洞

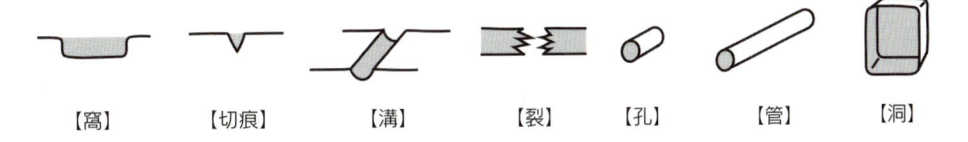

【窩】　【切痕】　【溝】　【裂】　【孔】　【管】　【洞】

3 骨の構造

- 骨は，骨組織がつくる"骨質（緻密質と海綿質）"とその表面を包む"骨膜"，内部にある"骨髄"，さらに関節面や発生途上の骨幹端部に存在する"軟骨質"などから構成されている．

1) 骨質

骨組織
- 骨細胞：骨小腔内に存在し，血液との間で栄養素と老廃物の交換を行う
- 骨基質：膠原線維やリン酸カルシウムを含み非常に硬く，骨層板を形成する

緻密質
- 骨層板／ハバース層板：ハバース管を中心に同心円状に層板が重なり合ったもので，ハバース管とそれを横につなぐフォルクマン管には血管が通る
- 介在層板：骨層板の相互間を満たすもの
- 基礎層板：緻密質の最外層には外基礎層板，最内層には内基礎層板がある
- 長骨の骨幹部は厚い緻密質からなり，骨端部の緻密質は薄い

海綿質
- 薄い骨梁構造（骨小柱）をなし，その小腔は骨髄で満たされる
- 長骨の骨端部は主に海綿質からなる

2) 骨膜

- シャーピー線維により骨質と結合し，骨の表面を包んでいる密性線維性結合組織の膜である
- 血管や神経に富んでいて，骨の発生，成長，再生，知覚（主に痛覚）に関与する
- 関節面では骨膜を欠く

3) 骨髄

- 髄腔と海綿質の小腔を満たす液で，細網組織の一つである
- 成人では黄色骨髄と赤色骨髄とに分けられるが，胎児や乳幼児はすべて赤色骨髄である
  - 黄色骨髄：造血を停止した骨髄で脂肪組織に置き換わっている
    - 例）上腕骨や大腿骨などの長骨
  - 赤色骨髄：造血作用を維持している
    - 例）頭蓋骨，胸骨，肋骨，腸骨，椎骨

4) 軟骨質

- 関節軟骨：関節面を被い，関節部の緩衝帯となる
- 骨端軟骨：成長期の骨幹部と骨端部の境に存在する．→成長後は骨端線として残る

1. 骨

1 骨の構造：骨質（緻密質と海綿質）

- 緻密質はすべての骨の外層を占めており，特に長骨の ① では厚くなっている．一方，長骨の ② や ③ ， ④ などは主に海綿質でつくられている．

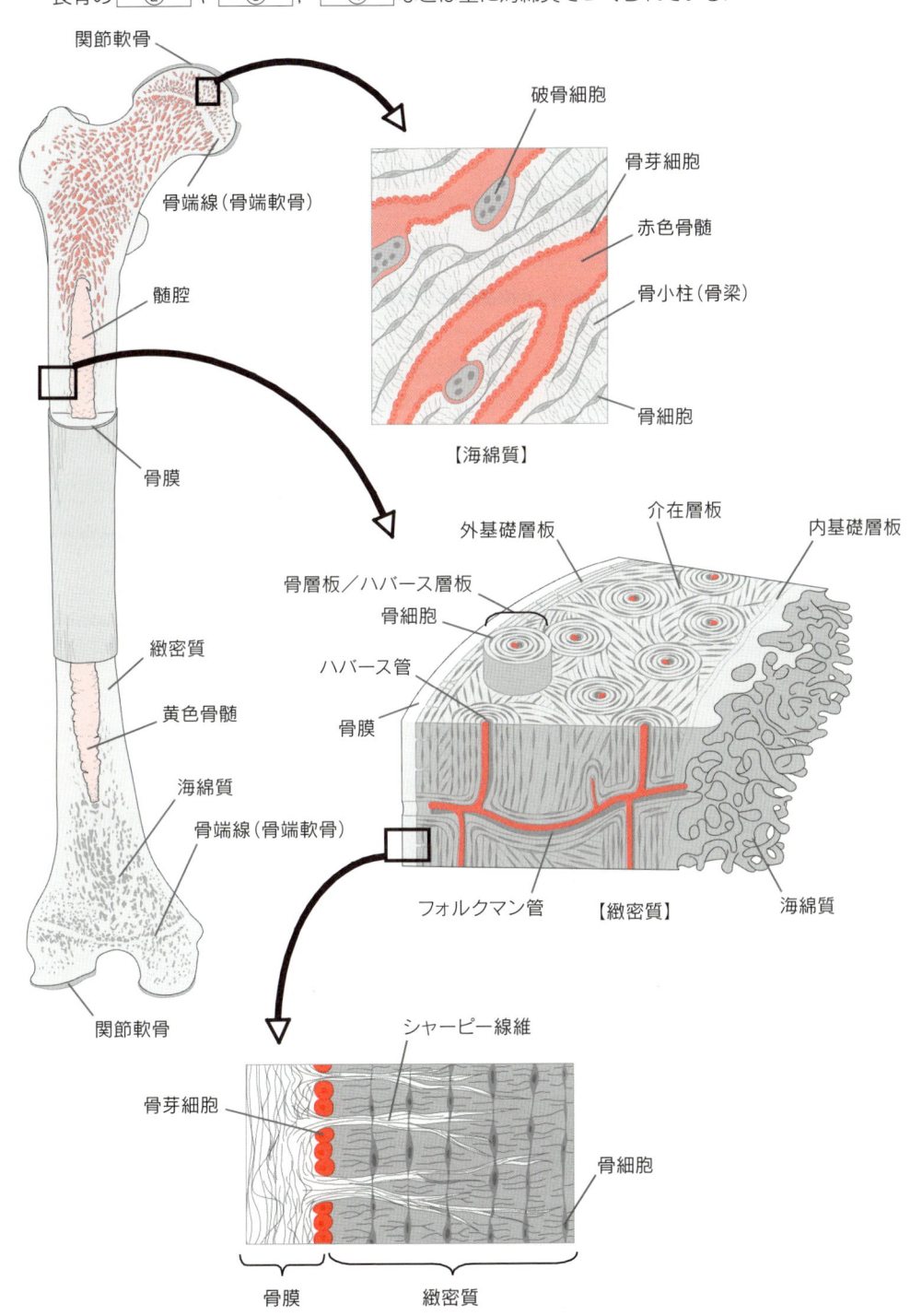

4 骨の発生と成長

- 胎生期に骨がつくられる際には，大部分の骨では硝子軟骨を鋳型として形成されるため，この過程を"軟骨性骨化"という．また，一部の扁平骨などでは線維性結合組織の膜から骨が形成されるものもあり，"結合組織性骨化"と呼ばれている．

1) 骨の発生

軟骨性骨化（軟骨内骨化）
- 間葉細胞が軟骨細胞となり，それが骨化する
- 置換骨とも呼ばれる
    例）体肢骨，脊柱，胸郭，頭蓋底

結合組織性骨化（膜内骨化）
- 間葉細胞が骨芽細胞となり，それが骨基質を分泌し骨梁を形成する
- 付加骨とも呼ばれる
    例）頭蓋骨（頭蓋底を除く），鎖骨の外側半分，肩甲骨の大部分

2) 骨の成長

- 長さの成長：骨端軟骨の増殖と骨化により骨は長軸方向へ成長する
- 太さの成長：骨膜の内面に骨質が新生され周囲に付加されることで骨は太くなる

5 骨の連結

- 骨と骨との連結部は"広義の関節"と呼ばれており，その連結の方法には"線維性"，"軟骨性"，"滑膜性"の3種類がある．そのうち"滑膜性"の連結が可動性をもった"一般的な関節"に該当する．

1) 線維性の連結

◎縫合
- 鋸状縫合：鋸の歯を互いに咬み合わせたように連結する縫合
    [冠状縫合（前頭骨と頭頂骨間），矢状縫合（左右の頭頂骨間），ラムダ縫合（頭頂骨と後頭骨間）]
- 鱗状縫合：魚の鱗のように互いに重なり合う縫合（側頭骨と頭頂骨間）
- 直線縫合：直線状に連結する縫合（両側の鼻骨間）

◎釘植：歯根と歯槽との結合
◎靱帯結合：骨間靱帯による結合
    例）脛腓靱帯結合，黄色靱帯による椎弓間の連結

2) 軟骨性の連結

- 軟骨結合：硝子軟骨による結合
    例）骨端軟骨結合，幼児の蝶後頭軟骨結合
- 線維軟骨結合：線維軟骨による結合
    例）恥骨結合，椎間円板

2 骨の発生と成長：軟骨性骨化と膜内骨化

■ 軟骨性骨化

- 間葉細胞が集積し，分化した軟骨芽細胞が ① を形成すると，骨幹中央部の軟骨細胞に骨化が起こる（一次骨化中心）．さらに，骨端部にも毛細血管が侵入し，新たな骨化が発生する（二次骨化中心）．
  - 骨幹部の骨化：骨髄腔が形成され，② が発達する
  - 骨端部の骨化：③ が形成され，骨化しない ① は ④ や ⑤ として残存する

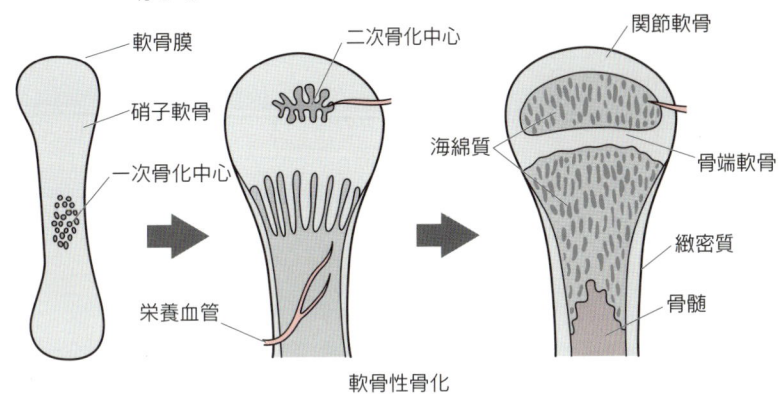

軟骨性骨化

■ 膜内骨化

- 間葉細胞が集積し（骨化中心），分化した ⑥ が骨基質を分泌する．その後，カルシウムやリン酸塩が沈着し（石灰化），→ ⑥ は ⑦ 内で骨細胞に変化する．骨の周囲に集まった間葉細胞は ⑧，中心部分は ③，表面は ② を形成する．

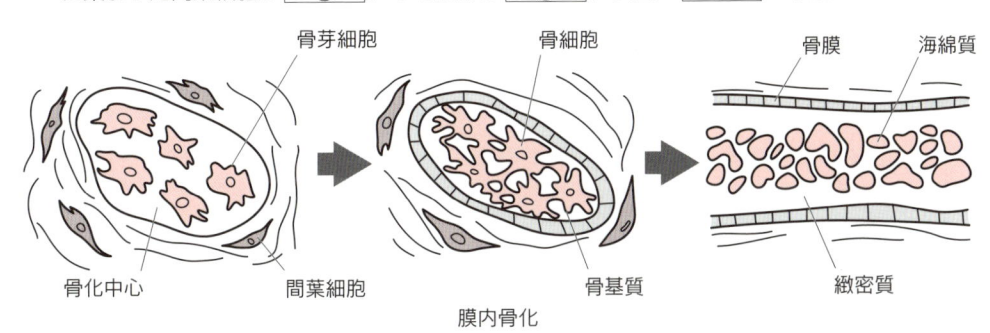

膜内骨化

3 骨の連結：線維性の連結

- 線維性結合組織による骨の連結では，頭蓋にみられる ① と歯根部の ② は不動関節であるが，それらに比べて骨間が広い ③ ではわずかに可動性をもつ．

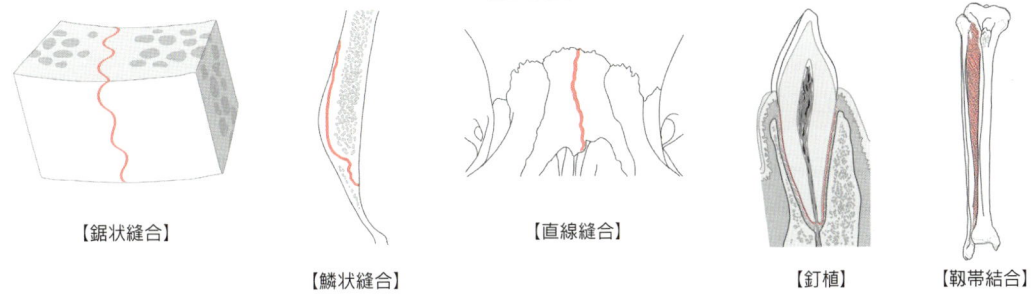

【鋸状縫合】　【鱗状縫合】　【直線縫合】　【釘植】　【靱帯結合】

線維性の連結

3）滑膜性の連結

一般構造
・関節頭と関節窩からなり，関節面は関節軟骨で被われる

◎関節包
　・滑膜：滑液を分泌し，関節軟骨を栄養する
　・線維膜：関節包を強化する

◎靱帯
　・関節包靱帯：関節包の線維膜が部分的に厚くなったもの
　　　例）烏口上腕靱帯
　・関節包外靱帯：関節包から離れて関節外にあるもの
　　　例）膝関節の外側側副靱帯
　・関節包内靱帯：線維膜と滑膜の間に位置するもの
　　　例）大腿骨頭靱帯，膝関節の前・後十字靱帯

◎軟骨小板
　・関節円板：板状で完全に関節腔を二分する
　　　例）胸鎖関節，顎関節，橈骨手根関節，肩鎖関節
　・関節半月：中心部に欠損があり，半月状あるいは環状をなす
　　　例）膝関節

◎関節唇…関節窩の深さを補う．線維軟骨からなる
　　例）股関節，肩関節

種類

形状による分類	軸数による分類	骨数による分類	主な関節名
球関節	多軸性関節	単関節	肩関節 腕橈関節
（臼状関節）		単関節	股関節
車軸関節	一軸性関節	単関節	近位・遠位橈尺関節 正中環軸関節
蝶番関節		単関節	指節間関節
（ラセン関節）		単関節	腕尺関節
		複関節	距腿関節
鞍関節	二軸性関節	単関節	母指の手根中手関節
楕円関節		複関節	橈骨手根関節
（顆状関節）		複関節	膝関節
		単関節	中手指節関節
平面関節	わずかなすべり運動	単関節	椎間関節 肩鎖関節
（半関節）	ほとんど可動性なし	複関節	手根間関節
		単関節	仙腸関節

理解を深めるワンステップ 1　蝶番関節とラセン（螺旋）関節の違い

・蝶番は「ちょうつがい」のことで，蝶番関節は関節面が蝶番状に一方向の運動を行う（一軸性）．腕尺関節や距腿関節はラセン関節と呼ばれているが，関節面を構成する滑車や滑車切痕，ほぞ穴の形状により運動軸が傾いた状態であり，変形した蝶番関節であるといえる．軸の傾きが側方への運動を生じさせ，腕尺関節では生理的外反，距腿関節では内がえしや外がえしをそれぞれ生じる．

4 骨の連結：滑膜性連結

■ 一般構造

- 滑膜性の連結では，運動中の骨間の摩擦を減少し衝撃を吸収することを目的として，関節面は ① で被われている．また，関節部を取り囲む袖のような関節包は外層の ② と内層の ③ の2層からなっている．

  一部の線維膜の線維は強靱な力に耐えうる束となっており ④ と呼ばれる．さらに，その内部に ⑤ や ⑥ といった線維軟骨性のクッションを有している関節も存在する．

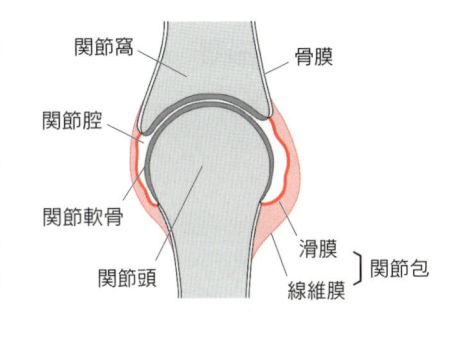

一般構造

■ 形状による分類

- 滑膜性連結はその形状に応じて主に6種類に分類できる．そのうち可動性が1方向のみなのが ⑦ （回旋のみ）と ⑧ （屈伸のみ），2方向のものが ⑨ （2種類の外転）と ⑩ （屈伸と回旋），多方向に動くのが ⑪ である．

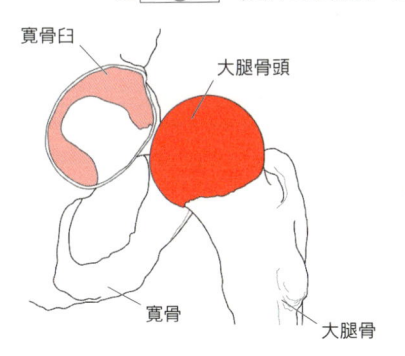

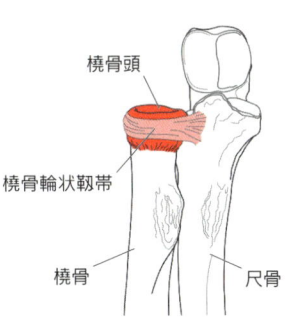

【球関節（股関節）】　【車軸関節（近位橈尺関節）】　【蝶番関節（腕尺関節）】

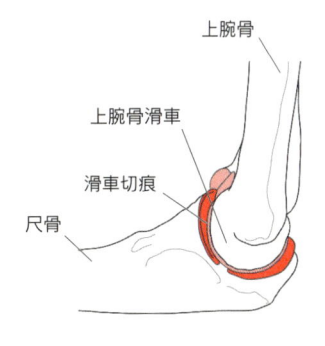

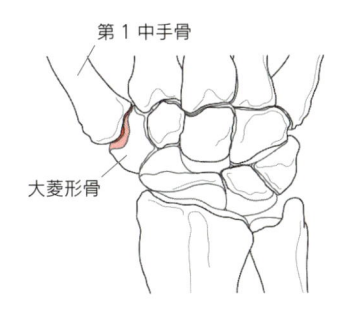

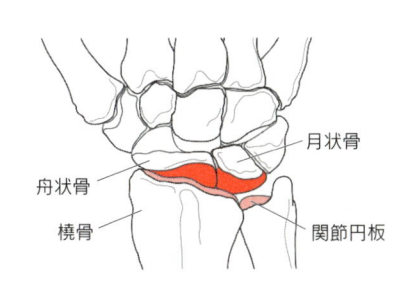

【鞍関節（第1手根中手関節）】　【楕円関節（橈骨手根関節）】　【平面関節（椎間関節）】

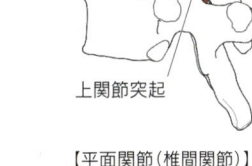

滑膜性連結の形状による分類

2. 骨格筋

1 骨格筋の形態

- 筋組織は骨格筋，心筋，平滑筋の3種類に分類できる（「第1章 人体の構造 1—2—3 筋組織」p.8 を参照）．そのうち，骨格筋は身体の運動を生み出すことや姿勢を保持すること，体温を維持するために熱を産生することなどの働きを担っている．

1) 形状の分類

- 紡錘状筋：体肢に多く存在し，体幹に近いほうから筋頭，筋腹，筋尾に区分できる（筋頭と筋尾は腱に移行して骨に付着する）
    - 注）紡錘状筋で筋頭や筋腹が2つ以上あるものを，それぞれ多頭筋（上腕二頭筋，大腿四頭筋など），多腹筋（顎二腹筋，腹直筋など）と呼ぶ
- その他…羽状筋，半羽状筋，鋸筋など

2) 起始と停止

- 起始：筋の動きの少ないほうの端で，体幹に近い近位端をさす
- 停止：筋の動きの多いほうの端で，体幹から遠い遠位端をさす
    - 注）体幹の筋では脊柱に近いほうが起始，上下に走る筋では骨盤に近いほうが起始となる

3) 補助装置

- 筋膜：筋の表面を包む結合組織の膜で，筋の形態と位置を保持する
- 筋支帯：手関節や足関節で走行する腱が浮き上がるのを防ぐ
    - 例）屈筋支帯，伸筋支帯
- 滑液包：筋や腱が接する他の組織（骨や靱帯など）との摩擦を軽減するための小嚢で，筋の起始や停止部，関節の付近に多く存在する
    - 注）長い腱が滑液包によって包まれたものを滑液鞘（腱鞘）と呼ぶ
- 種子骨：腱が関節を越える際に摩擦に抵抗するために内部に存在する小骨のことで，筋の収縮の方向を変える作用ももつ
    - 例）膝蓋骨（大腿四頭筋の腱），ファベラ（腓腹筋外側頭の腱）
- 筋滑車：腱の走行を転換するための装置で，上斜筋や顎二腹筋などに存在する

1) 支配神経

- 運動神経：中枢から遠心性に収縮や緊張の命令を伝える（α運動線維，γ運動線維）
- 感覚神経：筋の痛覚や緊張度を求心性に中枢に伝える（Ia群・Ib群・II群・IV群感覚線維）
- 自律神経（交感神経）：筋の血管に分布する

2. 骨格筋

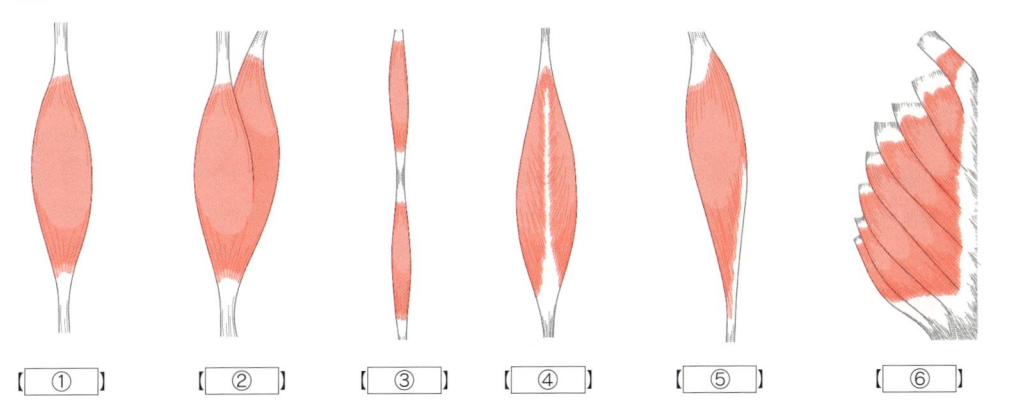

1 形状による分類

[①]　[②]　[③]　[④]　[⑤]　[⑥]

2 起始・停止と補助装置

- 体肢の筋では，体幹に近い近位端が [①]，遠い遠位端が [②] となり，収縮時には [②] が [①] に近づくことで関節運動が起こる．

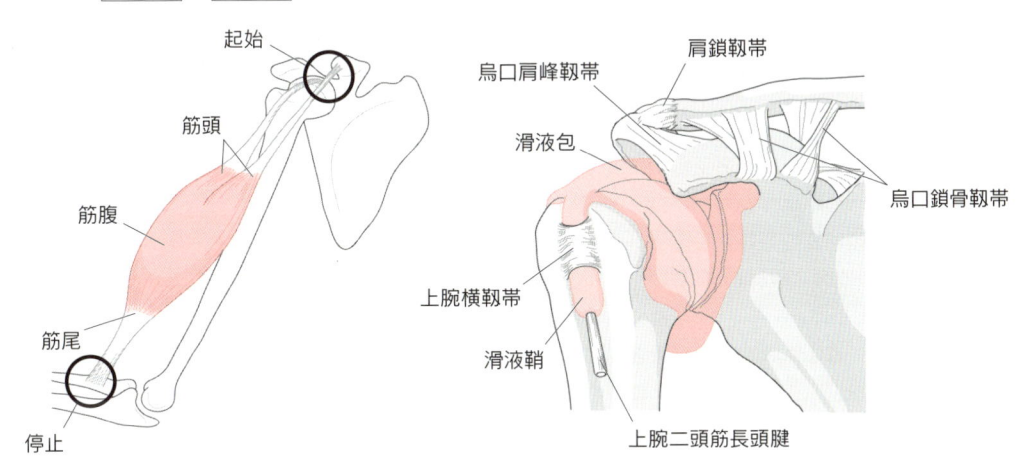

起始
筋頭
筋腹
筋尾
停止

烏口肩峰靱帯　肩鎖靱帯
滑液包
烏口鎖骨靱帯
上腕横靱帯
滑液鞘
上腕二頭筋長頭腱

3 支配神経

- 骨格筋を支配する運動神経には，錘外筋線維に分布して筋収縮を起こさせる [①] と錘内筋線維（筋紡錘）の感度を調節する [②] の2種類がある．また，感覚神経としては筋紡錘に分布する [③] や [④]，腱紡錘に分布する [⑤] といった感覚線維があり，骨格筋に働く張力や圧力を感受している．

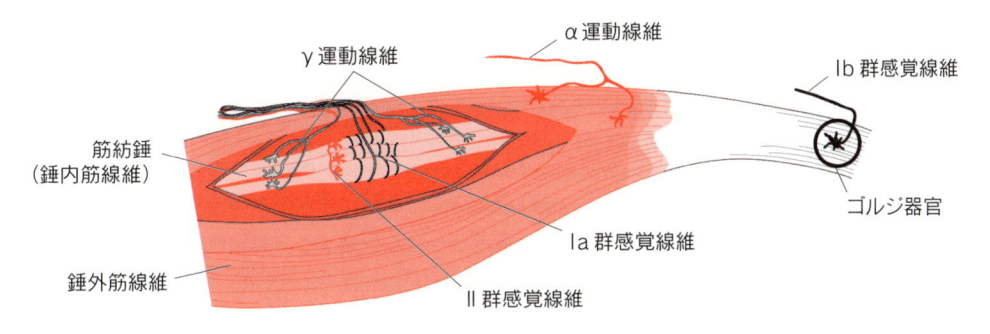

γ運動線維　α運動線維　Ib群感覚線維
筋紡錘（錘内筋線維）
錘外筋線維
Ia群感覚線維
II群感覚線維
ゴルジ器官

2 運動への作用

- 関節運動はいくつかの骨格筋が協調して収縮することにより起こる．同一方向への運動に関与する筋を互いに"*協力筋*"といい，そのうちで特に主力となる筋を"*主力筋（主動作筋）*"と呼ぶ．また，逆方向への運動（屈曲と伸展など）に関与する筋同士を"*拮抗筋*"と呼ぶ．

1) 関節運動の種類

方　向	内　容
屈曲と伸展	屈曲：関節のつくる角度を小さくする運動 伸展：関節のつくる角度を大きくする運動
外転と内転	外転：体肢を体幹から遠ざける運動 内転：体肢を体幹に近づける運動 注）手指では第3指，足趾では第2趾を中心として他の指がこれに近づくのが内転，遠ざかるのが外転となる
回外と回内	回外：前腕において上肢が下垂した状態で手掌が前方を向く運動 回内：前腕において上肢が下垂した状態で手背が前方を向く運動
外旋と内旋	外旋：上腕と大腿の前面が外側に回転する運動 内旋：上腕と大腿の前面が内側に回転する運動
外がえしと内がえし （外反と内反）	外がえし：足首において一方の足背を他方の足に向ける運動 内がえし：足首において一方の足底を他方の足に向ける運動
挙上と下制	挙上：引き上げる運動 下制：引き下げる運動

2) 筋収縮の種類

◎ *等尺性収縮*：筋の長さを変えずに張力を発揮する筋収縮で，関節運動を伴わないため静的収縮とも呼ばれる

◎ *等張性収縮*：筋の長さを変えながら張力を発揮する筋収縮で次の2種類がある

- *短縮性／求心性収縮*：筋が短くなりながら力を発揮する収縮で，負荷よりも大きな力を発生させたときに起こる
- *伸張性／遠心性収縮*：筋が引き伸ばされながら力を発揮する収縮で，負荷をコントロールしながら徐々に筋の緊張を緩めるときに起こる

理解を深める ワンステップ 2　筋収縮の具体例−等尺性，等張性（求心性，遠心性）

・上腕二頭筋と上腕三頭筋は肘関節運動の際に拮抗し合うが，たとえば腕立て伏せのように体重を支えながら肘関節の屈伸を行う場合，体を下ろす際に肘関節を屈曲させていくと，上腕二頭筋は求心性収縮で上腕三頭筋は遠心性収縮となる．体を上げる際に肘関節を伸展させていくと，上腕二頭筋は遠心性収縮で上腕三頭筋は求心性収縮となる．また，遠心性収縮時には肉離れが起こりやすく，引き伸ばされた筋に耐久性を超えた負荷がかかり受傷する．等尺性収縮は関節固定時に筋萎縮防止のため用いられる．

テキスト & ワーク

4 関節運動の種類

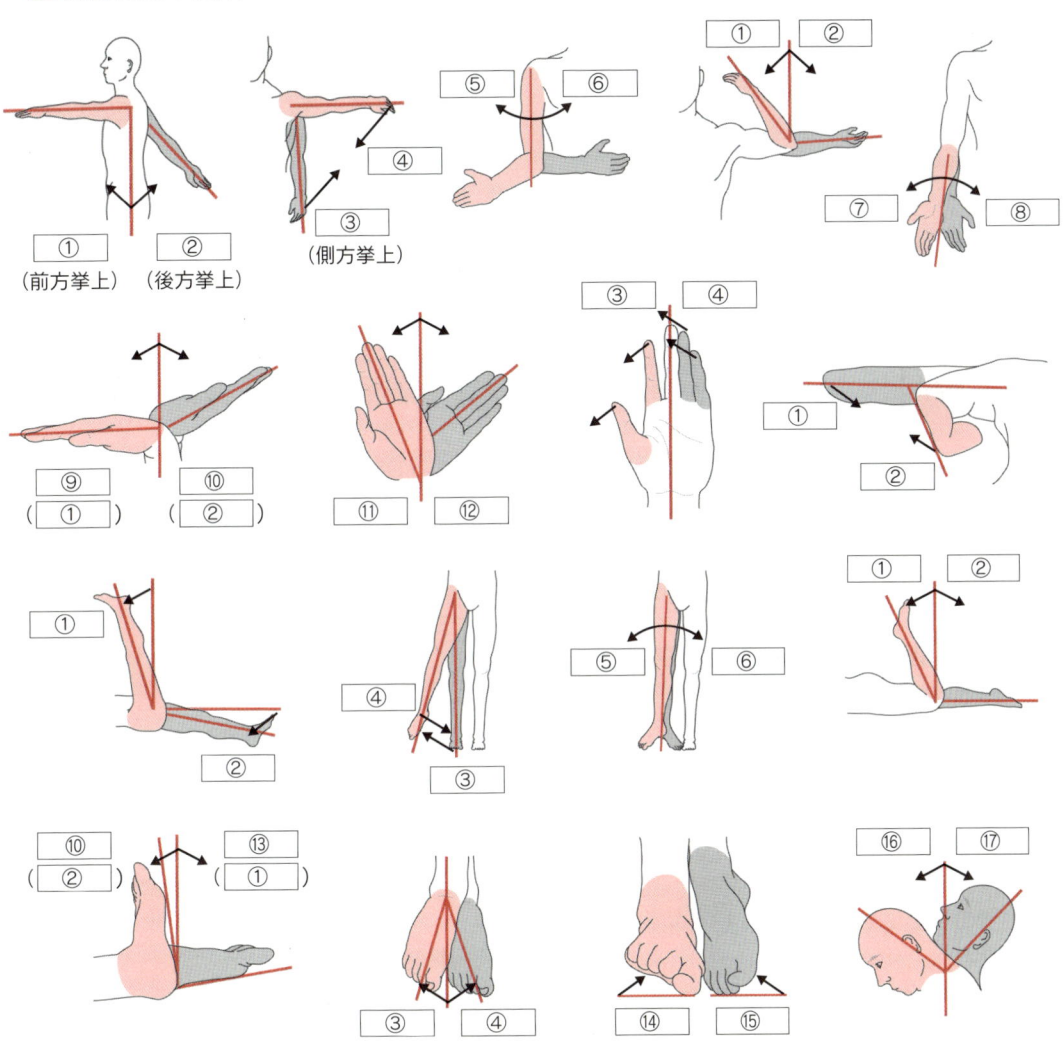

① ② （前方挙上）（後方挙上）
③ ④ （側方挙上）
⑤ ⑥
① ②
⑦ ⑧
⑨ ⑩
(①) (②)
⑪ ⑫
③ ④
① ②
① ②
④ ③
⑤ ⑥
① ②
⑩ ⑬
(②) (①)
③ ④
⑭ ⑮
⑯ ⑰

5 筋収縮の種類

● 肘を曲げてカバンを持ち上げるときの上腕二頭筋の収縮は ① ，一定の位置で保持しているときは ② ，ゆっくりと下に降ろすときは ③ となる．

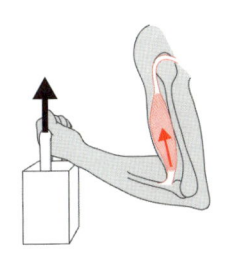

【短縮性収縮】 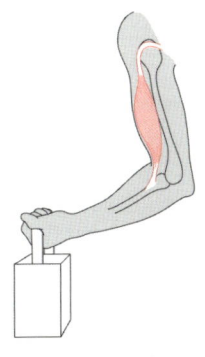　【等尺性収縮】 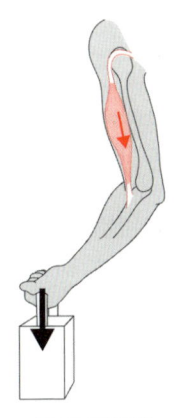　【伸張性収縮】

演習問題

1) 骨とその形状との組合せで誤っているのはどれか．
   1. 長 骨 － 中手骨
   2. 短 骨 － 指骨
   3. 扁平骨 － 肩甲骨
   4. 含気骨 － 側頭骨

2) 骨質について誤っているのはどれか．
   1. 骨細胞は骨小腔に存在する．
   2. 緻密質ではハバース管を中心に骨層板が形成される．
   3. 海綿質には骨基質がない．
   4. 骨膜とはシャーピー線維により結合している．

3) 結合組織性骨化（膜内骨化）しないのはどれか．
   1. 頭頂骨
   2. 蝶形骨
   3. 上顎骨
   4. 鎖 骨

4) 骨の連結について誤っている組合せはどれか．
   1. ラムダ縫合 － 前頭骨と頭頂骨の間
   2. 鱗状縫合 － 側頭骨と頭頂骨の間
   3. 靱帯結合 － 脛骨と腓骨の間
   4. 線維軟骨結合 － 脊椎の椎体間

5) 関節構成体について誤っている組合せはどれか．
   1. 関 節 包 － 滑膜と線維膜
   2. 関節包内靱帯 － 前十字靱帯
   3. 関節円板 － 膝関節
   4. 関 節 唇 － 肩関節

6) 関節の形状による分類について誤っている組合せはどれか．
   1. 球 関 節 － 腕橈関節
   2. 車軸関節 － 近位橈尺関節
   3. 蝶番関節 － 距腿関節
   4. 楕円関節 － 指節間関節

7) 二軸性関節でないのはどれか．
   1. 腕尺関節
   2. 橈骨手根関節
   3. 母指の手根中手関節
   4. 中手指節関節

8) 骨格筋の形態について正しいのはどれか．
   1. 紡錘状筋は筋頭，筋体，筋尾に区分できる．
   2. 筋頭が多数あるものを羽状筋と呼ぶ．
   3. 体肢の筋では体幹から遠い遠位端が起始となる．
   4. 通常，筋の収縮時には停止が起始に近づくことで関節運動が起こる．

9) 関節運動の方向について誤っている組合せはどれか．
   1. 屈 曲 － 関節のつくる角度を大きくする運動
   2. 内 転 － 体肢を体幹に近づける運動
   3. 外 旋 － 上腕や大腿の前面が外側に回転する運動
   4. 内 反 － 足関節で一方の足底を他方の足に向ける運動

10) 腕立て伏せで，肘を曲げていくときの上腕三頭筋の収縮形態はどれか．
    1. 等尺性収縮
    2. 等速性収縮
    3. 短縮性収縮
    4. 伸張性収縮

第3章 頭部・体幹の筋・骨格系

学習のポイントとキーワード

1. 頭部・体幹の骨（★★）

● 頭蓋を構成する骨の種類とその特徴的部位を理解する.

> **キーワード▶** 前頭骨［前頭洞, 眼窩上孔］, 後頭骨［大後頭孔, 舌下神経管, 頚静脈孔, 後頭顆］, 側頭骨［乳様突起, 内耳孔, 頬骨突起, 下顎窩］, 篩骨［篩板, 篩骨蜂巣, 垂直板, 上鼻甲介, 中鼻甲介, 半月裂孔］, 蝶形骨［蝶形骨洞, トルコ鞍, 正円孔, 卵円孔, 視神経管, 上眼窩裂, 翼状突起］, 上顎骨［上顎洞］, 下顎骨［下顎頭, 筋突起, 下顎管, 下顎角, オトガイ孔］

● 脊柱を構成する骨の種類とその特徴的部位を理解する.

> **キーワード▶** 椎骨［棘突起, 横突起, 上・下関節突起, 椎孔, 椎間孔］, 頚椎［横突孔, 前結節, 後結節, 環椎, 軸椎, 隆椎］, 胸椎［肋骨窩, 横突肋骨窩］, 腰椎［肋骨突起, 副突起, 乳頭突起］, 仙骨［岬角, 仙骨管, 正中・中間・外側仙骨稜, 仙骨孔, 耳状面］, 椎間円板, 椎間関節, ルシュカ関節, 環椎後頭関節, 正中・外側環軸関節

● 胸郭を構成する骨の種類とその特徴的部位を理解する.

> **キーワード▶** 胸骨［胸骨柄, 頚切痕, 鎖骨切痕, 胸骨角, 肋骨切痕, 剣状突起］, 胸肋関節, 肋椎関節［肋骨頭関節, 肋横突関節］

2. 頭部・体幹の筋（★★★）

● 頭部の筋の特徴（起始・停止, 支配神経, 作用）を理解する.

> **キーワード▶** 咀嚼筋［咬筋, 側頭筋, 外側・内側翼突筋］

● 体幹の筋の特徴（起始・停止, 支配神経, 作用）を理解する.

> **キーワード▶** 外側頚筋［胸鎖乳突筋］, 浅胸筋［大・小胸筋, 前鋸筋］, 深胸筋［外・内肋間筋］, 横隔膜, 前腹筋［腹直筋］, 側腹筋［外・内腹斜筋, 腹横筋］, 後腹筋［腰方形筋］, 浅背筋［僧帽筋, 広背筋, 肩甲挙筋, 菱形筋］

3. 頭部・体幹の運動（★）

● 腰部の運動の種類とそれに関わる筋を理解する.

> **キーワード▶** 側屈［外・内腹斜筋, 腰方形筋］, 同側回旋［内腹斜筋］, 反対側回旋［外腹斜筋］

● 上肢帯（肩甲骨）の運動とそれに関わる筋を理解する.

> **キーワード▶** 上方回旋［僧帽筋, 前鋸筋］, 下方回旋［小胸筋, 菱形筋］

1. 頭部・体幹の骨

1 頭蓋の骨

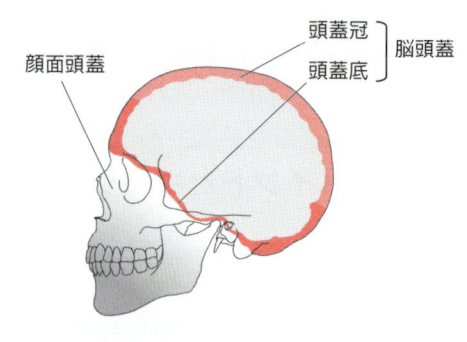

- 頭蓋は"脳頭蓋"と"顔面頭蓋"に分けることができる．脳頭蓋は前頭骨（1個），頭頂骨（1対），後頭骨（1個），側頭骨（1対），篩骨（1個），蝶形骨（1個），の6種8個の骨からなり，内部に脳を入れ守る頭蓋腔をつくる．さらに，ドーム状の天井は頭蓋冠，脳をのせる底部は頭蓋底と呼ばれる．また，顔面をつくる顔面頭蓋は下鼻甲介（1対），涙骨（1対），鼻骨（1対），鋤骨（1個），上顎骨（1対），口蓋骨（1対），頬骨（1対），下顎骨（1個），舌骨（1個）の9種15個の骨からなる．

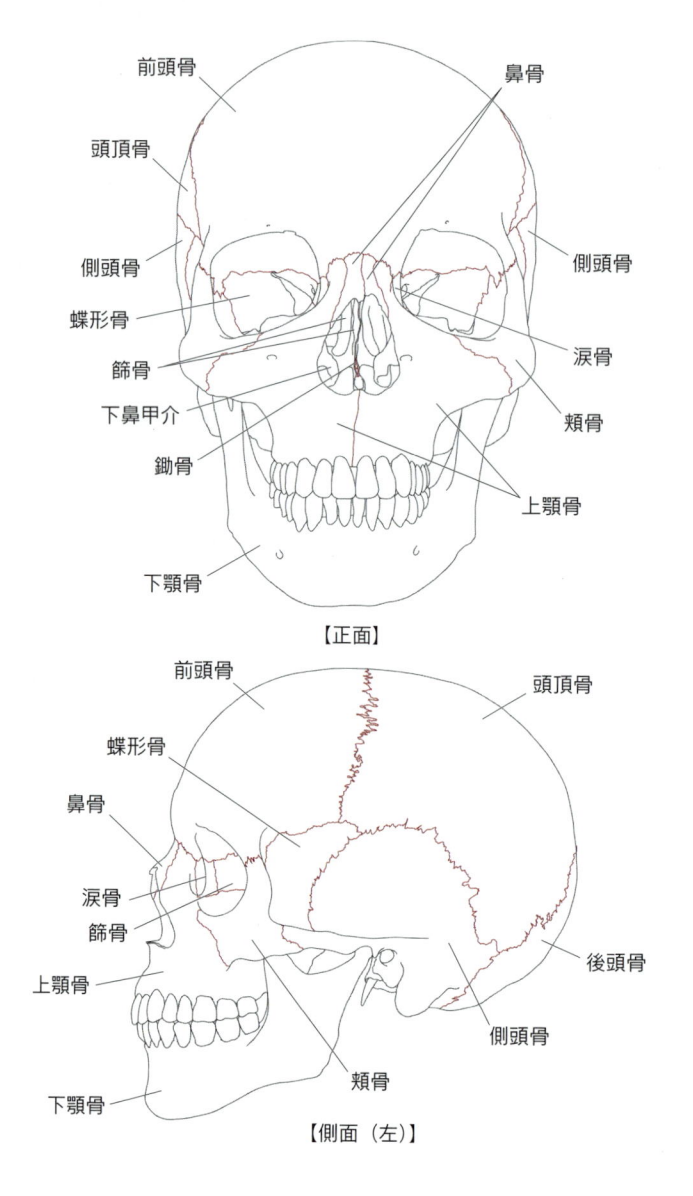

【正面】

【側面（左）】

1. 頭部・体幹の骨

1 頭蓋冠を構成する骨

- 脳頭蓋の上部を ① といい，前頭骨（前頭鱗），頭頂骨，後頭骨（後頭鱗），側頭骨（鱗部）が該当する．外面には各縫合（ ② ， ③ ， ④ ， ⑤ ）が，内面には硬膜に分布する動脈やクモ膜顆粒小窩などの痕跡がみられる．

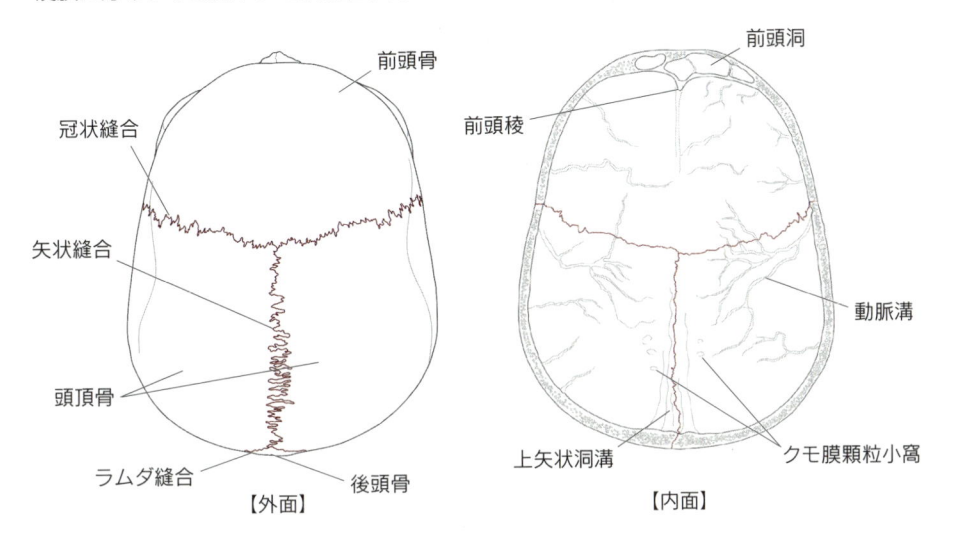

【外面】 前頭骨／冠状縫合／矢状縫合／頭頂骨／ラムダ縫合／後頭骨

【内面】 前頭洞／前頭稜／動脈溝／上矢状洞溝／クモ膜顆粒小窩

2 頭蓋底を構成する骨

- 頭蓋底は頭蓋腔の底をなす面を ① ，反対の外側面を ② という．内頭蓋底は前頭骨眼窩部，篩骨篩板，蝶形骨小翼からなる ③ ，蝶形骨体と大翼，側頭骨からなる ④ ，主に後頭骨からなる ⑤ に区分することができる．

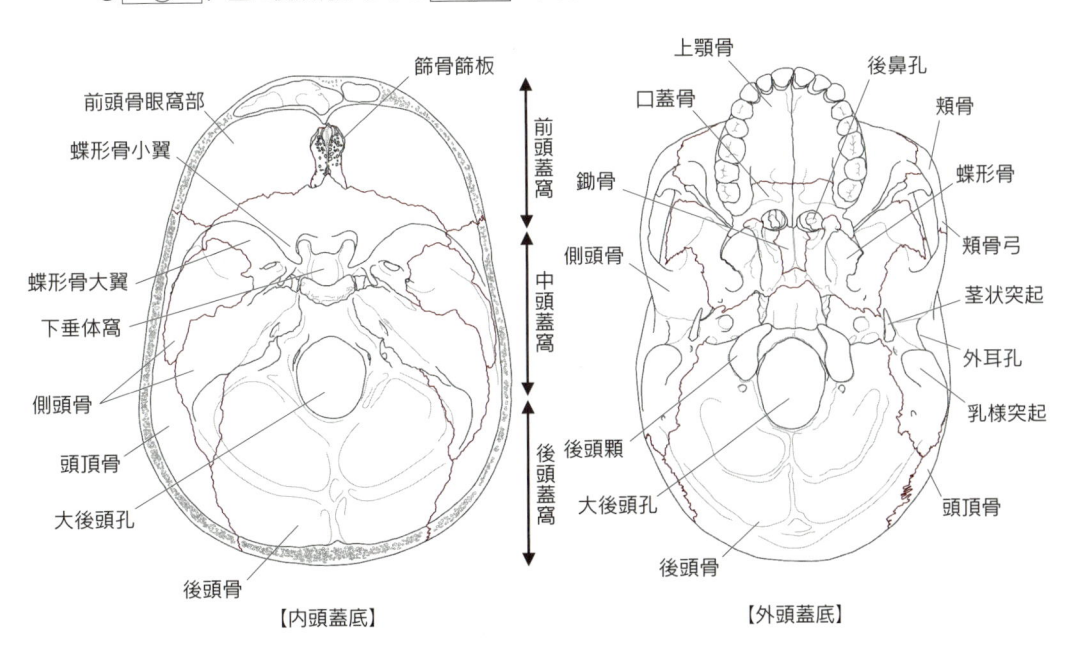

【内頭蓋底】 前頭骨眼窩部／篩骨篩板／蝶形骨小翼／蝶形骨大翼／下垂体窩／側頭骨／頭頂骨／大後頭孔／後頭骨／前頭蓋窩／中頭蓋窩／後頭蓋窩

【外頭蓋底】 上顎骨／口蓋骨／鋤骨／側頭骨／後頭顆／大後頭孔／後頭骨／後鼻孔／頬骨／蝶形骨／頬骨弓／茎状突起／外耳孔／乳様突起／頭頂骨

1）脳頭蓋

前頭骨
- 前頭洞：含気腔（副鼻腔）
- 前頭鱗：額の前壁をなす
- 眼窩上孔，前頭切痕：それぞれ眼窩上神経外側枝と内側枝が通る

頭頂骨
- 前頭骨と冠状縫合で，後頭骨とラムダ縫合で，側頭骨と鱗状縫合で連結する
- 左右の頭頂骨は正中線上の矢状縫合で連結する

後頭骨
- 大後頭孔／大孔：延髄や椎骨動脈が通る
- 舌下神経管：舌下神経が通る
- 頸静脈孔：内頸静脈，舌咽神経，迷走神経，副神経が通る
- 後頭顆：環椎（上関節面）との間に環椎後頭関節をつくる
- 外後頭隆起（上項線，下項線）：僧帽筋や後頭下筋群などが付着する

側頭骨
◎岩様部／錐体乳突部
- 乳様突起：内部に乳突蜂巣という含気腔をもち，胸鎖乳突筋が停止する
- 茎状突起：茎突舌骨筋などが起始する
- 頸動脈管：内頸動脈が通る
- 内耳孔：顔面神経，内耳神経，迷路動脈が通る
- 茎乳突孔：顔面神経が通る
- 内耳：錐体の内部に存在し，骨迷路（前庭，骨半規管，蝸牛）を含む

◎鱗部
- 頬骨突起：頬骨の側頭突起と結合して頬骨弓をつくる
- 下顎窩：下顎骨（下顎頭）との間に顎関節をつくる

◎鼓室部：内部に耳管が開口する

篩骨
- 篩板：多数の孔があり，嗅神経が通る
- 鶏冠：正中線上にあり，大脳鎌が付着する
- 篩骨迷路：内部に篩骨蜂巣という含気腔をもつ（副鼻腔）
- 垂直板（鼻中隔後上部）：鼻腔を左右に分ける
- 上鼻甲介，中鼻甲介：上鼻道と中鼻道をつくる
- 半月裂孔：上顎洞が中鼻道に開口する部分にある裂孔

1. 頭部・体幹の骨　33

テキスト　&　ワーク

3 後頭骨の特徴的部位

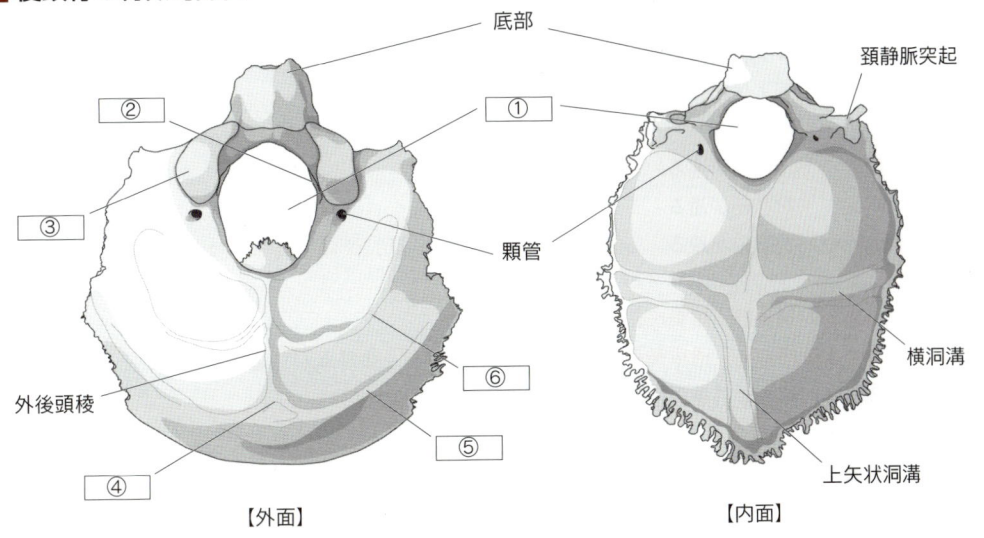

底部　頚静脈突起

① ②　③　顆管　外後頭稜　④　⑤　⑥　横洞溝　上矢状洞溝

【外面】　【内面】

4 側頭骨の特徴的部位

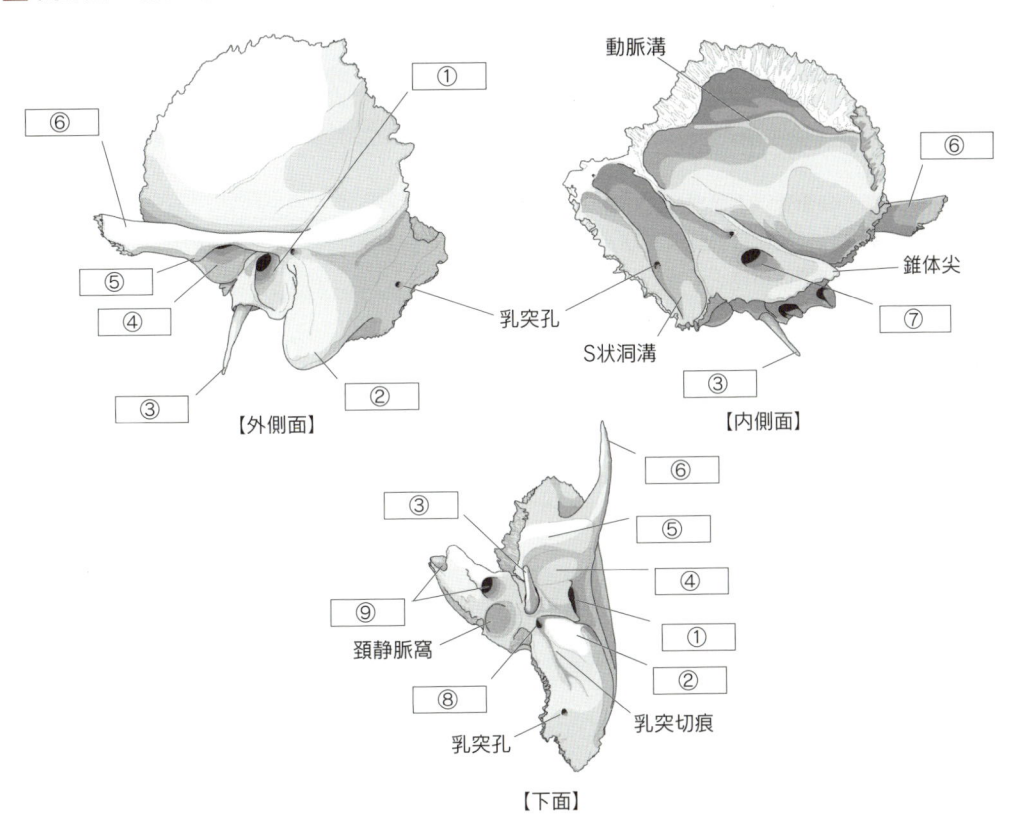

動脈溝　①　⑥　⑤　④　③　②　乳突孔　S状洞溝　錐体尖　⑦

【外側面】　【内側面】

③　⑥　⑤　④　①　②　⑨　頚静脈窩　⑧　乳突孔　乳突切痕

【下面】

テキスト ＆ ワーク

蝶形骨
◎体
- 蝶形骨洞：含気腔（副鼻腔）
- トルコ鞍：下垂体窩に下垂体をのせる

◎大翼
- 正円孔：上顎神経が通る
- 卵円孔：下顎神経が通る
- 棘孔：中硬膜動脈が通る

◎小翼
- 視神経管：視神経，眼動脈が通る

◎上眼窩裂：動眼神経，滑車神経，外転神経，眼神経，上眼静脈が通る
◎翼状突起（内側板，外側板）：内側・外側翼突筋が起始する

2）顔面頭蓋

上顎骨
- 上顎洞：含気腔（副鼻腔）
- 前頭突起：鼻腔と眼窩の境
- 頬骨突起：頬骨と結合する
- 歯槽突起：歯を釘植する歯槽が並ぶ

下顎骨
◎下顎枝
- 下顎頭：側頭骨（下顎窩）との間に顎関節をつくる
- 下顎頸：内側面には外側翼突筋が停止する翼突筋窩がある
- 筋突起：側頭筋が停止する
- 下顎孔（下顎管）：下歯槽神経，下歯槽動静脈が通る

◎下顎体
- 下顎角：外側面には咬筋が停止する咬筋粗面が，内側面には内側翼突筋が停止する翼突筋粗面がある
- オトガイ孔：下顎管の前端で，オトガイ神経，オトガイ動静脈が出る
- 歯槽部：歯を釘植する歯槽が並ぶ

理解を深める ワンステップ 1　下顎管について

- 下顎管は下顎枝内面の下顎孔から始まり，歯槽（下顎歯）の下部にあるトンネル構造で下顎体前面のオトガイ孔に開口する．下顎管には下顎神経の枝の下歯槽神経・下歯槽動静脈が走行し，オトガイ孔からオトガイ神経を出している．

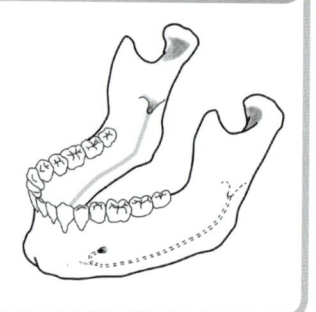

1. 頭部・体幹の骨

テキスト ＆ ワーク

5 篩骨の特徴的部位

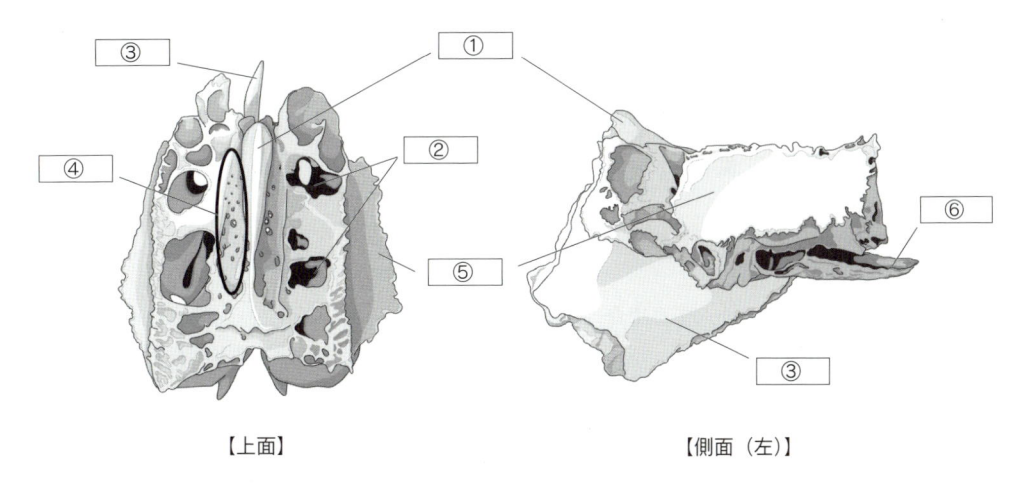

【上面】　【側面（左）】

6 蝶形骨の特徴的部位

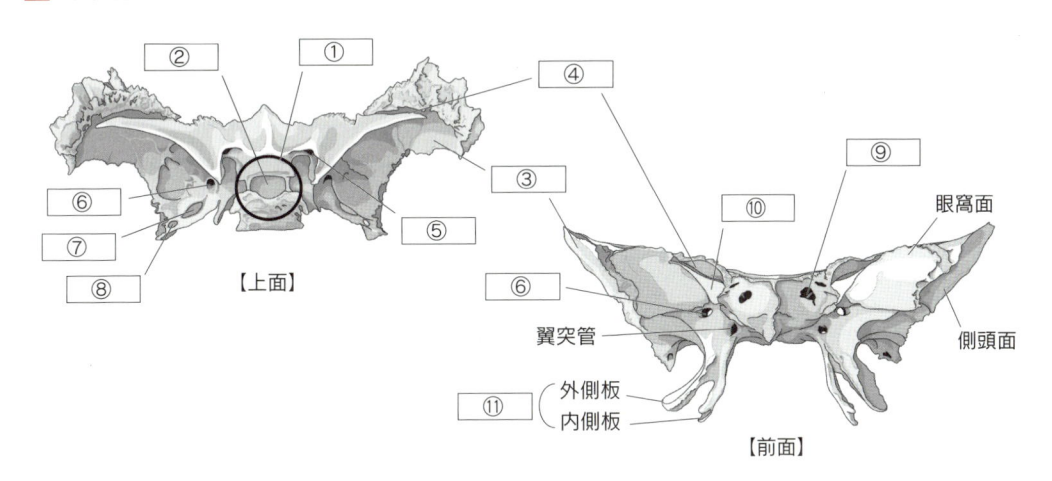

翼突管
外側板
内側板
眼窩面
側頭面
【上面】　【前面】

7 上顎骨・下顎骨の特徴的部位

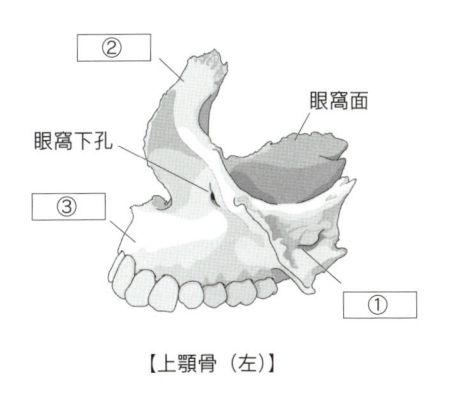

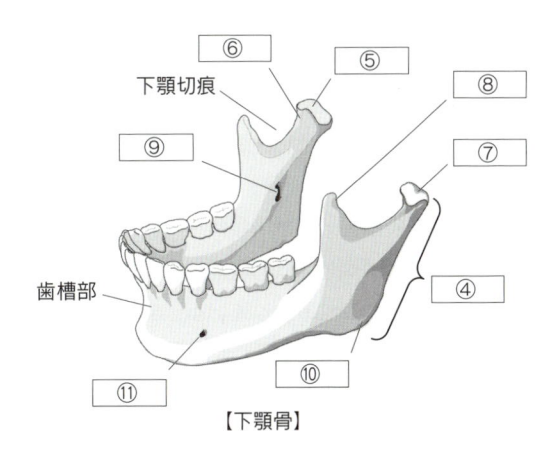

眼窩面
眼窩下孔
【上顎骨（左）】

下顎切痕
歯槽部
【下顎骨】

3 ― 1 頭蓋の骨

3）眼窩と鼻腔

◎眼窩を構成する骨
- 上壁：前頭骨眼窩面，蝶形骨小翼
- 下壁：上顎骨眼窩面，頬骨眼窩突起，口蓋骨眼窩突起
- 内壁：篩骨眼窩板，涙骨，上顎骨前頭突起，蝶形骨体
- 外壁：頬骨眼窩面，蝶形骨大翼

◎鼻腔を構成する骨
- 上壁：鼻骨，前頭骨，篩骨篩板，蝶形骨
- 下壁：上顎骨，口蓋骨
- 側壁：篩骨（上鼻甲介，中鼻甲介），下鼻甲介，涙骨
- 鼻中隔：篩骨垂直板，鋤骨

◎副鼻腔
- 前頭洞，蝶形骨洞，篩骨蜂巣，上顎洞

4）頭蓋泉門

- **大泉門**：前頭縫合，冠状縫合，矢状縫合の交点部分（生後約36カ月で閉鎖）
- **小泉門**：矢状縫合，ラムダ縫合の交点部分（生後約3カ月で閉鎖）
- 前側頭泉門：鱗状縫合の前方部（生後約6カ月で閉鎖）
- 後側頭泉門：鱗状縫合の後方部（生後約18カ月で閉鎖）

5）顎関節

- 下顎骨（下顎頭）と側頭骨（下顎窩）との間でつくられる楕円関節である
- 関節腔内に関節円板をもつ

理解を深めるワンステップ 2　顎関節運動の特性について

- 顎関節の運動は下顎骨の前進・後退・側方・挙上・下制からなり，咀嚼時に開口運動と閉口運動，歯によって食物を噛み砕く際に，両方の顎関節が連動し機能している．
咀嚼の主動筋は，咬筋，側頭筋，内側翼突筋，外側翼突筋である．内側翼突筋と咬筋は下顎角を内側と外側から包み込むように吊り索を構成し，両筋の同時収縮によって下顎を挙上させ，大臼歯間に強力な咬合力を生み出している．また，内側翼突筋と咬筋は反対側の関節にも作用している．たとえば，右の内側翼突筋と左の咬筋が連動し左の側方運動が生じる．この共同作用は大臼歯と食物との間に剪断力を生じさせ咀嚼に効果的に働いている．

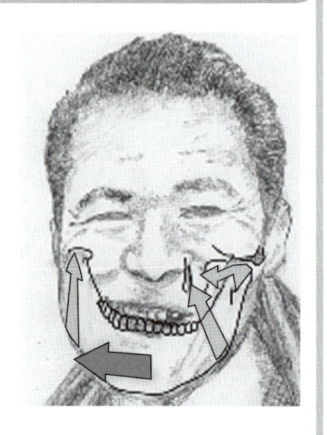

1. 頭部・体幹の骨

テキスト & ワーク

8 眼窩と鼻腔を構成する骨

- 眼窩を構成している骨（ ① , ② , ③ , ④ , ⑤ , ⑥ ）の多くは鼻腔の構成にも共通している．眼窩のみを構成するのは ⑦ ，鼻腔のみは ⑧ , ⑨ , ⑩ である．

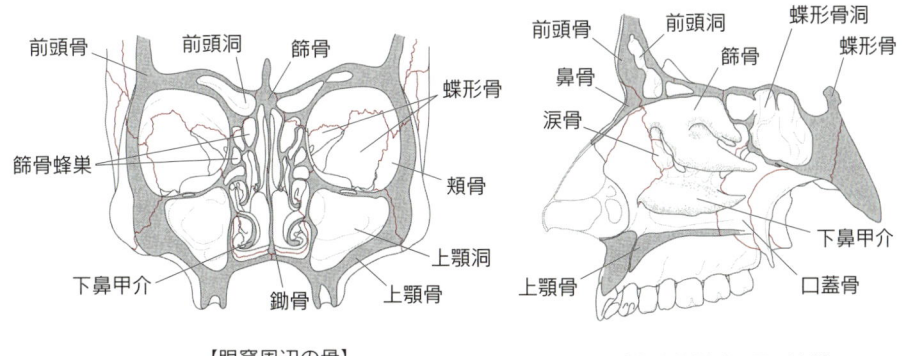

【眼窩周辺の骨】

【鼻腔外側壁の骨（右）】

9 頭蓋泉門の役割

- 脳頭蓋の多くの骨は ① により徐々に間隔をせばめていくが，出生時には数ヵ所膜状部分（ ② と呼ばれている）が残っている．また，縫合部分にも多少の可動性があり，泉門と合わせて産道を通過する際の重要な役割を担っている．

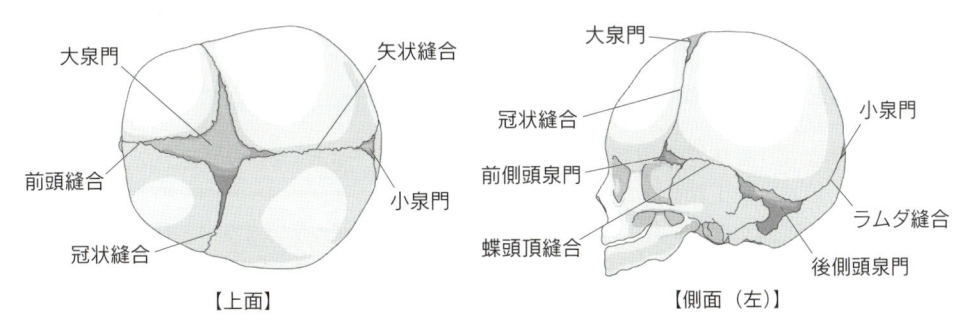

【上面】

【側面（左）】

10 顎関節の運動

- 顎関節では，開口にともない ① の働きにより ② と ③ は前方に引き出され，同時に下顎頭の回転が起こる．また，閉口時にはこれとは反対方向の運動が行われ，最終段階では下顎歯が上顎歯に接しながら後上方にずれるように動く．このように，顎関節の運動には下顎頭を中心とする ④ に加えて ② の移動もともなっている．

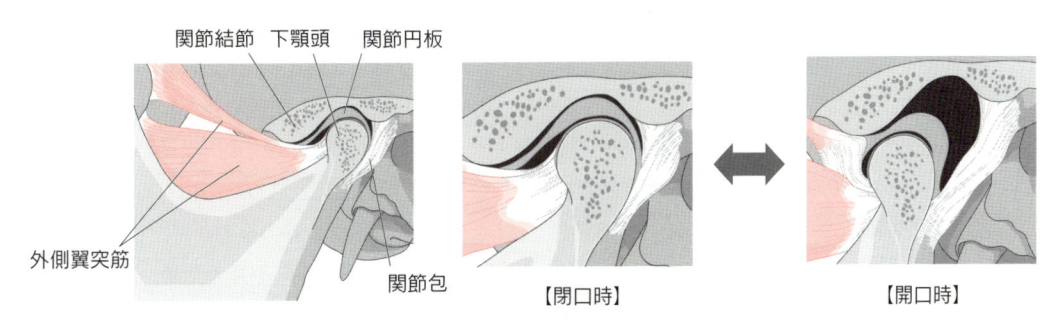

【閉口時】　【開口時】

2 脊柱の骨

- 脊柱は"頚椎"（7個），"胸椎"（12個），"腰椎"（5個），"仙骨"（1個），"尾骨"（1個）とそれらをつなぐ椎間円板から構成され，頭部や体幹の支持と運動，脊髄の保護といった役割を担う．

1）椎骨の基本構造
- 椎体：上下の椎体は椎間円板で結合する
- 椎弓：棘突起（1個），横突起（1対），上関節突起（1対），下関節突起（1対）がある
- 椎孔：上下に重なり合って脊柱管を構成し内部に脊髄が入る
- 椎間孔：上下の下椎切痕と上椎切痕の間で脊髄神経が出る

2）各椎骨の特徴

頚椎
- 横突孔：本来の横突起にあって椎骨動静脈が通る
- 前結節（肋骨の名残り）と後結節（本来の横突起の一部）がある
- 環椎／第1頚椎
  - 椎体を欠き前弓と後弓がある
  - 前弓の前面に前結節，後弓の後面に後結節（本来の棘突起）がある
- 軸椎／第2頚椎：上方に歯突起（元の環椎の椎体と軸椎の椎体が癒合したもの）が突出する
- 隆椎／第7頚椎：棘突起が長く後方に突隆する

胸椎
- 上・下肋骨窩：椎体の側面に左右2対ずつある（第10～12胸椎は左右1対ずつ）
- 横突肋骨窩：横突起に左右1対ある（第11・12胸椎にはない）

腰椎
- 肋骨突起（肋骨の名残り）と副突起，乳頭突起（本来の横突起）がある

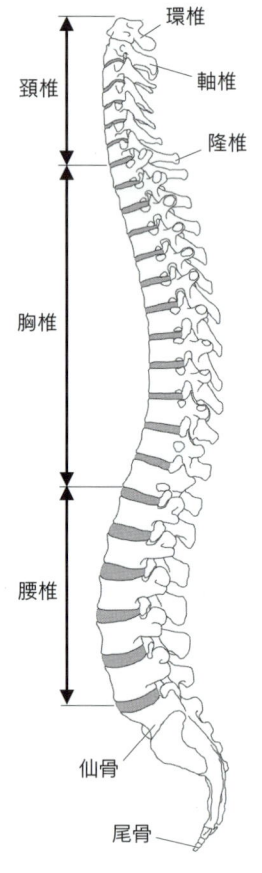

【側面（左）】

理解を深めるワンステップ 3　環椎と軸椎

- 第1頚椎である環椎は英語では atlas（アトラス）と表記される．これはギリシア神話で天空を支えたという巨人"アトラース"に由来しており，この骨が頭蓋骨を支えていることから連想されたものである．環椎は椎骨の中で唯一，椎体をもっていないが，これは元来，環椎の椎体であった部分が発生の過程で軸椎の椎体と癒合し，上方に突出した歯突起となったためである．この部分で両骨は正中環軸関節を形成して連結し，頭部を回旋させる回転軸の役割を果たしている．ちなみに，軸椎は後上方から眺めると人が足を組んで座っているようにみえるため，「のど仏」として火葬後に収骨される骨でもある．

1. 頭部・体幹の骨

テキスト & ワーク

11 頸椎・胸椎・腰椎の構造的違い

- 通常の頸椎にある ① と ② は，それぞれ ③ の名残りと本来の ④ の一部であるため左右に1対ずつあるが，環椎にある ① （前弓の先端）と ② （本来の ⑤ ）は1個ずつしかない．また，すべてに共通する上・下関節突起の関節面に加えて，環椎の前弓の後面（ ⑥ ）と軸椎の歯突起の前面には ⑦ の関節面がある．

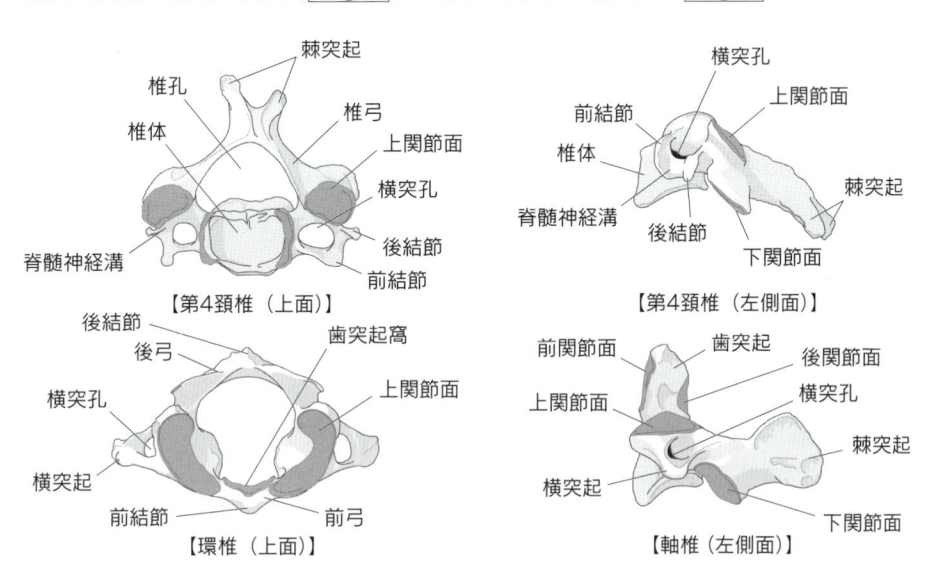

【第4頸椎（上面）】
棘突起／椎孔／椎体／椎弓／上関節面／横突孔／後結節／前結節／脊髄神経溝

【第4頸椎（左側面）】
横突孔／前結節／椎体／上関節面／棘突起／脊髄神経溝／後結節／下関節面

【環椎（上面）】
後結節／後弓／歯突起窩／横突孔／上関節面／横突起／前結節／前弓

【軸椎（左側面）】
前関節面／歯突起／後関節面／上関節面／横突孔／横突起／棘突起／下関節面

- 胸椎の最大の特徴は ③ が接続することであり，そのため下位の一部の胸椎を除いて ⑧ には ⑨ と関節する上・下の ⑩ （左右2対ずつ）， ④ には ⑪ と関節する ⑫ （左右1対）がある．

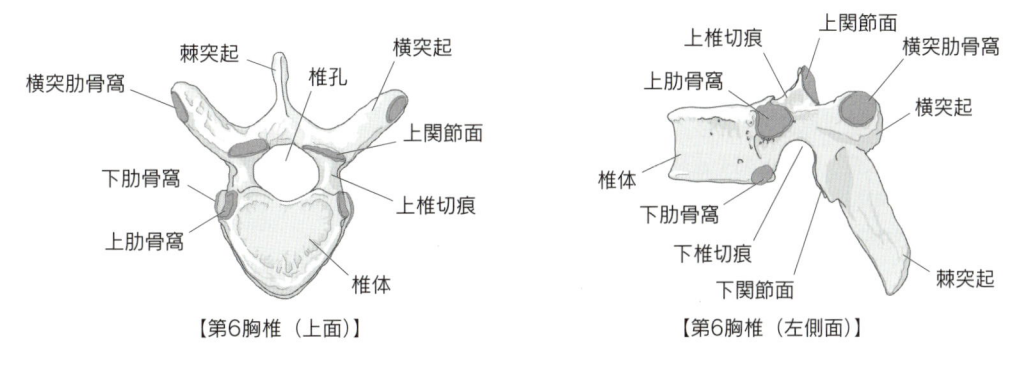

【第6胸椎（上面）】
棘突起／横突起／横突肋骨窩／椎孔／上関節面／下肋骨窩／上椎切痕／上肋骨窩／椎体

【第6胸椎（左側面）】
上椎切痕／上関節面／横突肋骨窩／上肋骨窩／横突起／椎体／下肋骨窩／下椎切痕／下関節面／棘突起

- 腰椎には ③ の名残りである ⑬ と本来の ④ である ⑭ ， ⑮ といった特有の突起がある．

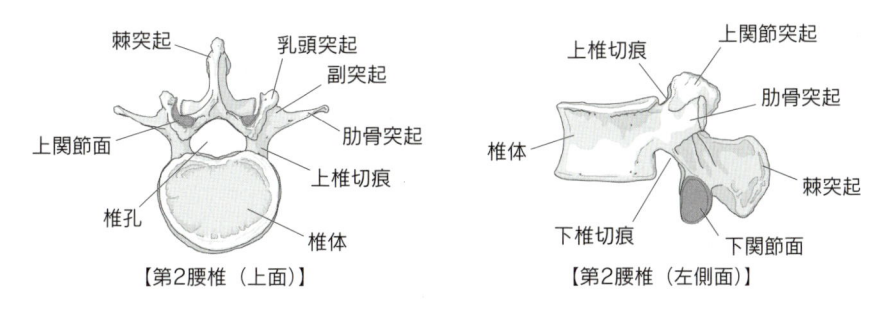

【第2腰椎（上面）】
棘突起／乳頭突起／副突起／肋骨突起／上関節面／上椎切痕／椎孔／椎体

【第2腰椎（左側面）】
上椎切痕／上関節突起／肋骨突起／椎体／棘突起／下椎切痕／下関節面

仙骨：5個の仙椎が癒合したもの
- **岬角**：第1仙椎の上面（仙骨底）の前縁部
- **仙骨管**：各仙椎の椎孔が癒合したもので脊髄の馬尾が通る
- **正中仙骨稜**：各仙椎の棘突起が癒合したもの
- **中間仙骨稜**：各仙椎の関節突起が癒合したもの
- **外側仙骨稜**：各仙椎の横突起が癒合したもの
- **前・後仙骨孔**：左右4対あって仙骨神経の前枝と後枝が通る
- **耳状面**：寛骨（耳状面）との間で仙腸関節をつくる

尾骨：3～5個の尾椎が癒合したもの
- 横突起，尾骨角：第1尾椎にのみ存在する

3) 脊柱の弯曲
- **一次弯曲**：胸部と仙骨部での後弯をさし，胎生期から存在する
- **二次弯曲**：頚部と腰部での前弯をさし，生後に直立位が可能となってから形成される

4) 脊柱の連結
椎骨相互間の連結
◎**椎間円板**
- 第2・3頚椎間～第5腰椎，仙骨間に存在する
- 中心部の髄核と外周部の線維輪からなる
- 椎間円板の厚さの合計は脊柱の約1/4を占める

◎**椎間関節**：上下の下関節突起と上関節突起との間でつくられる
◎**鈎椎関節／ルシュカ関節**：頚椎（第3頚椎以下）では椎体の外側にある上方への突出部（鈎状突起）が上下で小さな関節をつくる
◎**靱帯**
- **前縦靱帯，後縦靱帯**：椎体の前面と後面を連結する
- **黄色靱帯**：弾性線維を多く含み，椎弓間を連結する
- 棘間靱帯：棘突起間を連結する
- 棘上靱帯：棘突起後端を連結する（頚部では項靱帯と呼ぶ）
- 横突間靱帯：横突起間を連結する

脊柱と頭蓋骨の連結
◎**環椎後頭関節**：後頭骨（後頭顆）と第1頚椎（上関節面）との間でつくられ，主に頚部の前後屈に働く（回旋は不能）
◎**環軸関節**：主な作用は頚部の回旋運動である（側屈は不能）
- **正中環軸関節**：第1頚椎（歯突起窩）と第2頚椎（歯突起）との間でつくられる
- **外側環軸関節**：第1頚椎（下関節面）と第2頚椎（上関節面）との間でつくられる

12 仙骨と尾骨の特徴的部位

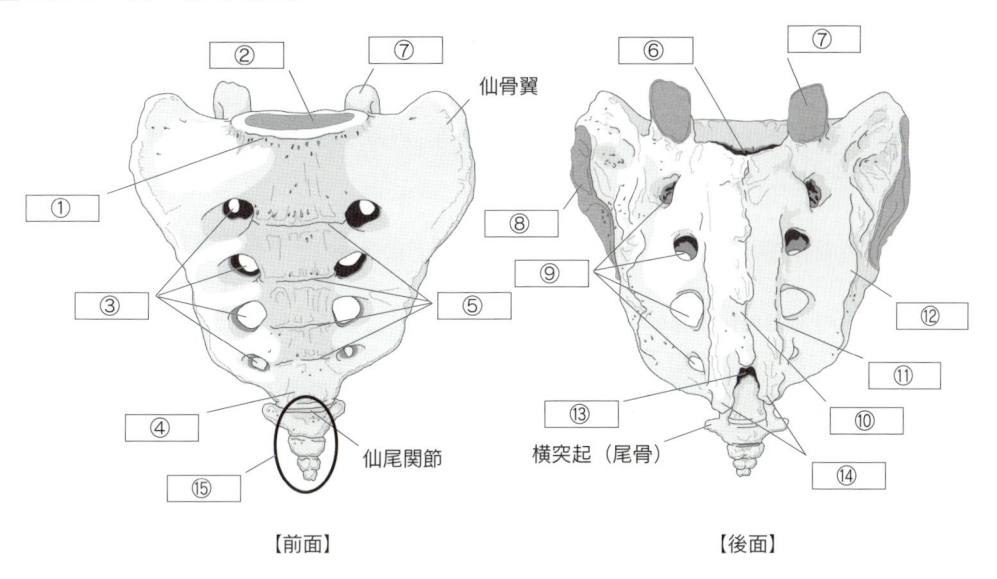

【前面】　【後面】

13 脊柱の連結

- 各脊椎は椎体間にある ① ならびに上下の関節突起からなる ② によって連結される．ただし，環椎と頚椎の間のみ椎間円板による結合がなく，③ （環椎）と ④ （軸椎）との間で ⑤ がつくられる．

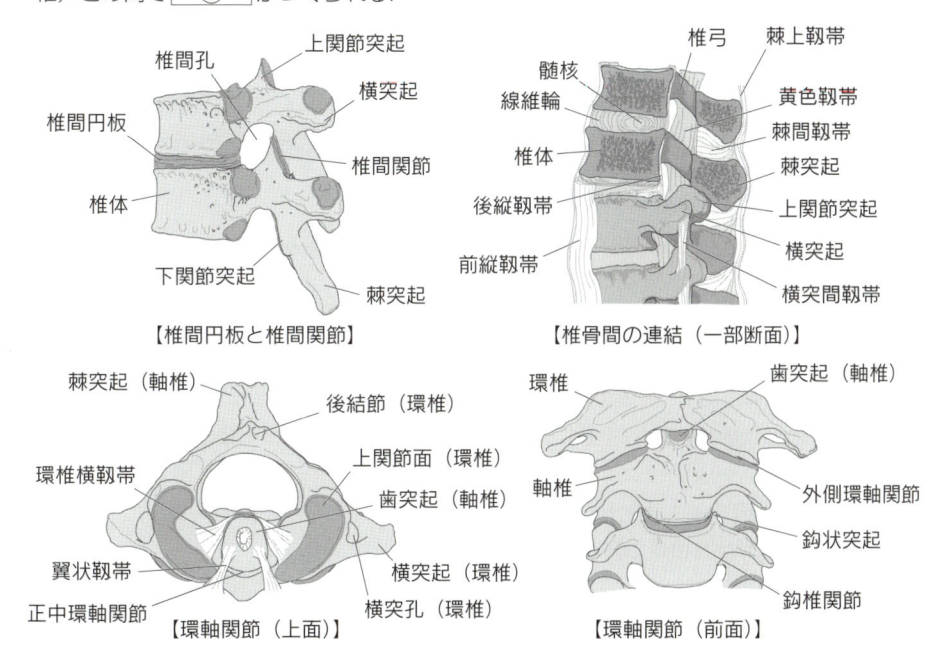

【椎間円板と椎間関節】

【椎骨間の連結（一部断面）】

【環軸関節（上面）】

【環軸関節（前面）】

3 胸郭の骨

- 胸郭は"**胸骨**"（1個），"**肋骨**"（12対），"**胸椎**"（12個）からなる円錐形の骨格で，上下には第1胸椎，第1肋骨，胸骨柄上縁から構成される**胸郭上口**，第12胸椎，第12肋骨，第7～10肋軟骨，剣状突起から構成される**胸郭下口**という開口部がある．内部の胸腔内には肺や心臓などの臓器を収め保護している．

1）胸骨

胸骨柄
- **頸切痕**：上縁部の切れ込み
- **鎖骨切痕**：鎖骨（胸骨端）との間で**胸鎖関節**をつくる
- **肋骨切痕**：第1肋軟骨と連結する

胸骨体
- **胸骨角**：胸骨柄との結合部で，**第2肋軟骨**が連結する
- **肋骨切痕**：側面に左右6対あり，第2～7肋軟骨と連結する

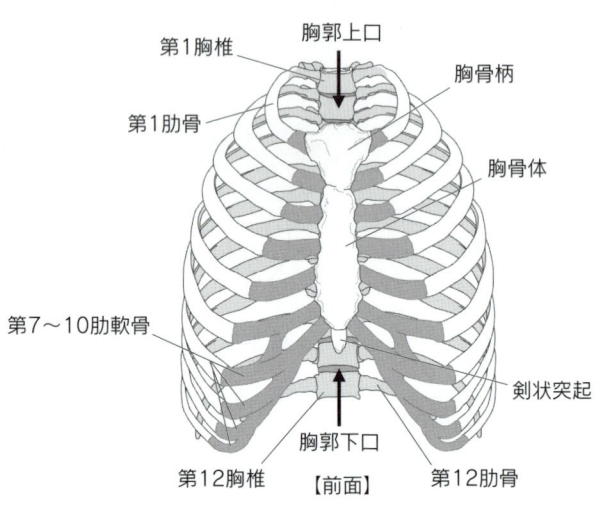

剣状突起：胸骨の下端部

2）肋骨：肋硬骨と肋軟骨からなる

- 肋硬骨：肋骨頭，肋骨頸，肋骨体に区分できる
- 肋骨溝：肋間神経や肋間動静脈が通る
- 肋骨角：肋骨結節の外側方で突出した部分
- **前斜角筋結節，鎖骨下静脈溝，鎖骨下動脈溝**：第1肋骨の上面にある

3）胸郭の連結

胸肋関節
- 第1～7肋軟骨と胸骨（**肋骨切痕**）との間でつくられる
- 第1～7肋骨は胸骨と直接連結するため**真肋**，第8～12肋骨は直接連結しないため**仮肋**と呼ばれる
  - 第8～10肋骨は第7肋軟骨に連結（**軟骨間関節**）する
  - 第11・12肋骨は自由端で終わるため**浮遊肋**と呼ばれる

肋椎関節
- **肋骨頭関節**：肋骨頭（肋骨頭関節面）と胸椎椎体（**肋骨窩**）との間でつくられる
  - 注）第2～10肋骨の肋骨頭は上下2つの椎体の肋骨窩に連結するが，第1・11・12肋骨では単一の肋骨窩と連結する
- **肋横突関節**：肋骨結節（肋骨結節関節面）と胸椎横突起（**横突肋骨窩**）との間でつくられる

14 胸骨の特徴的部位

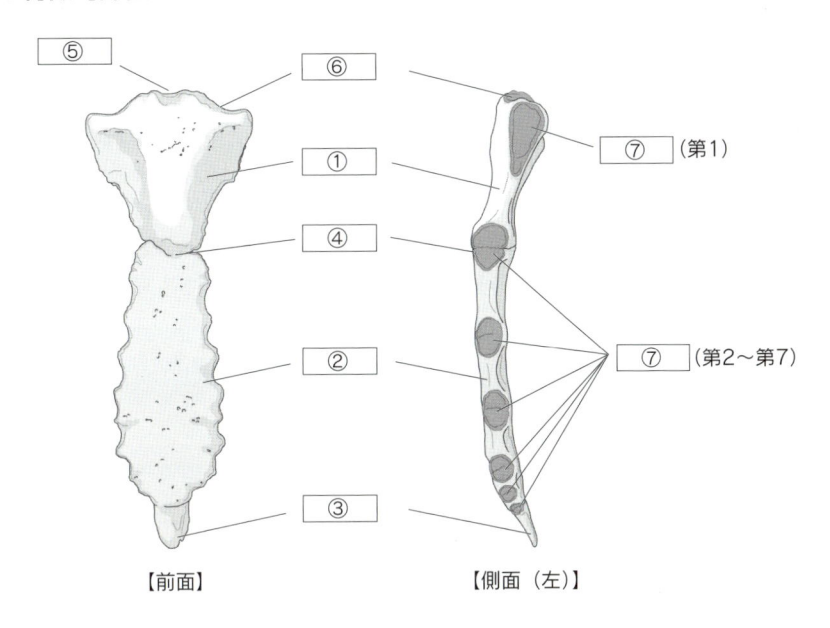

【前面】　【側面（左）】

15 胸郭の連結

● 第1～7肋骨は前方で肋軟骨を介して胸骨と直接関節している（　①　）が，第8～10肋骨は第7肋軟骨に連結することで間接的に胸骨に結合している（　②　）．また，第11・12肋骨は胸骨とは完全に連結しないことから　③　と呼ばれる．一方，後方では肋骨は胸椎との間で　④　（肋骨頭と胸椎椎体の間）と　⑤　（肋骨結節と胸椎横突起の間）の2ヵ所で関節する（　⑥　）．

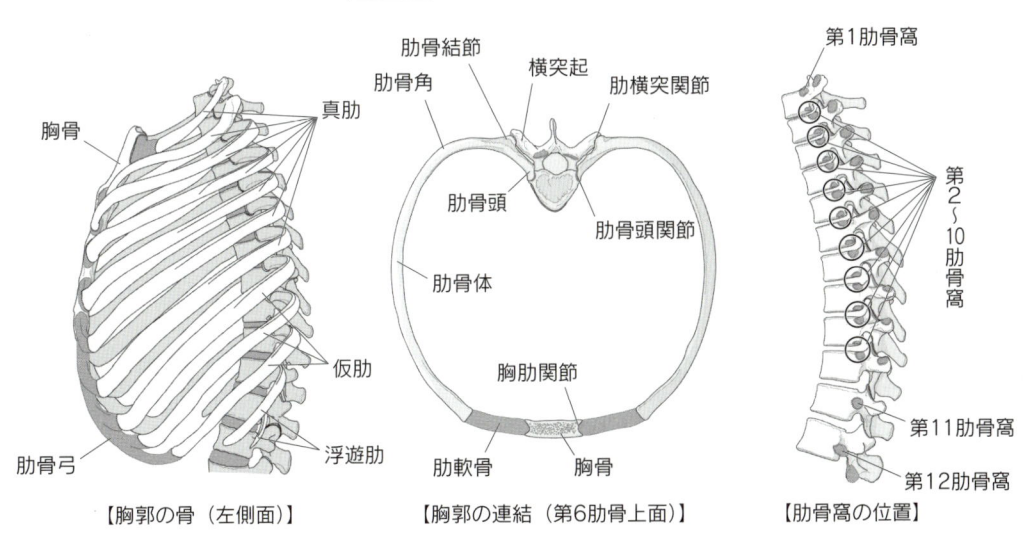

【胸郭の骨（左側面）】　【胸郭の連結（第6肋骨上面）】　【肋骨窩の位置】

2. 頭部・体幹の筋

1 頭部の筋

- 頭部の筋は"顔面筋（表情筋）"と"咀嚼筋"に区別できる．ヒトの顔面筋は浅筋膜（皮下組織）の層内に位置し，その多くは骨から起始し皮膚に停止することから，顔の皮膚を引っ張ることにより喜怒哀楽のような豊かな表情をつくる作用をもっている．また，4つの咀嚼筋はすべて頭蓋から起始し下顎骨に停止する．これらの筋は，下顎骨を持ち上げ上顎骨に合わせることで食物を噛みしめるのと同時に，前後左右にも動かすことで噛み切ったりすり潰したりする働きも可能にしている．

1）顔面筋／表情筋：すべて顔面神経に支配される
- 頭蓋表筋：前頭筋，後頭筋
- 眼の周囲の筋：眼輪筋，皺眉筋，鼻根筋，眉毛下制筋
- 鼻の周囲の筋：鼻筋
- 口の周囲の筋：口輪筋，上唇挙筋，大・小頬骨筋，口角挙筋，笑筋，口角下制筋，下唇下制筋，頬筋
- 耳の周囲の筋：上・前・後耳介筋

2）咀嚼筋

筋名	起始→停止	支配神経	作用
咬筋	頬骨弓 →下顎角（咬筋粗面）	下顎神経／ 三叉神経の第3枝	下顎骨の挙上
側頭筋	側頭鱗 →筋突起		下顎骨の挙上・後方移動
外側翼突筋	蝶形骨翼状突起 →下顎頸（翼突筋窩）		下顎骨の前方移動
内側翼突筋	蝶形骨翼状突起 →下顎角（翼突筋粗面）		下顎骨の挙上

理解を深める ワンステップ 4　　内側・外側翼突筋について

- 内側翼突筋と外側翼突筋は蝶形骨の翼状突起から起こるが，翼状突起外側板の内側面に内側翼突筋が，外側面に外側翼突筋が付着している．内側翼突筋は下顎角へ停止するのでほぼ真下へ走行し，外側翼突筋は下顎頸に停止するので後方へ向かって走行する．両側の外側翼突筋が収縮すると下顎骨の前方移動が起こり，顎関節前方脱臼時には弾発性固定に関与する．また，一側の外側翼突筋が収縮する際は，下顎骨を反対側へ側方偏位させる．これは同側の内側翼突筋や反対側の咬筋とも連動している．ほかにも外側翼突筋は関節円板の位置調整にも関与している．

2. 頭部・体幹の筋

1 顔面筋と表情

● 主な顔面筋は次のような顔の表情をつくる．
1. ① ：眉を上げる，額に水平のしわを寄せる
2. ② ：目を閉じる
3. 鼻筋：鼻孔を狭くしたり広げたりする
4. ③ ：唇を閉じて突き出す（口笛を吹く動作）
5. ④ ：笑うときに上外方に口角を引っ張る
6. ⑤ ：口角を外方に引き，えくぼをつくる
7. 口角下制筋：口角を引き下げて不満顔をつくる
8. ⑥ ：息を吹いたり吸い込んだりするときに，歯と唇を寄せて頬を絞る

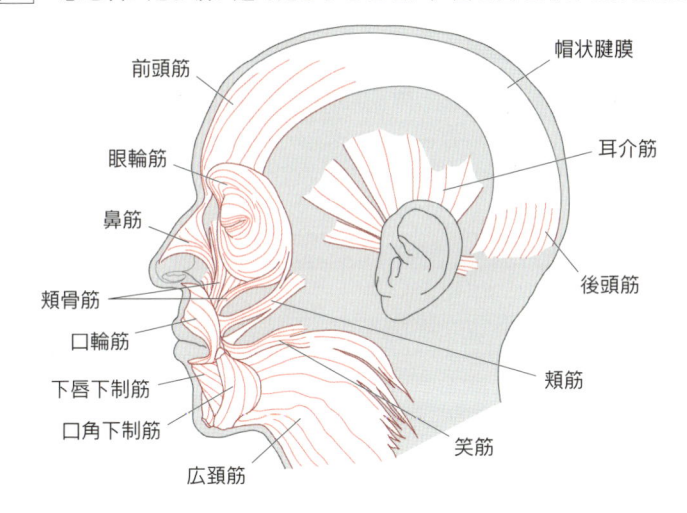

2 咀嚼筋の構造と機能

● ① と ② は下顎角を挟んで筋の走行の方向がほぼ等しく，ともに下顎骨の ③ に作用する．一方， ④ は，停止部（ ⑤ ）からみると上後方に向かって走行していることから，下顎骨の挙上とともに ⑥ にも働く．また， ⑦ の起始部（ ⑧ ）と停止部（ ⑨ ）はほぼ水平に位置しており，そのため，下顎骨の挙上には作用せず，顎関節内で下顎頭を ⑩ に引き出す役割を担っている．

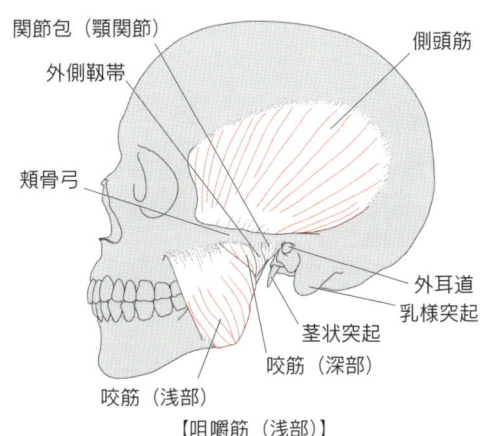

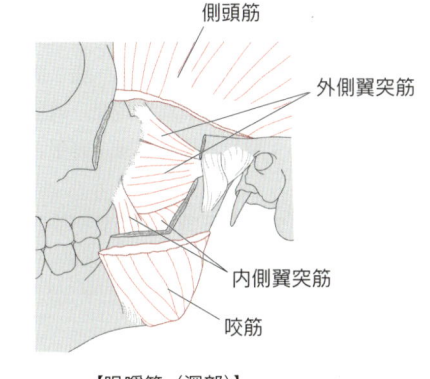

【咀嚼筋（浅部）】

【咀嚼筋（深部）】
（側頭筋，咬筋，頬骨弓，筋突起の一部を切断）

2 頸部の筋

- 頸部の筋は"前頸筋"（最も浅部の広頸筋も含む），"外側頸筋"，"後頸筋"に区分できる．前頸筋である舌骨筋群（上・下）は咀嚼時に下顎骨を引き下げると同時に嚥下運動にも関与している．また，外側頸筋である胸鎖乳突筋と後頸筋（椎体前面の筋）は頭頸部の動きに作用する．

1）前頸筋

筋名	起始→停止	支配神経	作用
広頸筋	下顎骨下縁 →口角周囲の筋〜鎖骨あたり	顔面神経	前頸部の皮膚の緊張

舌骨上筋群：顎二腹筋，茎突舌骨筋，顎舌骨筋，オトガイ舌骨筋
- 下顎骨の下制（開口運動）

舌骨下筋群：胸骨舌骨筋，肩甲舌骨筋，胸骨甲状筋，甲状舌骨筋
- 舌骨の下制

2）外側頸筋

筋名	起始→停止	支配神経	作用
胸鎖乳突筋	胸骨・鎖骨 →側頭骨乳様突起	副神経 頸神経	［片側］反対側へのオトガイの回旋 ［両側］頭部の前屈・後屈 ［頭部の固定時］胸骨と鎖骨の挙上（吸息の補助）

3）後頸筋

椎前筋群：頸長筋，頭長筋，前頭直筋，外側頭直筋
- ［両側］頭頸部の前屈．［片側］頭頸部の側屈

斜角筋群：前・中・後斜角筋
- ［両側］頭頸部の前屈．［片側］頭頸部の側屈
- ［頭部の固定時］第1・2肋骨の挙上（吸息の補助）

4）頸部における三角とその構成体

前頸三角
- 顎下三角：顎二腹筋前腹・後腹，下顎骨
- オトガイ下三角：正中線，顎二腹筋前腹，舌骨体
- 頸動脈三角：顎二腹筋後腹，肩甲舌骨筋上腹，胸鎖乳突筋前縁
- 筋三角：胸鎖乳突筋前縁，肩甲舌骨筋上腹，正中線

後頸三角／外側頸三角：胸鎖乳突筋後縁，鎖骨上縁，僧帽筋前縁

3 胸鎖乳突筋と頭部の運動

- 胸鎖乳突筋は前胸部（ ① , ② ）から起始し，後上方に走行して耳介後部（ ③ ）に停止する．片側のみが収縮すると顔面を ④ に向けるように頭部を ⑤ させる．また，両側が同時に収縮した場合には，脊柱と頭部の位置関係により ⑥ にも ⑦ にも作用するが，相対的には ⑥ の割合の方が大きい．

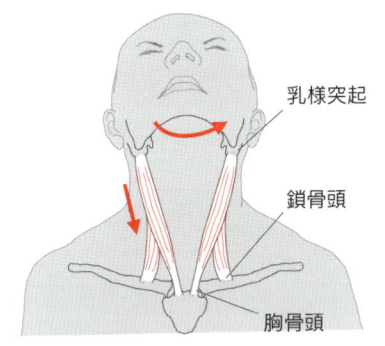

【胸鎖乳突筋の収縮（片側のみ）】 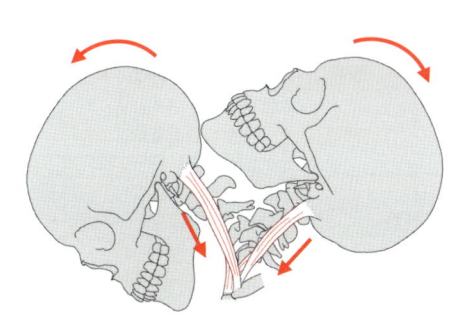　【胸鎖乳突筋の収縮（両側同時）】

4 斜角筋群と斜角筋隙

- 斜角筋群のうち ① と ② はともに第1肋骨に停止するが， ③ はそれよりもやや後方で第2肋骨に停止する．第1肋骨に停止する2つの斜角筋の間隙を ④ といい， ⑤ と ⑥ が通過する．

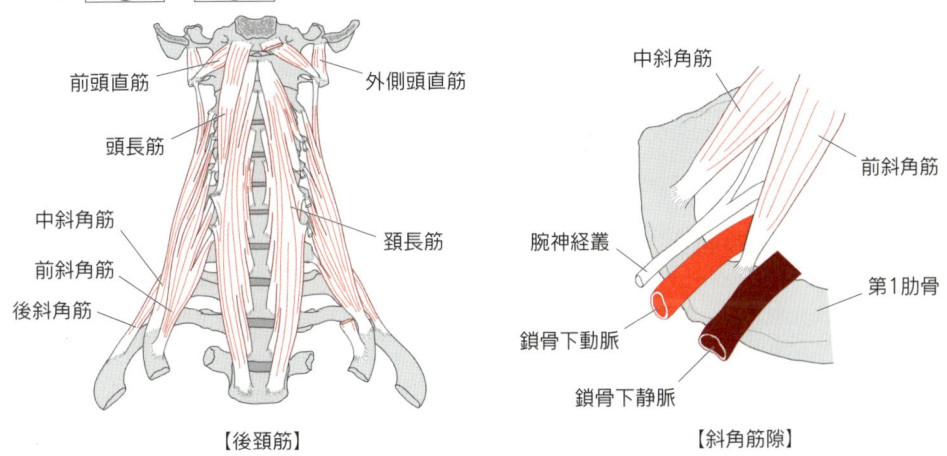

【後頚筋】　【斜角筋隙】

5 頚部における三角とその内部の組織

- 頚部における三角内で触察できる主な組織には次のものがある．
  1. ① ： ② ，顎下リンパ節，顎下腺
  2. オトガイ下三角：オトガイ下リンパ節
  3. ③ ： ④ ，深頚リンパ節
  4. 筋三角：甲状腺，咽頭，気管，食道

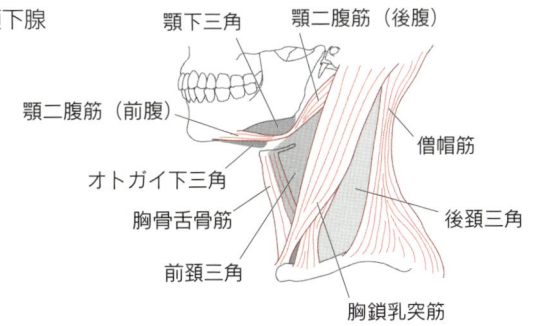

3 胸部の筋

- 胸部の筋は"浅胸筋","深胸筋","横隔膜"に区分できる．浅胸筋は胸郭から起始し上肢帯（鎖骨，肩甲骨）または上腕骨に停止することで，上肢の運動に関与する．また，肋骨を動かす深胸筋と横隔膜は呼吸運動に関わる筋である．

1) 浅胸筋

筋名	起始→停止	支配神経	作用
大胸筋	鎖骨内側1/3・胸骨肋軟骨・腹直筋鞘→上腕骨大結節稜	内側胸筋神経 外側胸筋神経	肩関節の屈曲・内転・内旋 吸息の補助
小胸筋	第2〜5肋骨→肩甲骨烏口突起		肩甲骨の下制・外転・下方回旋 吸息の補助
鎖骨下筋	第1肋骨→鎖骨	鎖骨下筋神経	鎖骨の下制
前鋸筋	第1〜9肋骨→肩甲骨内側縁	長胸神経	肩甲骨の外転・上方回旋

2) 深胸筋

筋名	起始→停止	支配神経	作用
外肋間筋	上位肋骨→すぐ下の肋骨	肋間神経	肋骨の挙上（吸息）
内肋間筋	下位肋骨→すぐ上の肋骨		肋骨の下制（呼息）
最内肋間筋			

3) 横隔膜

筋名	起始→停止	支配神経	作用
横隔膜	腰椎・肋骨・胸骨→腱中心	横隔神経	呼吸運動（吸息）

4) 呼吸運動に関わる筋

吸息
- 安静時：主吸息筋（横隔膜［腹式呼吸］，外肋間筋，内肋間筋（前部）［胸式呼吸］）
- 努力性：補助吸息筋（斜角筋群，胸鎖乳突筋，大・小胸筋など）

呼息
- 安静時：主吸息筋の弛緩
- 努力性：内肋間筋（横部，後部），腹壁筋（内・外腹斜筋，腹横筋，腹直筋）

2. 頭部・体幹の筋

テキスト & ワーク

6 大・小胸筋の機能

- 大胸筋は ① に停止し，肩関節の ② ， ③ ， ④ に作用する．小胸筋は ⑤ に停止し，肩甲骨の ⑥ ， ⑦ （脊柱から離す動き）， ⑧ （関節窩を外下方に向ける動き）に作用する．ともに，停止部を固定した場合には肋骨や胸骨を引き上げることで ⑨ を補助する役割も担う．

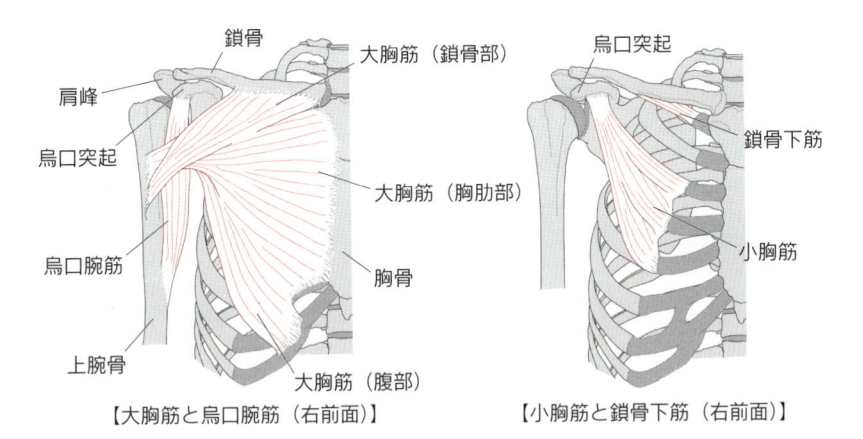

【大胸筋と烏口腕筋（右前面）】

【小胸筋と鎖骨下筋（右前面）】

7 肋間筋と呼吸運動

- ① は上位肋骨から起始し，すぐ下の肋骨に停止することで吸息時に肋骨を ② 作用をもつ．一方， ③ は下位肋骨から起始し，すぐ上の肋骨に停止することで主として肋骨を ④ 役割を担う（横部，後部）が，外肋間筋が膜に移行する前部では胸肋関節を支点として肋骨を ② 運動を起こす．

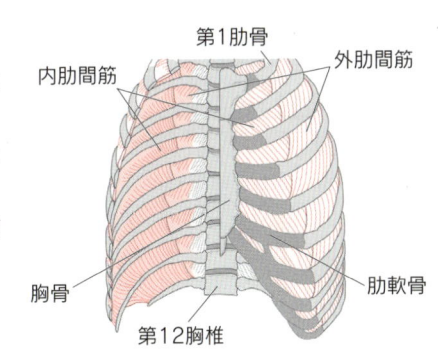

8 横隔膜の構造

- 横隔膜は収縮時に停止部である中央の ① が下にさがることで胸腔内容積を拡大し，肺胞内に空気を取り込んでいる（ ② ）．また，横隔膜には以下の3つの孔があり，それぞれ以下のものが通過する．
  1. ③ ：下行大動脈， ④ ， ⑤
  2. ⑥ ：食道， ⑦
  3. ⑧ ：下大静脈

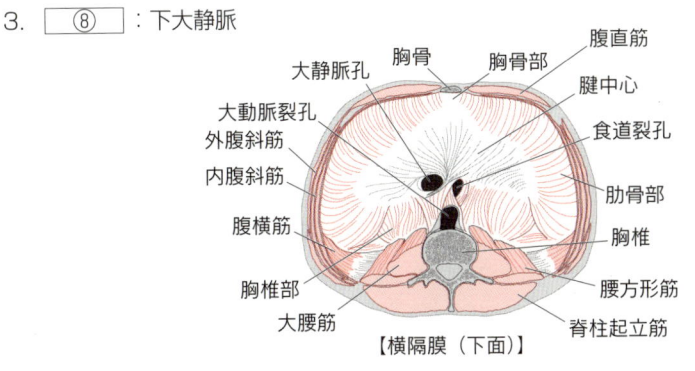

【横隔膜（下面）】

4 腹部の筋

● 腹部の筋は正中部を縦に走る"腹直筋",側腹部を互いに重なり合って3層の合板のように走行する"側腹筋",後部で寛骨と第12肋骨の間を縦に走る"腰方形筋"に大別できる.これらの筋は腹腔内臓器を保護すると同時に,脊柱の動きや腹圧をかけることで呼吸運動にも関与している.

1) 前腹筋

筋名	起始→停止	支配神経	作用
腹直筋	恥骨結合・恥骨 →第5〜7肋軟骨前面・剣状突起前面	肋間神経 腸骨下腹神経	体幹の前屈
錐体筋	恥骨→白線	肋間神経	腹直筋の補助

2) 側腹筋

筋名	起始→停止	支配神経	作用
外腹斜筋	第5〜12肋骨外面 →腹直筋鞘・鼠径靱帯・腸骨稜	肋間神経 腸骨下腹神経	肋骨の下制 体幹の前屈・側屈・回旋 腹圧を高める
内腹斜筋	胸腰筋膜・腸骨稜・鼠径靱帯 →第10〜12肋骨下縁・腹直筋鞘	肋間神経 腸骨下腹神経 腸骨鼠径神経	
腹横筋	第7〜12肋軟骨内面・胸腰筋膜・腸骨稜.鼠径靱帯 →腹直筋鞘		

3) 後腹筋

筋名	起始→停止	支配神経	作用
腰方形筋	腸骨稜→第12肋骨	腰神経叢	体幹の後屈・側屈

理解を深めるワンステップ 5　腹直筋と腱画

・腹直筋は途中で3〜4個の腱画で分画されているため,4〜5節の筋腹をもつ多腹筋に分類される.腹直筋が多腹筋である理由については,体節性の名残りであるとする考え方が一般的である.体節性とは,同じような構造が繰り返し連なることで動物の体をつくっている状態のことで,ムカデのように一対の脚がはえた胴部が連続している構造が,その一例としてあげられる.ヒトにおいても脊椎や肋骨などにその様子が顕著にみられ,腹直筋もその名残りの一つと考えられる.また,結果として,腹直筋が多腹筋であることにより収縮時に中央で筋腹が大きく膨らまず,平坦な板のような形になることができるため,その深部にある腹部臓器を圧迫することなく保護する機能を有しているともいえる.いずれにせよ,腹直筋の筋腹が目立った"割れた腹筋"は男性の憧れ?

2. 頭部・体幹の筋　51

テキスト ＆ ワーク

9 腹部の筋と腹直筋鞘

- ① は3〜4条の横走する中間腱（ ② ）が存在する ③ である．側腹の3つの筋は肋骨や腸骨などから起始し，最終的に腱となり， ① を前後に挟んで ④ を形成しながら正中で左右が結合して ⑤ となる．

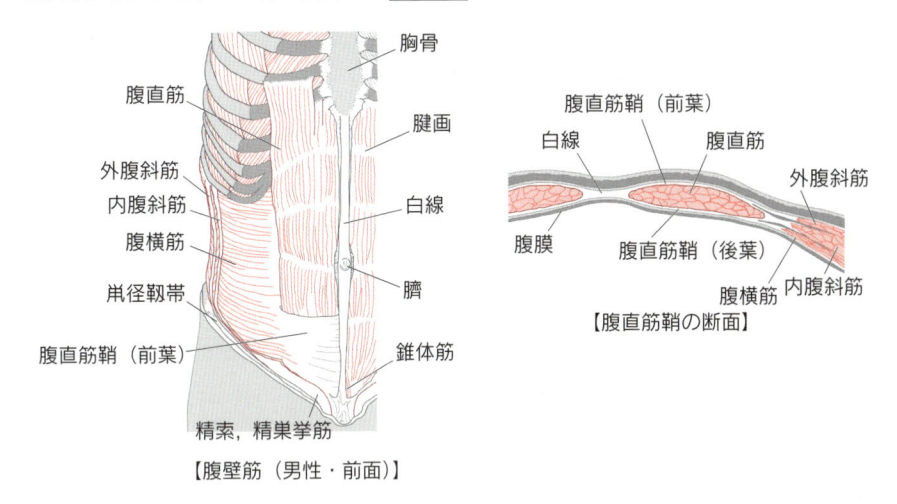

【腹壁筋（男性・前面）】

胸骨／腹直筋／外腹斜筋／内腹斜筋／腹横筋／鼠径靱帯／腹直筋鞘（前葉）／精索，精巣挙筋／腱画／白線／臍／錐体筋

【腹直筋鞘の断面】

腹直筋鞘（前葉）／白線／腹直筋／外腹斜筋／腹膜／腹直筋鞘（後葉）／腹横筋／内腹斜筋

10 鼠径靱帯と鼠径管

- ① の腱膜の下縁は厚く強靱になっており，鼠径靱帯と呼んでいる．これに沿って，側腹筋の層を外側後方から内側前方へ貫く約4〜6cmの細長いトンネルである ② がある． ② は腹腔の ③ （腹横筋，内腹斜筋により形成）から始まり，恥骨結節の外側にある ④ （外腹斜筋により形成）から腹壁の外に開口している．ここは，男性では胎児期に精巣が下降する際の通路となり，その後は ⑤ （精管，精巣挙筋，精巣動・静脈，腸骨鼠径神経，陰部大腿神経（陰部枝）など）が残存する．一方，女性では ⑥ が通る．

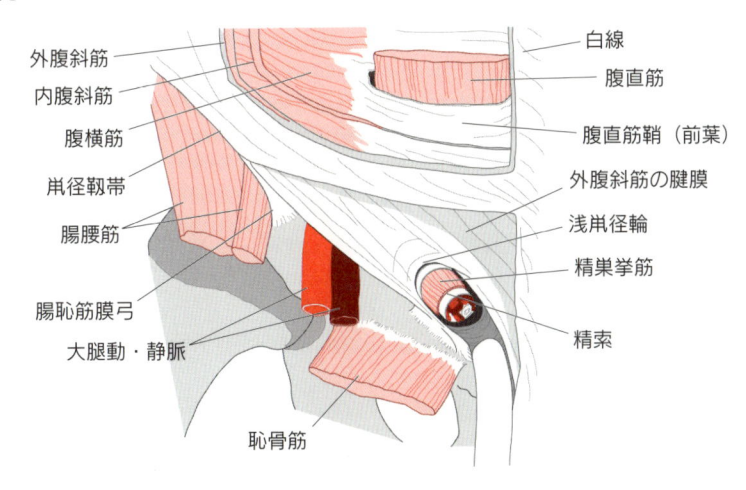

【鼠径管（男性）】

外腹斜筋／内腹斜筋／腹横筋／鼠径靱帯／腸腰筋／腸恥筋膜弓／大腿動・静脈／恥骨筋／白線／腹直筋／腹直筋鞘（前葉）／外腹斜筋の腱膜／浅鼠径輪／精巣挙筋／精索

5 背部の筋

- 背部の筋はうなじと背中の浅層に広がる"浅背筋"とその深層にある"深背筋"に区別できる．浅背筋は主として脊柱から起始し，上肢帯（肩甲骨，鎖骨）や上腕骨に停止することで上肢の運動に関与している．また，深背筋は頭部や体幹の運動に作用すると同時に，筋群全体が緊張を保つことにより脊柱を直立させ姿勢を保つ役割も担っている．

1）浅背筋

筋名	起始→停止	支配神経	作用
僧帽筋	後頭骨外後頭隆起・項靱帯・全胸椎棘突起 →肩甲棘・肩峰・鎖骨外側 1/3	副神経 頸神経	[上部] 肩甲骨の挙上・上方回旋 [中部] 肩甲骨の内転 [下部] 肩甲骨の下制・上方回旋
広背筋	棘突起（第7胸椎以下）・下位肋骨・腸骨稜 →上腕骨小結節稜	胸背神経	肩関節の伸展・内転・内旋
肩甲挙筋	第1〜4頸椎横突起 →肩甲骨上角	肩甲背神経	肩甲骨の挙上・内転・下方回旋
菱形筋	第6頸椎〜第4胸椎棘突起 →肩甲骨内側縁下部 2/3		

2）深背筋

板状筋：頭板状筋，頸板状筋
- [両側] 頭頸部の後屈．　[片側] 頭頸部の側屈・回旋

脊柱起立筋群：（頸・胸・腰）腸肋筋，（頭・頸・胸）最長筋，（頭・頸・胸）棘筋
- [両側] 頭部と体幹の後屈．　[片側] 頭部と体幹の側屈・回旋

横突棘筋群：（頭・頸・胸）半棘筋，多裂筋，（頸・胸・腰）回旋筋
- [両側] 頭部と体幹の後屈．　[片側] 頭部と体幹の側屈・回旋

短背筋群：棘間筋，横突間筋
- （棘間筋）体幹の後屈
- （横突間筋）[両側] 体幹の後屈．　[片側] 体幹の側屈・回旋

後頭下筋群：大後頭直筋，小後頭直筋，上頭斜筋，下頭斜筋
- [両側] 頭部の直立・後屈．　[片側] 頭部の側屈・回旋

11 僧帽筋の3つの線維と肩甲骨への作用

- 僧帽筋は部位と機能により上部，中部，下部の3つの線維に区分することができる．上部線維は肩甲骨を内上方に持ち上げる作用（ ① ）をもつが，肩甲骨を固定した状態では頭部の ② にも働く．また，中部線維は肩甲骨の ③ （脊柱に近づける動き），下部線維は ④ にそれぞれ作用するが，3つの線維全体を働かせることで肩甲骨の ⑤ （関節窩を外上方に向ける動き）にも働く．

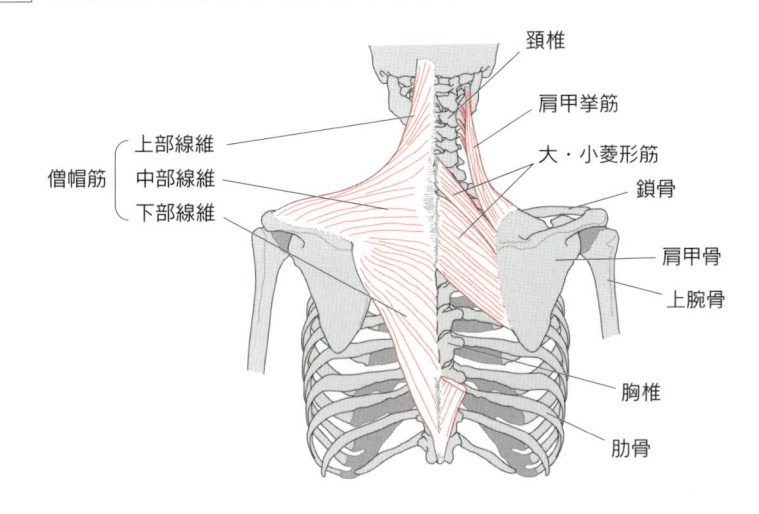

12 広背筋と大円筋

- ① は第7胸椎以下の棘突起，下位の肋骨，腸骨稜から起始し，肩甲骨の下角の真下を通って（一部が付着する場合もある）上腕骨の ② に停止する．肩甲骨の下端〜腋窩〜上腕骨までの走行は，下角から起始し同じく小結節稜に停止する ③ とほぼ同じである．よって，2つの筋は肩関節に対して ④ ， ⑤ ， ⑥ の共通作用をもつ．

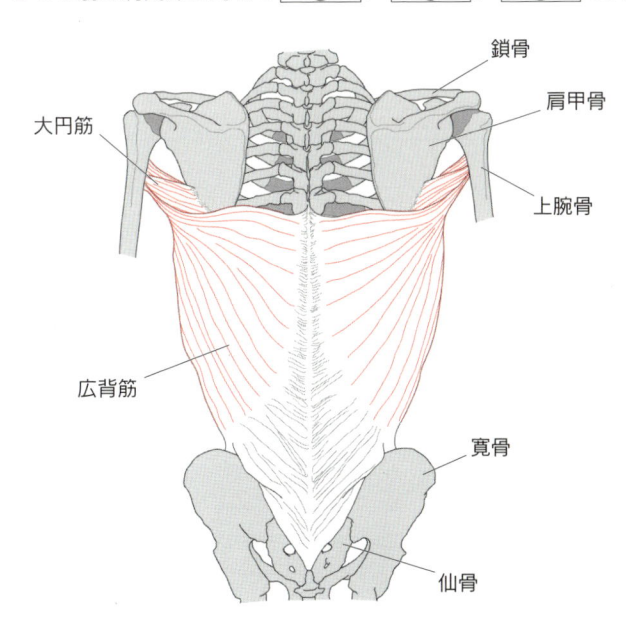

3. 頭部・体幹の運動

1) 頭部・頚部の運動とそれに関わる筋

筋名	前屈	後屈	側屈	同側回旋	反対側回旋
椎前筋群	○		○		
舌骨筋群	△				
斜角筋群	△		○		
胸鎖乳突筋	○	△	○		○
肩甲挙筋			△		
板状筋群		○	○	○	
後頭下筋群		○	○	○	
脊柱起立筋群		○	○	○	
短背筋群		○	○		○

○：主動筋　△：補助動筋

2) 腰部の運動とそれに関わる筋

筋名	前屈	後屈	側屈	同側回旋	反対側回旋
腹直筋	○		△		
外腹斜筋	○		○		○
内腹斜筋	○		○	○	
腰方形筋		○	○		
脊柱起立筋群		○	○	○	
短背筋群		○	△		○

○：主動筋　△：補助動筋

3) 上肢帯（肩甲骨）の運動とそれに関わる筋

筋名	挙上	下制	外転	内転	上方回旋	下方回旋
鎖骨下筋		○				
小胸筋		○	○			○
前鋸筋			○		○	
僧帽筋（上部）	○			△	○	
僧帽筋（中部）				○		
僧帽筋（下部）		○		△	○	
肩甲挙筋	○					△
菱形筋	○			○		○

○：主動筋　△：補助動筋

3. 頭部・体幹の運動

1 内・外腹斜筋と腰部の運動

● 内腹斜筋と外腹斜筋は両側が同時に働くと体幹を ① させる作用をもつ．一方，片側の内腹斜筋と同時に ② の外腹斜筋が働いた場合は体幹を ③ するだけだが， ④ の外腹斜筋が働いた場合は体幹を ③ しながら反対側に ⑤ する運動を行う．

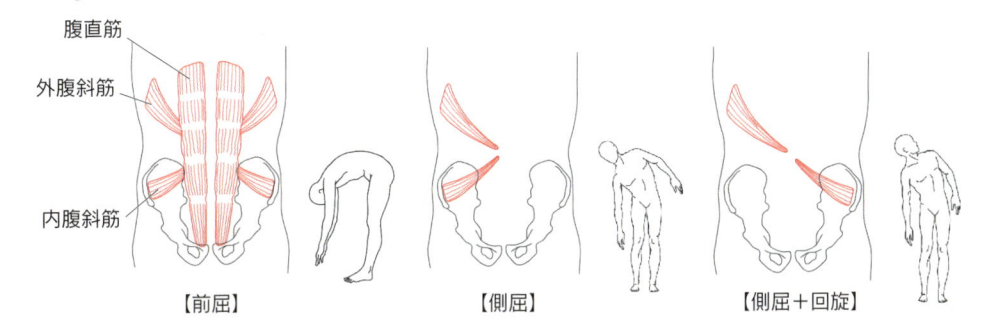

【前屈】　【側屈】　【側屈＋回旋】

2 肩甲骨の運動に作用する筋

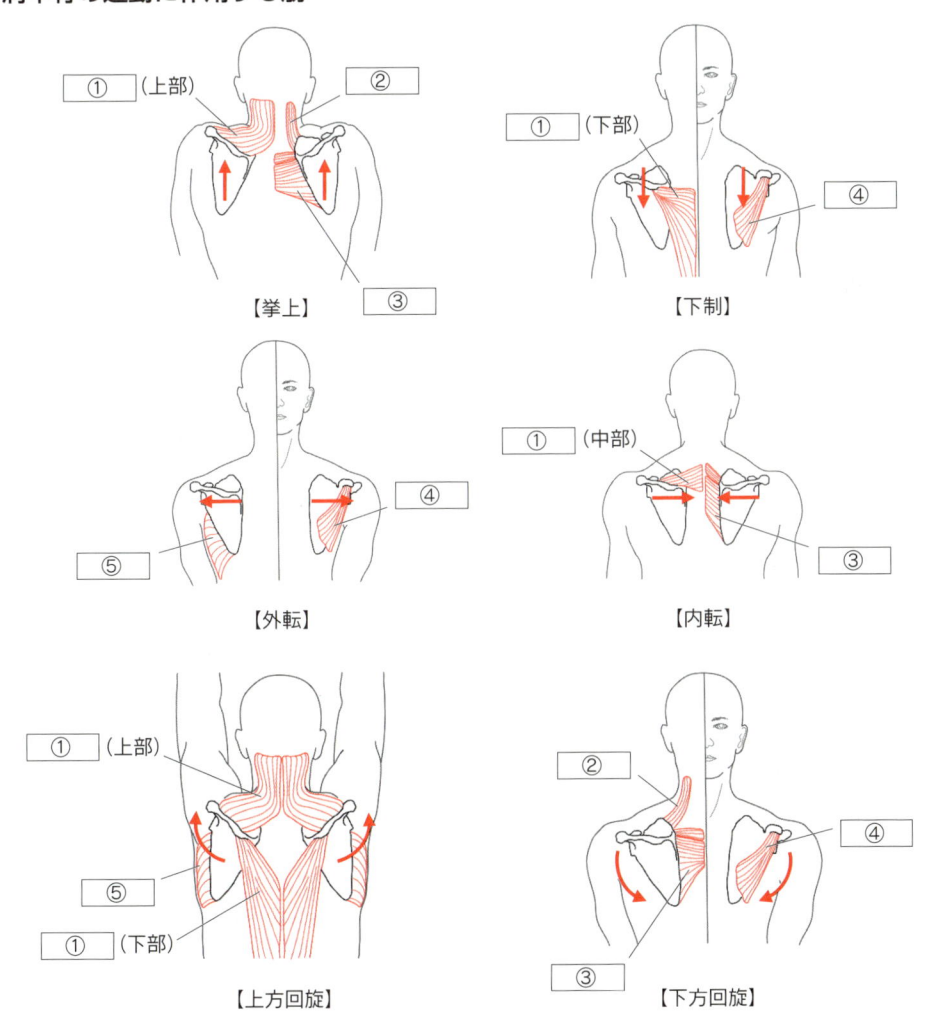

【挙上】　【下制】

【外転】　【内転】

【上方回旋】　【下方回旋】

演習問題

1) 頭蓋骨とそこを通過する神経について正しい組合せはどれか.
   1. 前頭骨 － 眼神経
   2. 側頭骨 － 舌咽神経
   3. 後頭骨 － 顔面神経
   4. 蝶形骨 － 動眼神経

2) 側頭骨にあるのはどれか.
   1. 下顎頭
   2. 下顎頸
   3. 下顎窩
   4. 下顎角

3) 脊柱について誤っている組合せはどれか.
   1. 頚　椎 － 前結節
   2. 胸　椎 － 横突肋骨窩
   3. 腰　椎 － 肋骨窩
   4. 仙　骨 － 上関節突起

4) 脊柱の連結について正しいのはどれか.
   1. 上下の椎体は椎間円板により連結し，椎間関節をつくる.
   2. 腰椎では椎体の外側にある突出部が上下でルシュカ関節をつくる.
   3. 上下の椎弓間を連結する黄色靱帯は膠原線維を多く含んだ強靱な靱帯である.
   4. 環椎後頭関節では回旋が，環軸関節では側屈が不可能である.

5) 胸郭の連結について誤っているのはどれか.
   1. 胸骨体にある肋骨切痕には第2〜7肋軟骨が連結する.
   2. 第8〜10肋骨は第7肋軟骨と軟骨間関節をつくる.
   3. 第2〜10肋骨頭は上下2つの椎体の肋骨窩に連結する.
   4. 第11・12胸椎の横突起には横突肋骨窩が存在しない.

6) 下顎骨を挙上させる作用をもたないのはどれか.
   1. 咬　筋
   2. 側頭筋
   3. 外側翼突筋
   4. 内側翼突筋

7) 吸息に作用しない筋はどれか.
   1. 横隔膜
   2. 内腹斜筋
   3. 外肋間筋
   4. 胸鎖乳突筋

8) 筋とその停止部について正しい組合せはどれか.
   1. 肩甲挙筋 － 肩甲骨上角
   2. 広背筋 － 上腕骨大結節稜
   3. 大胸筋 － 上腕骨小結節稜
   4. 前鋸筋 － 肩甲骨外側縁

9) 正しいのはどれか.
   1. 目の周囲の眼輪筋はまぶたを開く運動に作用する.
   2. 胸鎖乳突筋の片側が働くとオトガイを反対側へ回旋させる.
   3. 迷走神経は横隔膜の大動脈裂孔を通過する.
   4. 鼡径管の開口部である深鼡径輪は外腹斜筋によりつくられる.

10) 肩甲骨の運動とそれに作用する筋について誤っている組合せはどれか.
    1. 挙　上 － 菱形筋
    2. 外　転 － 小胸筋
    3. 上方回旋 － 僧帽筋
    4. 下方回旋 － 前鋸筋

第4章 上肢の筋・骨格系

学習のポイントとキーワード

1. 上肢の骨（★★★）

- 上肢帯を構成する骨の種類とその特徴的部位を理解する．

  キーワード▶ 肩甲骨［肩甲下窩，肩峰，棘上窩，棘下窩，関節上結節，関節下結節，烏口突起］，鎖骨［胸骨端，肩峰端］，胸鎖関節［関節円板］，肩鎖関節

- 自由上肢を構成する骨の種類とその特徴的部位を理解する．

  キーワード▶ 上腕骨［大結節，小結節，大結節稜，小結節稜，結節間溝，上腕骨滑車，上腕骨小頭，橈骨神経溝，尺骨神経溝］，橈骨［橈骨頭，橈骨粗面，尺骨切痕，茎状突起］，尺骨［鉤状突起，橈骨切痕，滑車切痕，尺骨粗面，尺骨頭，茎状突起］，肩甲上腕関節［関節唇］，腕尺関節，腕橈関節，近位・遠位橈尺関節，橈骨手根関節［関節円板］，母指の手根中手関節，中手指節関節，近位・遠位指節間関節

2. 上肢の筋（★★★）

- 上肢帯の筋の特徴（起始・停止，支配神経，作用）を理解する．

  キーワード▶ 上肢帯の筋［三角筋，棘上筋，棘下筋，小円筋，大円筋，肩甲下筋］，回旋筋腱板

- 上腕の筋の特徴（起始・停止，支配神経，作用）を理解する．

  キーワード▶ 屈筋［烏口腕筋，上腕二頭筋，上腕筋］，伸筋［上腕三頭筋，肘筋］

- 前腕の筋の特徴（起始・停止，支配神経，作用）を理解する．

  キーワード▶ 屈筋［円回内筋，橈側手根屈筋，長掌筋，尺側手根屈筋，浅・深指屈筋］，伸筋［腕橈骨筋，長・短橈側手根伸筋，総・小指伸筋，尺側手根伸筋，回外筋］

- 手の筋の特徴（支配神経，作用）を理解する．

  キーワード▶ 母指球筋［短母指外転筋，短母指屈筋，母指対立筋，母指内転筋］，中手筋［虫様筋，掌側・背側骨間筋］

3. 上肢の運動（★★）

- 肩関節の運動の種類とそれに関わる筋を理解する．

  キーワード▶ 外転［三角筋，棘上筋］，外旋［棘下筋，小円筋］，内旋［肩甲下筋，大円筋］

- 肘関節と前腕の運動の種類とそれに関わる筋を理解する．

  キーワード▶ 屈曲［上腕二頭筋，上腕筋，腕橈骨筋］，回外［上腕二頭筋，回外筋］

- 手指の運動の種類とそれに関わる筋を理解する．

  キーワード▶ MP関節の外転［背側骨間筋］と内転［掌側骨間筋］，母指CM関節の橈側・掌側外転［長・短母指外転筋］と尺側・掌側内転［母指内転筋］

第4章 上肢の筋・骨格系

テキスト ＆ ワーク

1. 上肢の骨

- 上肢は，体幹から離れ広い運動範囲をもつ"自由上肢"と，それを体幹と連結する"上肢帯"とに分けられる．

1 上肢帯の骨

- 上肢帯の骨には"肩甲骨"（1対）と"鎖骨"（1対）がある．

1）肩甲骨
肋骨面
- 肩甲下窩：肩甲下筋が起始する

背側面
- 肩峰：鎖骨（肩峰端）との間で肩鎖関節をつくる
- 肩甲棘：後面を棘上窩と棘下窩に二分する
- 棘上窩：棘上筋が起始する
- 棘下窩：棘下筋が起始する
- 関節窩：上腕骨（上腕骨頭）との間で肩甲上腕関節をつくる
- 関節上結節：上腕二頭筋長頭が起始する
- 関節下結節：上腕三頭筋長頭が起始する
- 烏口突起：烏口腕筋と上腕二頭筋短頭が起始し，小胸筋が停止する
- 肩甲切痕：上縁と烏口突起の基部の境にある切れ込みで，肩甲上神経が通る

2）鎖骨
- 胸骨端／内側端：胸骨（鎖骨切痕）との間で胸鎖関節をつくる
- 肩峰端／外側端：肩甲骨（肩峰関節面）との間で肩鎖関節をつくる
- 円錐靱帯結節：円錐靱帯が付着する
- 菱形靱帯線：菱形靱帯が付着する

3）上肢帯の連結
胸鎖関節
- 胸骨（鎖骨切痕）と鎖骨（胸骨端）との間でつくられる鞍関節である
- 関節腔内に関節円板をもつ
- 前・後胸鎖靱帯，肋鎖靱帯，鎖骨間靱帯により補強される

肩鎖関節
- 肩甲骨（肩峰関節面）と鎖骨（肩峰端）との間でつくられる平面関節である
- 関節腔内に不完全な関節円板をもつこともある
- 肩鎖靱帯，烏口鎖骨靱帯（菱形靱帯，円錐靱帯）により補強される

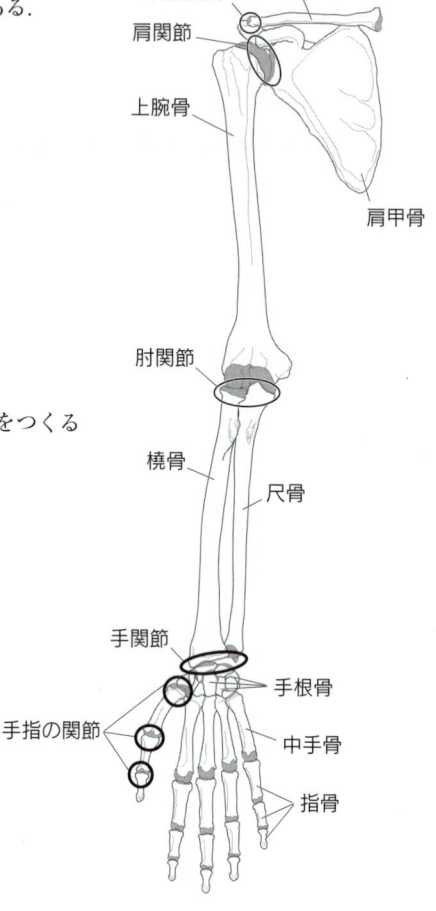

1. 上肢の骨

1 肩甲骨の特徴的部位

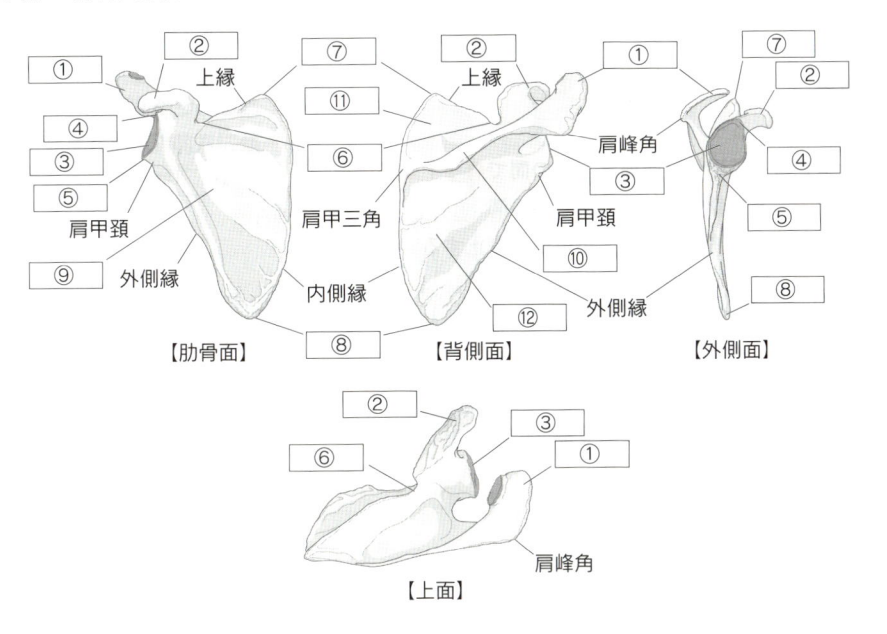

【肋骨面】①　②　③　④　⑤　上縁　肩甲頚　⑨外側縁　内側縁　⑧

【背側面】②　⑦　⑪　⑥　上縁　肩甲三角　肩甲頚　⑩　⑫　外側縁

【外側面】①　⑦　②　肩峰角　③　④　⑤　⑧

【上面】②　③　①　⑥　肩峰角

2 鎖骨の特徴的部位

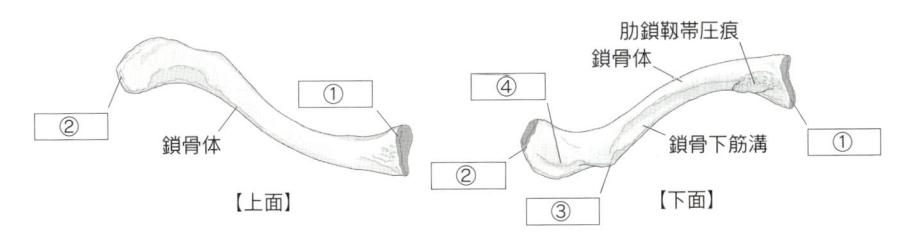

【上面】②　鎖骨体　①

【下面】④　②　③　肋鎖靱帯圧痕　鎖骨体　鎖骨下筋溝　①

3 上肢帯の連結と鎖骨の運動

● 胸鎖関節は ① の形状を呈しているが，その適合性を高めるために存在する ② により，機能的には球関節様に作用する．よって，この関節を中心とした鎖骨の運動は3軸性であり， ③ 方向に45°と5°， ④ 方向にそれぞれ15°， ⑤ 30〜50°の可動域がある．

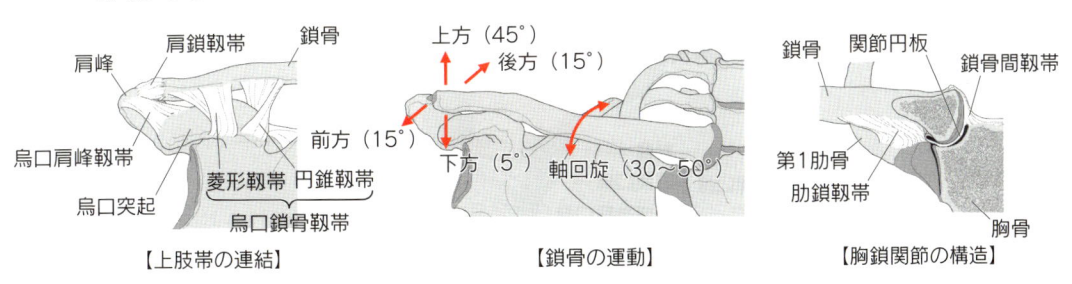

【上肢帯の連結】肩峰　肩鎖靱帯　鎖骨　烏口肩峰靱帯　烏口突起　菱形靱帯　円錐靱帯　烏口鎖骨靱帯

【鎖骨の運動】上方（45°）　後方（15°）　前方（15°）　下方（5°）　軸回旋（30〜50°）

【胸鎖関節の構造】鎖骨　関節円板　鎖骨間靱帯　第1肋骨　肋鎖靱帯　胸骨

3) 橈骨

近位端
- 橈骨頭：上腕骨（上腕骨小頭）との間で腕橈関節，尺骨（橈骨切痕）との間で近位橈尺関節をつくる

体
- 回内筋粗面：円回内筋が停止する
- 橈骨粗面：上腕二頭筋が停止する

遠位端
- 尺骨切痕：尺骨頭（関節環状面）との間で遠位橈尺関節をつくる
- 茎状突起：外側で下方に突出する突起で，腕橈骨筋が停止する
- 手根関節面：手根骨近位列との間で橈骨手根関節をつくる

4) 尺骨

近位端
- 肘頭：上腕三頭筋が停止し，肘関節伸展時に上腕骨の肘頭窩に入る
- 鉤状突起：肘関節屈曲時に上腕骨の鉤突窩に入る
- 橈骨切痕：橈骨頭（関節環状面）との間で近位橈尺関節をつくる
- 滑車切痕：上腕骨（上腕骨滑車）との間で腕尺関節をつくる
- 尺骨粗面：上腕筋が停止する

体
- 骨間縁：橈骨の骨間縁との間に前腕骨間膜が張る

遠位端
- 尺骨頭：橈骨（尺骨切痕）との間で遠位橈尺関節をつくる
- 茎状突起：内側で下方に突出する

5) 肘関節の構成

腕尺関節
- 上腕骨（上腕骨滑車）と尺骨（滑車切痕）との間でつくられる蝶番関節（ラセン関節）である
- 肘関節の屈伸運動に作用する

腕橈関節
- 上腕骨（上腕骨小頭）と橈骨（橈骨頭）との間でつくられる球関節である
- 肘関節の屈伸運動と前腕の回旋運動に作用する

近位橈尺関節
- 橈骨頭（関節環状面）と尺骨（橈骨切痕）との間でつくられる車軸関節である
- 前腕の回旋運動に作用する
    - 注）上腕骨，橈骨，尺骨からなる複関節で，内・外側側副靱帯や橈骨輪状靱帯などによって補強される

1. 上肢の骨

テキスト & ワーク

7 橈骨と尺骨の特徴的部位

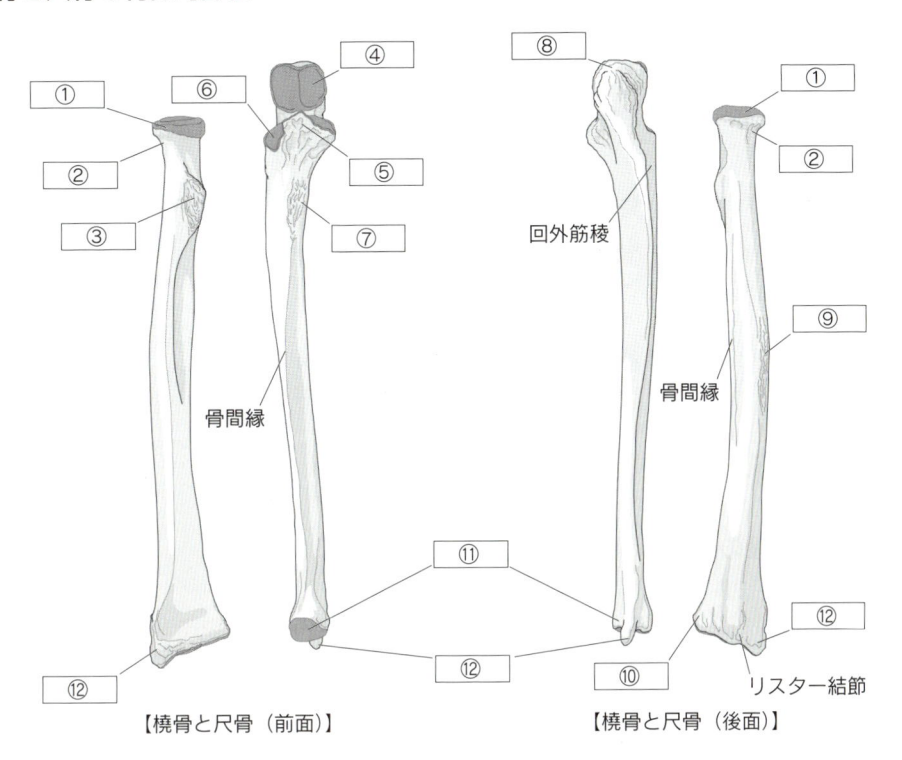

【橈骨と尺骨（前面）】
【橈骨と尺骨（後面）】

8 肘関節の構造

- 肘関節は ① ， ② ， ③ から構成される複関節で，全体が１つの関節包に包まれている．屈伸運動と回旋運動の２軸性の運動が可能で，前者は ① と ② ，後者は ② と ③ （＋遠位橈尺関節）により行われる．この関節を補強する靱帯としては，内転・外転を制御する内側・外側の ④ や回内・回外を制御する ⑤ などがある．また，肘関節 90°屈曲位で後方からみると， ⑥ ， ⑦ ， ⑧ は，それぞれを頂点とする二等辺三角形を構成しており，これを ⑨ という．肘関節伸展位での ⑩ とともに，肘関節後方脱臼の際にはその形態が乱れる．

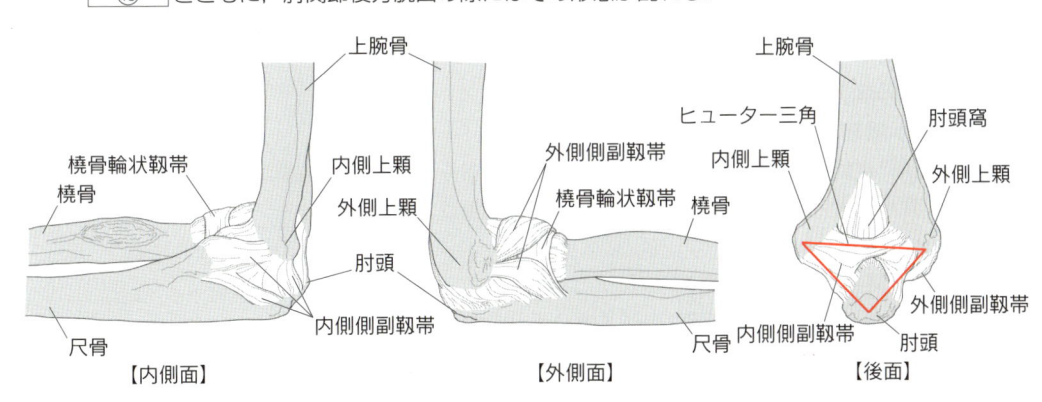

【内側面】
【外側面】
【後面】

テキスト ＆ ワーク

6) 手根骨
- 橈側より順に舟状骨，月状骨，三角骨，豆状骨が近位列を，大菱形骨，小菱形骨，有頭骨，有鈎骨が遠位列をつくる
- 手根溝を屈筋支帯が被うことで手根管がつくられる

7) 中手骨
- 中手骨底：手根骨遠位列との間で手根中手関節をつくる
- 中手骨頭：基節骨底との間で中手指節関節をつくる

8) 指骨
- 基節骨，中節骨，末節骨からなるが，第1指には中節骨がない

9) 種子骨
- 第1中手骨の遠位端に2個存在する

10) 手関節周囲の関節
遠位橈尺関節
- 橈骨（尺骨切痕）と尺骨頭（関節環状面）との間でつくられる車軸関節である
- 前腕の回旋運動に作用する

橈骨手根関節
- 橈骨（手根関節面），関節円板（三角線維軟骨）と手根骨近位列（豆状骨を除く）との間でつくられる楕円関節である
- 手関節の掌背屈および橈尺屈運動に作用する

手根間関節
- 手根骨近位列間および遠位列間でつくられる平面関節で，骨間手根間靱帯により運動は制限される

手根中央関節
- 手根骨近位列と遠位列との間でつくられ，手関節の掌背屈運動に作用する

11) 手指の関節
手根中手関節（CM関節）
- 手根骨遠位列と中手骨底との間でつくられ，母指を除いて運動範囲は小さい
    - 注）母指の手根中手関節は鞍関節で，運動範囲は非常に大きい

中手指節関節（MCP関節）
- 中手骨頭と基節骨底との間でつくられる顆状関節である
- 内・外側側副靱帯，掌側靱帯（掌側板）により補強される

指節間関節：近位指節間関節（PIP関節），遠位指節間関節（DIP関節），母指の指節間関節（IP関節）
- 各指骨の間でつくられる蝶番関節である
- 内・外側側副靱帯，掌側靱帯（掌側板）により補強される

テキスト & ワーク

9 手根骨と手根管
- 8個の手根骨にはその形に由来した名前が付けられている（舟状骨＝舟に似ている，月状骨＝月の形，三角骨＝3個の角をもつ，豆状骨＝豆の形，大菱形骨＝平行でない2辺をもつ四角形，小菱形骨＝2辺が平行の四角形，有頭骨＝頭の形をしていて手根骨の中で最大，有鉤骨＝鉤状の突起をもつ）．掌側では，内側と外側が隆起し中央が溝状にくぼむことで ① が形成され，両側の隆起（内側は ② と ③ ，外側は ④ ， ⑤ ）の間に屈筋支帯が張ることで ⑥ がつくられる．

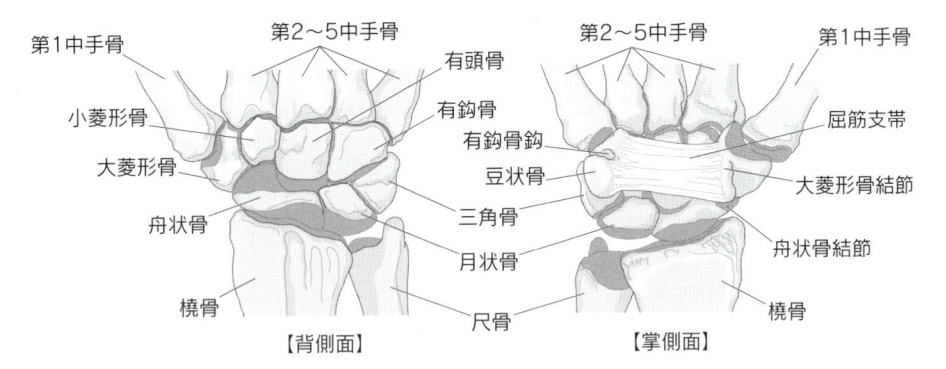

10 橈骨手根関節の構造
- 橈骨遠位端部の関節面は正面からみると内方に約23°，側面からみると掌側に約11°傾いており，それぞれ ① ， ② という．また，尺骨頭の先端部は橈骨の手根関節面よりも通常は2mm程度近位に短くなっており（minus valiant），ここに ③ と呼ばれる関節円板が位置している．この関節円板は尺側側副靱帯や掌・背側遠位橈尺靱帯などと一体となって ④ （TFCC）を構成し，尺骨遠位端部における三角骨との間の緩衝作用を担っている．

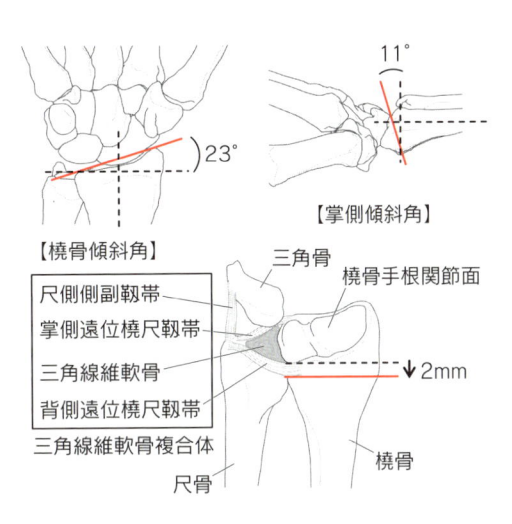

11 手指の関節の構造
- 中手指節関節は， ① を凸面， ② を凹面とした ③ の構造をしており，2軸性の運動（屈曲－伸展，内転－外転）が可能となっている．一方，指節間関節は背側からみると関節頭の中央が陥凹した滑車様の形態をしていることから，屈曲－伸展のみが可能な ④ となっている．

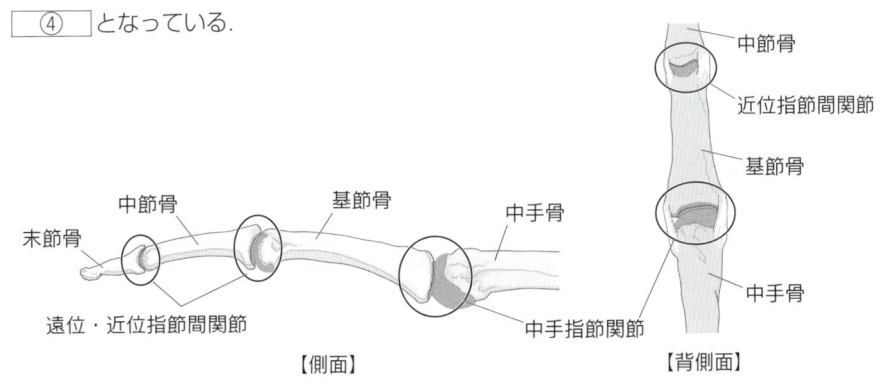

2. 上肢の筋

1 上肢帯の筋

- 上肢帯の筋は上肢帯の骨（肩甲骨，鎖骨）から起始し，上腕骨に停止する筋で，肩関節の運動に作用する．

1）上肢帯の筋

筋名	起始→停止	支配神経	作用
三角筋	肩甲棘・肩峰・鎖骨外側1/3 →上腕骨三角筋粗面	腋窩神経	[前部] 肩関節の屈曲 [中部] 肩関節の外転 [後部] 肩関節の伸展
棘上筋	棘上窩 →上腕骨大結節	肩甲上神経	肩関節の外転
棘下筋	棘下窩 →上腕骨大結節	肩甲上神経	肩関節の外旋
小円筋	肩甲骨外側縁 →上腕骨大結節	腋窩神経	肩関節の外旋
大円筋	肩甲骨下角 →上腕骨小結節稜	肩甲下神経	肩関節の伸展・内転・内旋
肩甲下筋	肩甲下窩 →上腕骨小結節	肩甲下神経	肩関節の内旋

2）回旋筋腱板 [ローテーターカフ rotator cuff]

- 棘上筋，棘下筋，小円筋，肩甲下筋の腱により構成される

理解を深めるワンステップ 1　上肢帯の筋の破格（個体差）

- 三角筋は3部（前部，中部，後部）に分かれていることも多く，日本人では前部線維と中部線維の完全分離が34%，中部線維と後部線維の完全分離が47%でみられるとされる．また，稀に中部線維や前部線維が欠ける例もある．さらに，小円筋が棘下筋に完全に癒合していて，一見すると欠如しているように見える場合もあるが（この例は日本人で9%にみられ，特に女性に多いとされる），腋窩神経の枝をたどることで小円筋の存在を確認することができる．
- 肩甲下筋，大円筋，広背筋の3筋は，その位置や走行から一群の筋とみることができ，神経支配についても元をたどれば腕神経叢の後神経束から枝分かれする肩甲下神経（肩甲下筋と大円筋を支配）と胸背神経（広背筋を支配）を合わせて"広義の肩甲下神経"と呼ぶこともある．この3筋では，大円筋が欠ける例や肩甲下筋が上下の2部に分離する例などの破格（個体差）がみられる．

2. 上肢の筋

1 回旋筋腱板と腱板疎部

- 肩甲骨から起始し上腕骨の大結節と小結節に停止する4つの筋（ ① , ② , ③ , ④ ）は，肩甲上腕関節の周囲をほぼ完全な円形で包むように配置されている．これらの筋は肩の運動時に上腕骨頭を関節窩に引き付けておく役割を果たしており，肩の安定性に寄与している．また，烏口突起のやや外側で， ① 腱と ④ 腱との間は烏口上腕靱帯や上関節上腕靱帯によってのみ補強されている領域で，周囲よりも解剖学的に脆弱な部位であることから ⑤ と呼ばれている．

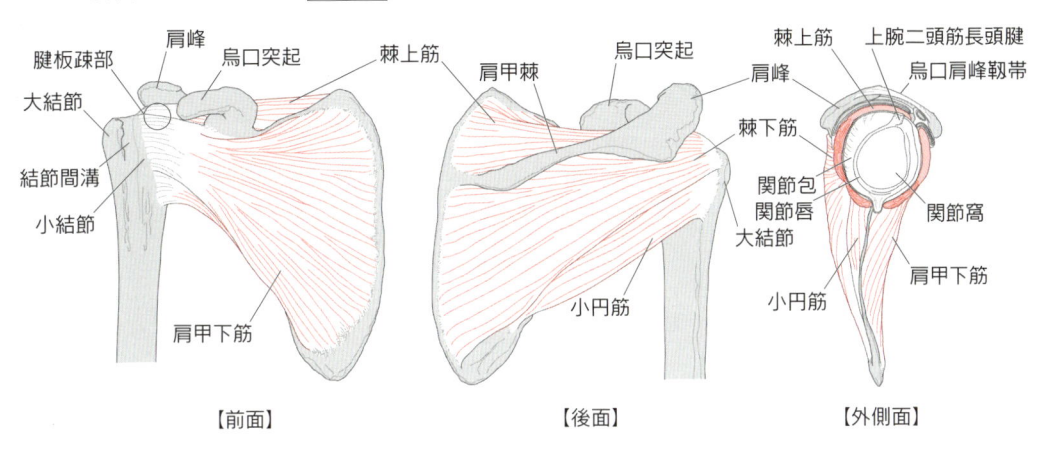

【前面】　【後面】　【外側面】

2 ゼロポジションとその意義

- 解剖学的立位肢位において肩甲骨は前額面に対して約30°前方を向いており，この面を ① という．この面上において肩を約130～150°挙上した肢位を ② と呼び，X線画像上では ③ と ④ の長軸が一致するポジションである（頭の上に手のひらを乗せたときの肢位に該当する）．この肢位は肩関節が最も安定し，周囲の筋群の緊張が少なくなる肢位でもある．そのため，肩関節脱臼に対する整復肢位としても利用されている．

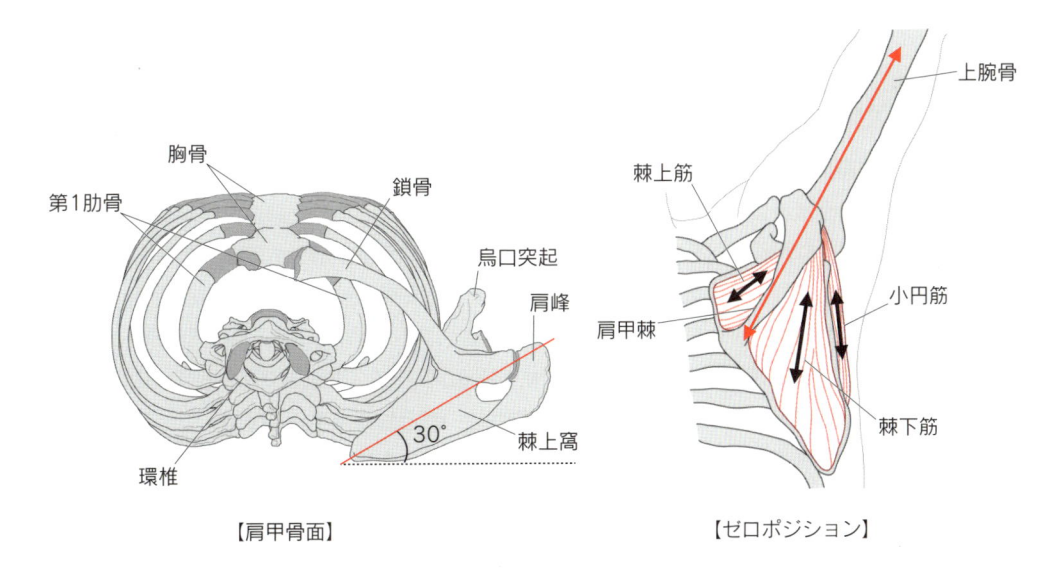

【肩甲骨面】　【ゼロポジション】

2 上腕の筋

- 上腕に筋腹をもつ筋を上腕の筋と呼び，その多くは肩甲骨や上腕骨から起始し，前腕の骨に停止することで，肘関節（または肩関節）の運動に作用する．肘関節の屈曲に働く筋を"屈筋"（一部は肩関節の屈曲に作用），伸展に働く筋を"伸筋"として区分でき，前者は筋皮神経，後者は橈骨神経によって支配される．

1) 屈筋

筋名	起始→停止	支配神経	作用
烏口腕筋	烏口突起 →上腕骨体	筋皮神経	肩関節の屈曲・内転
上腕二頭筋	[長頭] 関節上結節 [短頭] 烏口突起 →橈骨粗面・前腕筋膜		肘関節の屈曲 前腕の回外
上腕筋	上腕骨体前面 →尺骨粗面		肘関節の屈曲

2) 伸筋

筋名	起始→停止	支配神経	作用
上腕三頭筋	[長頭] 関節下結節 [外側頭] 上腕骨体外側面 [内側頭] 上腕骨体後面 →肘頭	橈骨神経	肘関節の伸展
肘筋	上腕骨外側上顆 →尺骨上部後面		

理解を深めるワンステップ 2　　肘関節の屈伸運動に作用する筋

- 肘関節の屈曲運動に作用する筋には，主に上腕二頭筋，上腕筋，腕橈骨筋，円回内筋がある．この中で，前腕の回旋肢位にかかわらず，純粋な肘の屈筋と呼べるのは上腕筋だけである．上腕二頭筋は非常に強力な屈曲作用をもつ筋であるが，その働きは前腕が回外位であるときには著しいが，回内位ではあまり作用せず，意識的に力を入れた場合にのみ収縮する．このことは，この筋が強い回外作用も同時に併せもっているため，回内位ではその作用が邪魔になり反射的に弛緩するためではないかと考えられている．そのため，前腕が回内位にあるときの肘関節の屈曲には，主力筋である上腕筋とともに腕橈骨筋や円回内筋が協力筋として作用している．
- 一方，肘関節の伸展運動は上腕三頭筋の内側頭が中心となって行い，完全伸展時にはそれに外側頭と長頭の働きが加わる．また，肘筋も肘の伸展に補助的に作用するが，この筋はもともと上腕三頭筋の内側頭の一部が分離し独立したものである．

3 上腕二頭筋の作用

- 上腕二頭筋は肩関節と肘関節の両方にまたがる2関節筋であるが，機能的には肩・肘・橈尺関節の運動に関与している．　①　とともに肘関節の　②　に働くと同時に，回内位では前腕の外後方に位置する　③　を内前方に持ち上げることで前腕の　④　運動にも作用している．一方，長頭腱は上腕骨頭前面の　⑤　を通って　⑥　に付着することから，棘上筋の筋力低下時などでは肩関節の　⑦　運動に対して骨頭を関節窩に引き付けておく役割を代償的に担うことができる．また，短頭は　⑧　と並行して走り　⑨　に付着することから，肩関節の　②　や　⑩　運動時に補助動筋としても作用する．

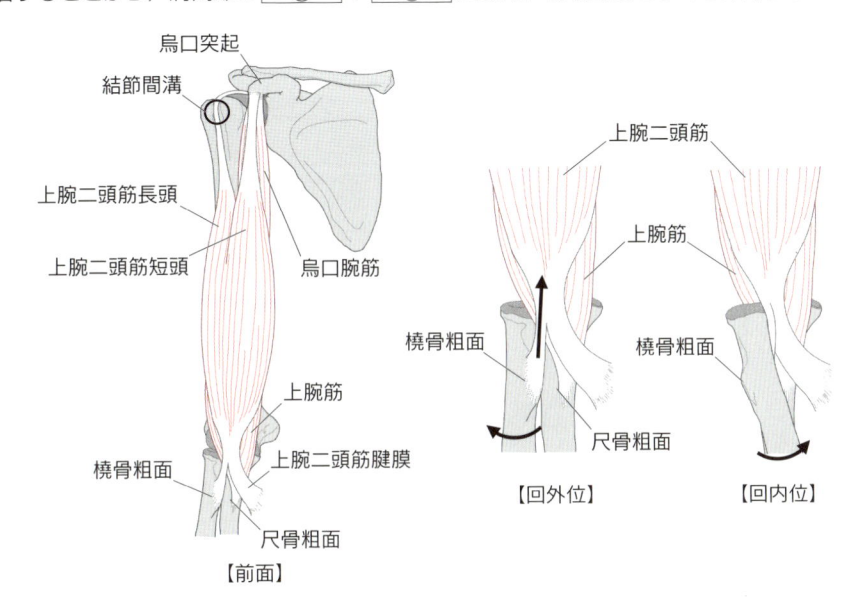

4 後方四角腔の構造

- 肩甲骨外側縁，上腕骨，　①　，　②　によって囲まれた四角形のことを　③　[quadri-lateral space] といい，さらに　④　によって内側腋窩隙と外側腋窩隙に分けられる．前者には肩甲回旋動脈・静脈，後者には後上腕回旋動脈・静脈と　⑤　が走行する．

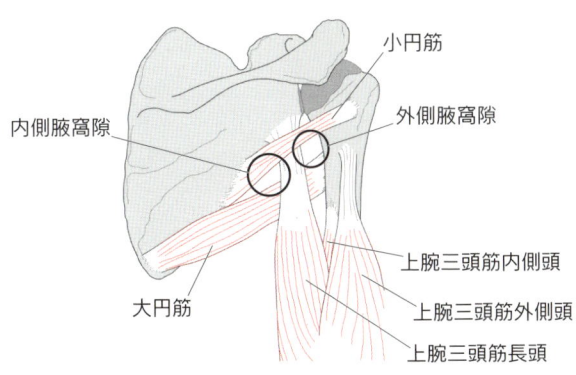

3 前腕の筋

- 前腕の筋は上腕骨または前腕の骨から起始し，多くは手の骨に停止することで手関節や手指の運動に作用するが，一部の筋は橈骨に停止して前腕の回内・回外運動に作用する．手関節の掌屈や手指の屈曲（または前腕の回内）に働く筋を"屈筋"，背屈と伸展（または前腕の回外）に働く筋を"伸筋"として区分でき，前者は正中神経（一部は尺骨神経），後者は橈骨神経によって支配される．また，前腕の筋は全体が前腕筋膜で包まれており，特に手根部では肥厚し，前面では屈筋支帯，後面では伸筋支帯をつくる．

1) 屈筋

筋名	起始→停止	支配神経	作用
円回内筋	[上腕頭] 上腕骨内側上顆 [尺骨頭] 鈎状突起 →回内筋粗面	正中神経	肘関節の屈曲 前腕の回内
橈側手根屈筋	上腕骨内側上顆 →第2・3中手骨底		手関節の掌屈・橈屈
長掌筋	上腕骨内側上顆 →手掌腱膜		手関節の掌屈
尺側手根屈筋	[上腕頭] 上腕骨内側上顆 [尺骨頭] 尺骨近位部後縁 →豆状骨・第5中手骨底	尺骨神経	手関節の掌屈・尺屈
浅指屈筋	[上腕尺骨頭] 上腕骨内側上顆・尺骨粗面 [橈骨頭] 橈骨上部前面 →第2～5指中節骨底	正中神経	手関節の掌屈 第2～5指PIP関節の屈曲
深指屈筋	尺骨体前面・前腕骨間膜 →第2～5指末節骨底	正中神経 尺骨神経	手関節の掌屈 第2～5指DIP関節の屈曲
長母指屈筋	橈骨体前面・前腕骨間膜 →母指末節骨底	正中神経	手関節の掌屈 母指MP・IP関節の屈曲
方形回内筋	尺骨遠位部前面 →橈骨遠位部前面		前腕の回内

2) 屈筋支帯の深側（手根管内）を通過する腱と神経

・長母指屈筋腱，浅指屈筋腱，深指屈筋腱，正中神経

注）橈側手根屈筋腱は屈筋支帯の間を通過するが，他の腱や神経と同じ手根管内は通らない

理解を深めるワンステップ 3　長掌筋の活用

・長掌筋は，報告によって差異はあるが約10％前後の人が欠損している．欠損していても問題ないことから，腱移行術だけでなく靱帯再建術にも用いられることが多い．これは腱と靱帯は組織学的に似ているため，靱帯部に再建した腱が靱帯として置換されるためである．野球などのオーバーアームスポーツによる肘内側側副靱帯再建術はその中でも有名な手術である．

2. 上肢の筋

テキスト ＆ ワーク

5 前腕の屈筋群の層

- 最も浅層にある ① , ② , ③ , ④ の4筋は共同腱をもち, ⑤ から起始する．また，その下層にある ⑥ も2頭のうち上腕尺骨頭は内側上顆に起始部をもつ．さらに深層の ⑦ と ⑧ は前腕の骨より起始し手指に至るが，最深層にある ⑨ は尺骨から起始し橈骨に停止する筋である．

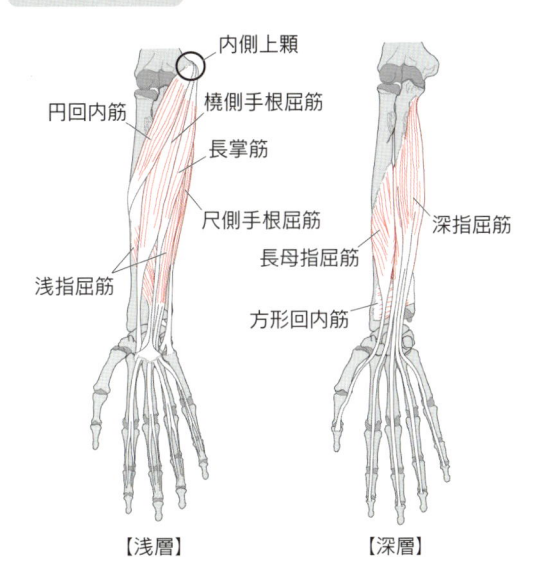

（図：内側上顆／円回内筋／橈側手根屈筋／長掌筋／尺側手根屈筋／浅指屈筋／長母指屈筋／深指屈筋／方形回内筋）

【浅層】　　【深層】

6 尺側手根屈筋の2頭と肘部管

- 上腕骨内側上顆の後方にある ① から ② の2頭の間隙に至る区間には，靱帯性組織（弓状靱帯）によって形成される狭いトンネルがあり， ③ と呼ばれている．ここはその中を走る ④ の絞扼性神経障害（肘部管症候群）が好発する部位でもある．

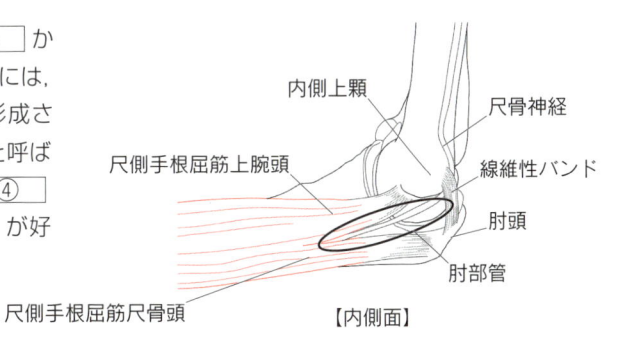

（図：内側上顆／尺骨神経／尺側手根屈筋上腕頭／線維性バンド／肘頭／肘部管／尺側手根屈筋尺骨頭）【内側面】

7 手根管内部の構造

- 手根溝を屈筋支帯が被うことで手根管が形成され，前腕から手掌に至る腱の多くは滑液鞘に包まれてこの支帯の深側を通過する（ ① , ② , ③ ）か，または支帯の間を貫いている（ ④ ）．例外として， ⑤ は屈筋支帯の浅側を通り， ⑥ は豆状骨に停止して終わる．また，手根管内を通る ⑦ はこの部位で絞扼障害を受けることが多く，手根管症候群として知られている．

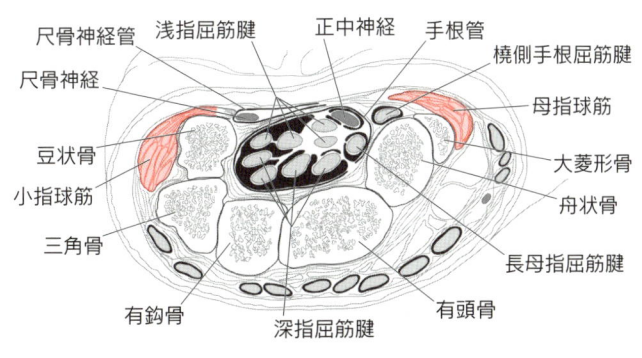

（図：尺骨神経管／浅指屈筋腱／正中神経／手根管／尺骨神経／橈側手根屈筋腱／豆状骨／母指球筋／小指球筋／大菱形骨／三角骨／舟状骨／有鈎骨／深指屈筋腱／有頭骨／長母指屈筋腱）

【手首横断面（右，遠位面）】

3) 伸筋

筋名	起始→停止	支配神経	作用
腕橈骨筋	上腕骨外側縁 →橈骨茎状突起	橈骨神経	肘関節の屈曲
長橈側手根伸筋	上腕骨外側上顆 →第2中手骨底	橈骨神経	手関節の背屈・橈屈
短橈側手根伸筋	上腕骨外側上顆 →第3中手骨底	橈骨神経	手関節の背屈・橈屈
総指伸筋	上腕骨外側上顆 →第2〜5指中節骨・末節骨	橈骨神経	手関節の背屈 第2〜5指MP・PIP・DIP関節の伸展
小指伸筋	上腕骨外側上顆 →第5指の指背腱膜	橈骨神経	手関節の背屈 小指MP・PIP・DIP関節の伸展
尺側手根伸筋	上腕骨外側上顆・尺骨後縁上部 →第5中手骨底	橈骨神経	手関節の背屈・尺屈
回外筋	上腕骨外側上顆・尺骨回外筋稜 →橈骨近位部外側面	橈骨神経	前腕の回外
長母指外転筋	橈骨と尺骨体背面・前腕骨間膜 →第1中手骨底	橈骨神経	手関節の橈屈 母指CM関節の外転
短母指伸筋	橈骨体遠位部背面・前腕骨間膜 →母指基節骨底	橈骨神経	手関節の橈屈 母指MP関節の伸展
長母指伸筋	尺骨体後面・前腕骨間膜 →母指末節骨底	橈骨神経	手関節の背屈・橈屈 母指MP・IP関節の伸展
示指伸筋	尺骨体遠位部背面・前腕骨間膜 →第2指の指背腱膜	橈骨神経	手関節の背屈 示指MP・PIP・DIP関節の伸展

4) 伸筋支帯の下の各トンネルを通過する腱

- 第1トンネル：長母指外転筋腱，短母指伸筋腱
- 第2トンネル：長・短橈側手根伸筋腱
- 第3トンネル：長母指伸筋腱
- 第4トンネル：総指伸筋腱，示指伸筋腱
- 第5トンネル：小指伸筋腱
- 第6トンネル：尺側手根伸筋腱

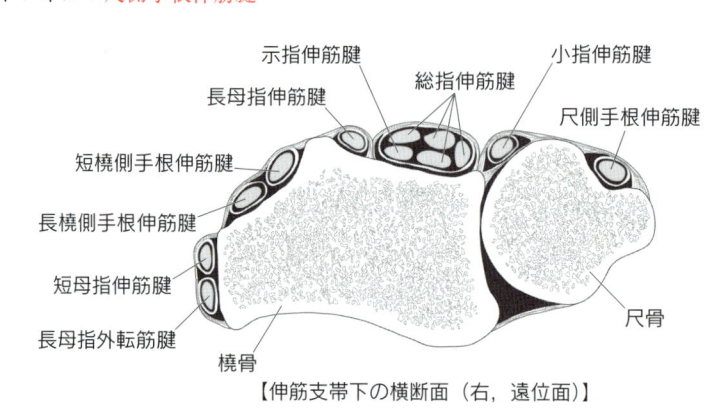

【伸筋支帯下の横断面（右，遠位面）】

2. 上肢の筋

8 前腕の伸筋群の層

- 最も橈側にある ① は，伸筋群の中で最も近位（上腕骨外側縁）から起始する筋であるが，作用は肘関節の ② である．その他の浅層の筋（ ③ ， ④ ， ⑤ ， ⑥ ， ⑦ ）は起始部が癒着し，合わさって，主に ⑧ から起始している．その深層にある筋では ⑨ が最も近位にあり，外側上顆から起始するが，その他の4筋（ ⑩ ， ⑪ ， ⑫ ， ⑬ ）は前腕の骨から起始し手指に至る．

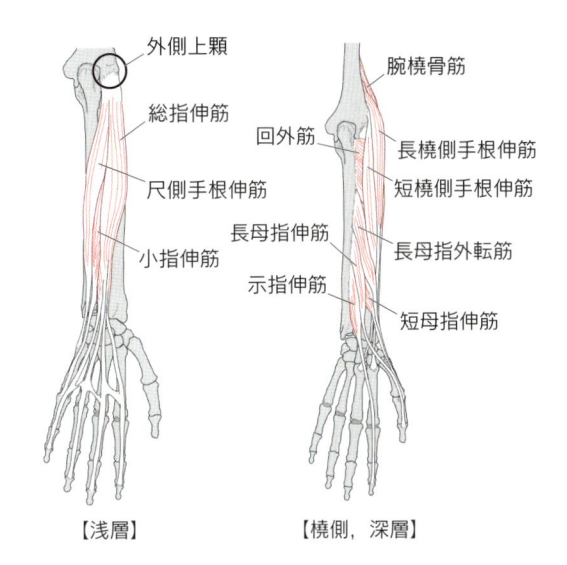

【浅層】　【橈側，深層】

9 回外筋起始部のアーケード

- ① は上腕骨外側上顆～尺骨回外筋稜と広い範囲の起始部をもち，橈骨への停止部との間でフローゼ〔Frohse〕のアーケードと呼ばれるアーチ状の空間を構成している．このアーケードの入り口の手前で橈骨神経は浅枝と深枝に分かれ， ② ， ③ ， ④ ， ⑤ ， ⑥ ， ⑦ を支配する深枝のみが ⑧ となってアーケード内を通過する．

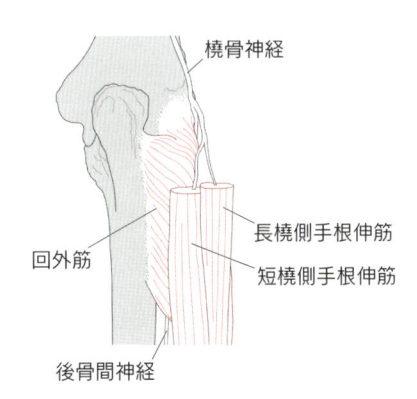

10 スナッフボックス（タバコ窩）の構造

- 伸筋支帯の下の第1トンネルを通る ① ， ② と第3トンネルを通る ③ がトンネル通過後に遠位でつくるくぼみのことを ④ （タバコ窩）と呼ぶ．この内部で ⑤ や ⑥ ，橈骨動脈の拍動などを触知することができる．

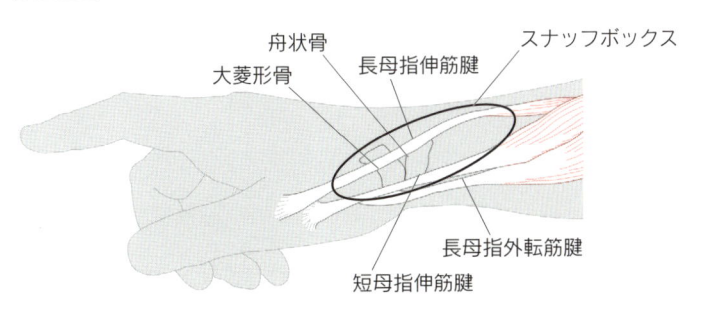

4 手の筋（手内在筋）

● 手の筋のうち前腕の筋を除いたものを手の内在筋と呼び，"母指球筋"，"小指球筋"，"中手筋"に区分される．多くは手指の屈曲（一部，外転と内転）に作用する筋で，正中神経または尺骨神経の支配を受ける．

1) 母指球筋

筋名	起始→停止	支配神経	作用
短母指外転筋	舟状骨・屈筋支帯 →母指基節骨底	正中神経	母指CM関節の外転
短母指屈筋	[浅頭] 屈筋支帯 [深頭] 大小菱形骨・有頭骨 →母指基節骨底	正中神経 尺骨神経	母指MP関節の屈曲
母指対立筋	大菱形骨・屈筋支帯 →第1中手骨体橈側縁	正中神経	母指の対立
母指内転筋	[横頭] 第3中手骨手掌面 [斜頭] 有頭骨 →母指基節骨底	尺骨神経	母指CM関節の内転

2) 小指球筋

筋名	起始→停止	支配神経	作用
短掌筋	手掌腱膜尺側縁 →小指球の皮膚	尺骨神経	手掌筋膜を緊張
小指外転筋	豆状骨・屈筋支帯 →小指基節骨底	尺骨神経	小指MP関節の外転
短小指屈筋	有鈎骨・屈筋支帯 →小指基節骨底	尺骨神経	小指MP関節の屈曲
小指対立筋	有鈎骨・屈筋支帯 →第5中手骨尺側縁	尺骨神経	小指の対立

3) 中手筋

筋名	起始→停止	支配神経	作用
虫様筋	第2～5指深指屈筋腱 →第2～5指基節骨底橈側面・指背腱膜	正中神経 尺骨神経	第2～5指MP関節の屈曲と PIP・DIP関節の伸展
掌側骨間筋	第2中手骨尺側・第4と5中手骨橈側 →第2・4・5基節骨底・指背腱膜	尺骨神経	第2～5指MP関節の屈曲と PIP・DIP関節の伸展
背側骨間筋	第1～5中手骨の相対面 →第2～4基節骨底・指背腱膜	尺骨神経	[掌側] MP関節の内転 [背側] MP関節の外転

2. 上肢の筋

テキスト & ワーク

11 母指球筋の神経支配

- 母指球筋は原則として ① に支配されるが，一部で ② の支配を受ける筋もある． ② は豆状骨と有鈎骨鈎の間に張られた豆状有鈎靱帯の下の ③ （ギヨン管）を通り抜けると浅枝と深枝に分かれるが，運動枝である深枝は小指球筋や中手筋だけでなく，母指側にも枝を伸ばし ④ と ⑤ の深頭も支配する．

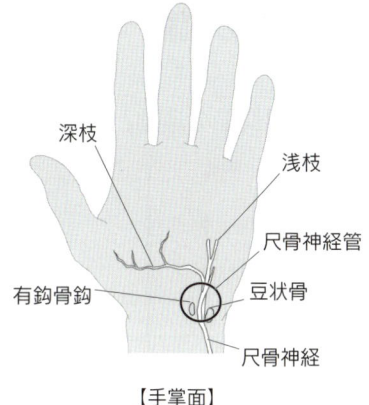

【手掌面】

12 虫様筋の走行とその作用

- 中手筋のうち虫様筋は深指屈筋腱から起始し，MP関節の掌側を通過した後，指背腱膜に停止する．よって，MP関節を ① しながらPIP・DIP関節を ② する"内在筋優位肢位"に作用する．

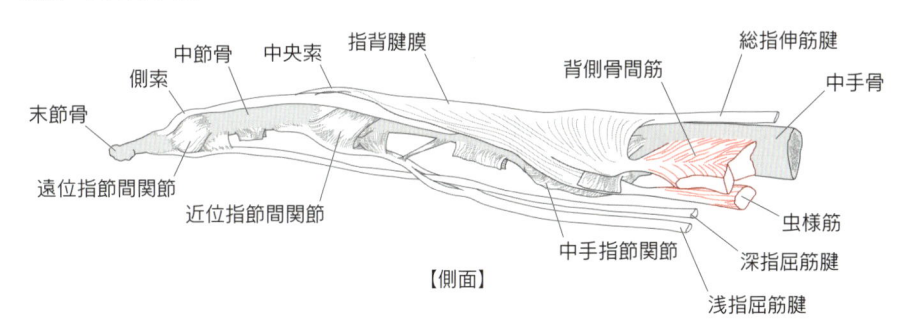

【側面】

13 骨間筋の走行とその作用

- ① は3筋あり，それぞれ起始停止を，第2指では尺側，第4・5指では橈側にもつことにより，第2・4・5指を第3指に近づける作用（MP関節の ② ）に働く．一方， ③ は4筋あり，第2指では橈側，第4指では尺側，第3指では両側の基節骨底に停止することで第2・4指を第3指から遠ざける（第3指は両側へ）作用（MP関節の ④ ）に働く．また，第1指の内転には ⑤ ，第1・5指の外転には ⑥ と ⑦ ， ⑧ といった独立した筋が作用する．

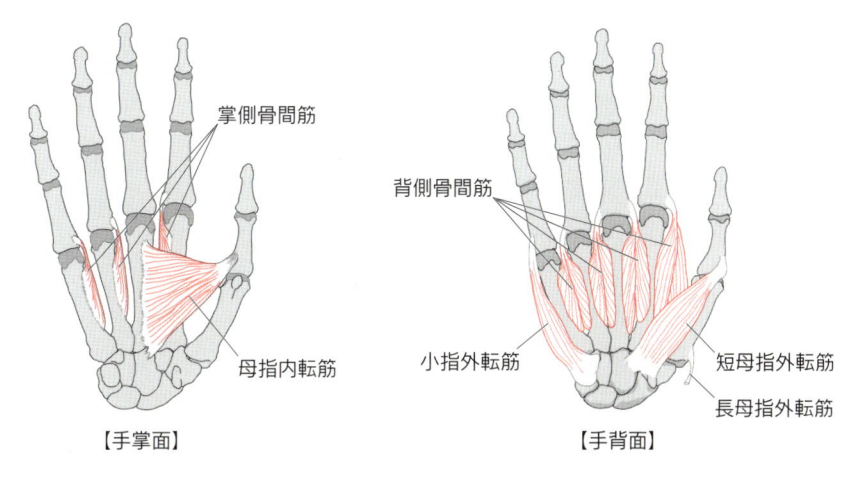

【手掌面】　【手背面】

テキスト & ワーク

3. 上肢の運動

1) 肩関節の運動とそれに関わる筋

筋名	屈曲	伸展	外転	内転	外旋	内旋	水平屈曲	水平伸展
三角筋（前部）	○					△	○	
三角筋（中部）			○					○
三角筋（後部）		○			△			○
棘上筋			○					
大胸筋	○			○		△	○	
烏口腕筋	△			△			○	
肩甲下筋				△		○	○	
広背筋		○		○		△		△
大円筋		○		○		○		△
棘下筋					○			○
小円筋					○			○
上腕二頭筋	△		△	△				
上腕三頭筋		△		△				

○：主動筋　△：補助動筋

2) 肘関節・前腕の運動とそれに関わる筋

筋名	屈曲	伸展	回内	回外
上腕二頭筋	○			△
上腕筋	○			
腕橈骨筋	○			
円回内筋	△		○	
上腕三頭筋		○		
肘筋		△	△	
方形回内筋			○	
回外筋				○

○：主動筋　△：補助動筋

理解を深める ワンステップ 4　肩関節と上肢帯の連動：肩甲上腕リズム

・肩関節の運動は，狭義の肩関節（肩甲上腕関節）の運動に上肢帯（肩甲骨，鎖骨）の運動が加わった複合運動であり，まとめると右表のようになる．
腕を真っ直ぐ上まで挙上（前方挙上または側方挙上）する際には，肩関節屈曲60°および外転30°までは肩甲骨は固定されているため，肩甲上腕関節のみの動きとなるが，それ以上の挙上については肩関節の屈曲または外転と肩甲骨の上方回旋が2：1の割合で連動する．このことを肩甲上腕リズムという．

肩関節	肩甲骨
外転	上方回旋
内転	下方回旋
屈曲	挙上，上方回旋
伸展	下制，下方回旋
外旋	内転
内旋	外転

3. 上肢の運動

1 肩関節の運動に作用する筋

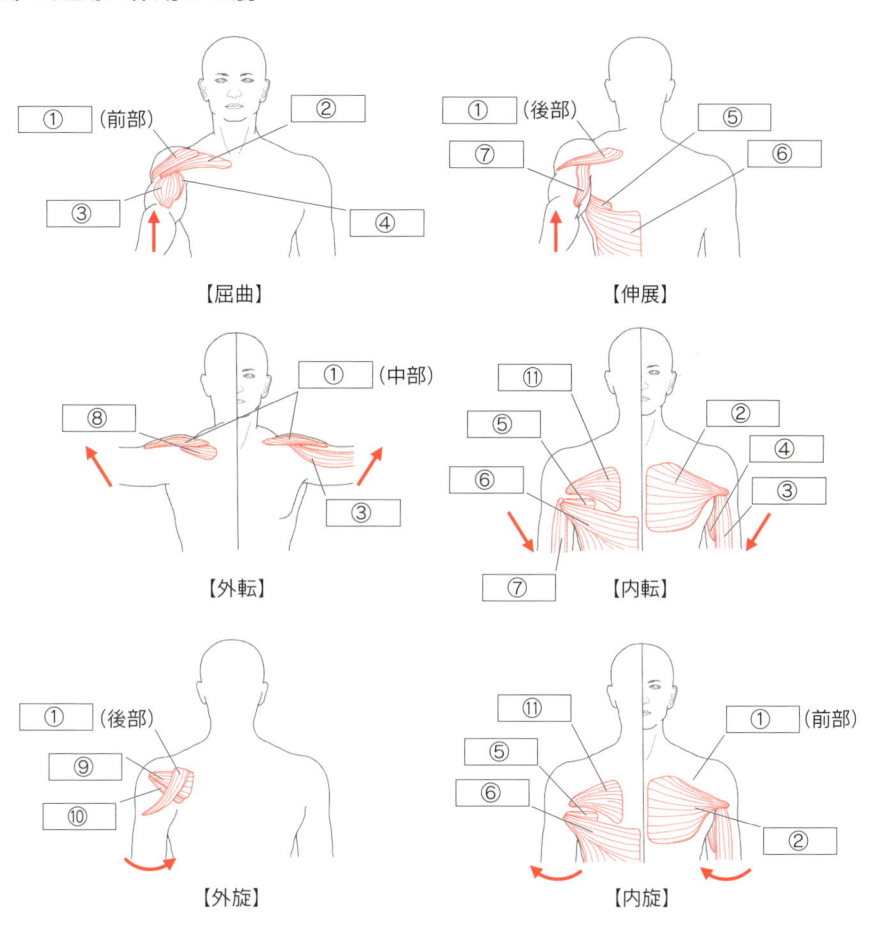

【屈曲】 【伸展】 【外転】 【内転】 【外旋】 【内旋】

2 肘関節の運動と前腕の回旋に作用する筋

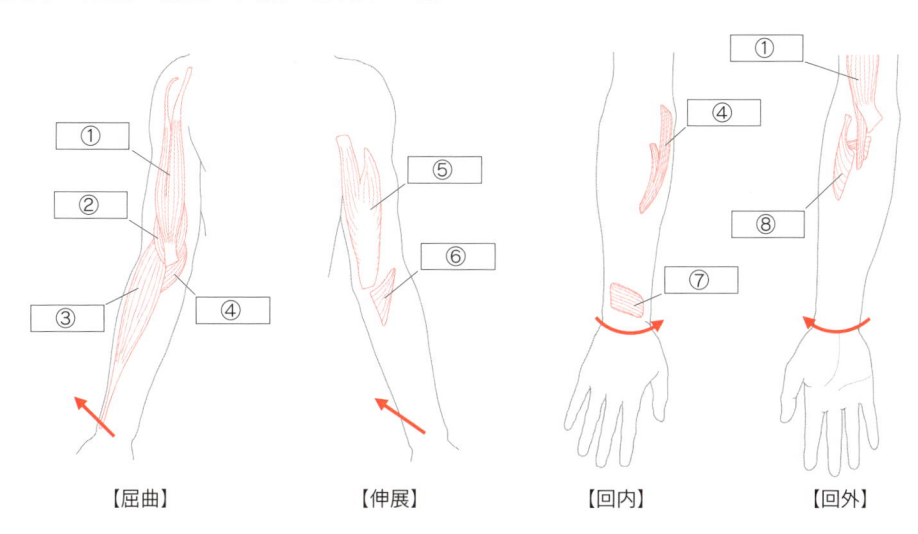

【屈曲】 【伸展】 【回内】 【回外】

3）手関節の運動とそれに関わる筋

筋名	掌屈	背屈	橈屈	尺屈
橈側手根屈筋	○		△	
長掌筋	○			
尺側手根屈筋	○			○
長・短橈側手根伸筋		○	○	
尺側手根伸筋		○		○
浅・深指屈筋	△			
指伸筋（総・示指・小指）		△		
長母指屈筋	△			
長母指伸筋		△	△	
長母指外転筋			△	

○：主動筋　△：補助動筋

4）手指の運動とそれに関わる筋

筋名	MP関節 屈曲	MP関節 伸展	MP関節 外転	MP関節 内転	PIP関節 屈曲	PIP関節 伸展	DIP関節 屈曲	DIP関節 伸展
浅指屈筋	△				○			
深指屈筋	△				△		○	
指伸筋（総・示指・小指）		○				○		○
長母指屈筋	○				○			
短母指屈筋	○							
長母指伸筋		○				○		
短母指伸筋		○						
小指外転筋			○					
短小指屈筋	○							
虫様筋	○					○		○
掌側骨間筋	△			○		△		△
背側骨間筋	△		○			△		△

○：主動筋　△：補助動筋

筋名	母指CM関節 橈側外転	母指CM関節 尺側内転	母指CM関節 掌側外転	母指CM関節 掌側内転	対立
長・短母指屈筋		△		△	
長・短母指伸筋	△		△		
長母指外転筋	○		○		
短母指外転筋			○		
母指内転筋		○		○	
母指対立筋					○
小指対立筋					○

○：主動筋　△：補助動筋

テキスト ＆ ワーク

3 手根屈筋と手根伸筋の共同筋作用

● 手関節の掌屈では ① の橈屈と ② の尺屈が打ち消され，互いに共同して掌屈に働く．同様に，背屈では ③ ， ④ と ⑤ が共同筋として作用する．一方，橈屈と尺屈においても前者には ① と ③ ， ④ が，後者には ② と ⑤ が互いの拮抗作用を打ち消し合って共同作用に働いている．

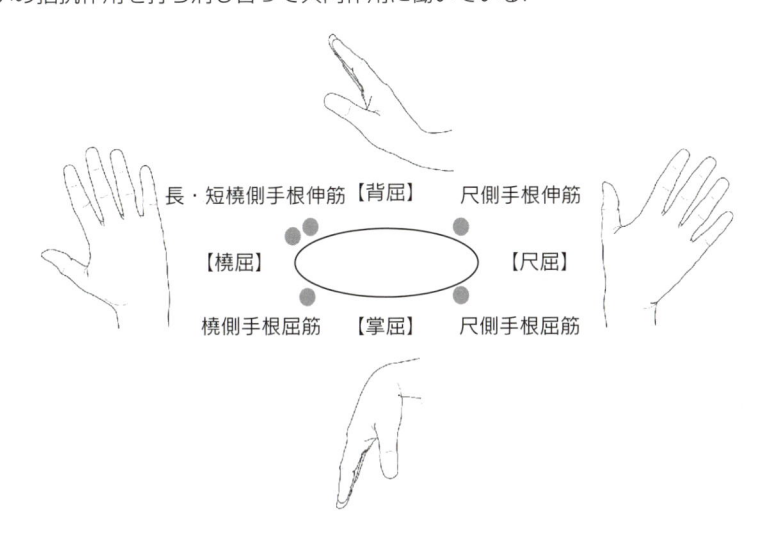

長・短橈側手根伸筋【背屈】　　尺側手根伸筋
【橈屈】　　　　　　　　　　【尺屈】
橈側手根屈筋　【掌屈】　尺側手根屈筋

4 母指 CM 関節の運動に作用する筋

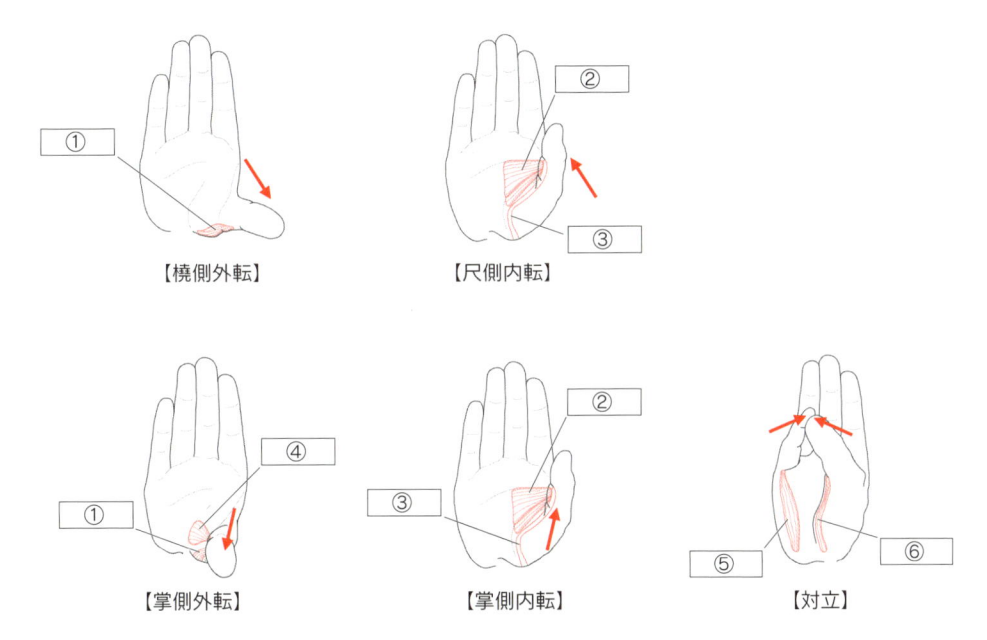

【橈側外転】　【尺側内転】

【掌側外転】　【掌側内転】　【対立】

演習問題

1) 正しいのはどれか．
   1. 肩峰端は鎖骨にある．
   2. 肩甲下窩は肩甲骨の後面にある．
   3. 上腕骨頭の基部に外科頸がある．
   4. 尺骨神経溝は上腕骨内側上顆の前面にある．

2) 上腕骨の後面にあるのはどれか．
   1. 結節間溝
   2. 橈骨神経溝
   3. 鈎突窩
   4. 橈骨窩

3) 橈骨と尺骨の両方に存在するのはどれか．
   1. 茎状突起
   2. 鈎状突起
   3. 滑車切痕
   4. 手根関節面

4) 肘関節の構成に関与しないのはどれか．
   1. 上腕骨小頭
   2. 橈骨切痕
   3. 尺骨切痕
   4. 橈骨頭

5) 次の手根骨の組合せで関節をつくらないのはどれか．
   1. 大菱形骨 － 小菱形骨
   2. 月状骨 － 有頭骨
   3. 三角骨 － 豆状骨
   4. 有鈎骨 － 舟状骨

6) 筋とその停止部について誤っている組合せはどれか．
   1. 棘下筋 － 上腕骨大結節
   2. 肩甲下筋 － 上腕骨小結節
   3. 上腕筋 － 橈骨粗面
   4. 上腕三頭筋 － 肘頭

7) 上腕骨内側上顆から起始しないのはどれか．
   1. 円回内筋
   2. 長母指屈筋
   3. 長掌筋
   4. 尺側手根屈筋

8) 正中神経と尺骨神経の二重支配を受ける筋でないのはどれか．
   1. 深指屈筋
   2. 短母指屈筋
   3. 母指内転筋
   4. 虫様筋

9) 肩関節の運動に働く筋について誤っている組合せはどれか．
   1. 外 転 － 棘下筋
   2. 内 転 － 大円筋
   3. 外 旋 － 小円筋
   4. 内 旋 － 肩甲下筋

10) 手指の運動に働く筋について誤っている組合せはどれか．
   1. 掌側骨間筋 － MP 関節内転
   2. 浅指屈筋 － DIP 関節屈曲
   3. 短母指外転筋 － 母指 CM 関節掌側外転
   4. 長母指伸筋 － 母指 IP 関節伸展

第5章 下肢の筋・骨格系

学習のポイントとキーワード

1. 下肢の骨（★★★）

- 下肢帯を構成する骨とその特徴的部位を理解する．

> **キーワード** 寛骨［寛骨臼，寛骨臼切痕，月状面，閉鎖孔，耳状面，腸骨稜，腸骨窩，上・下前腸骨棘，上・下後腸骨棘，坐骨結節，大・小坐骨切痕，恥骨結節］，股関節［関節唇，大腿骨頭靱帯］

- 自由下肢を構成する骨の種類とその特徴的部位を理解する．

> **キーワード** 大腿骨［大転子，小転子，転子窩，転子間線，転子間稜，殿筋粗面，顆間窩］，脛骨［顆間隆起，前・後顆間区，脛骨粗面，内果，腓骨切痕］，腓骨［腓骨頭，外果］，膝関節［関節半月，前・後十字靱帯，内側・外側側副靱帯］，距腿関節，横足根関節／ショパール関節，足根中足関節／リスフラン関節

2. 下肢の筋（★★★）

- 下肢帯の筋の特徴（起始・停止，支配神経，作用）を理解する．

> **キーワード** 内寛骨筋［腸腰筋］，外寛骨筋［大・中・小殿筋，大腿筋膜張筋，梨状筋，内閉鎖筋，双子筋，大腿方形筋］

- 大腿の筋の特徴（起始・停止，支配神経，作用）を理解する．

> **キーワード** 伸筋［縫工筋，大腿四頭筋］，屈筋［大腿二頭筋，半腱様筋，半膜様筋］，内転筋［恥骨筋，長・短・大内転筋，薄筋，外閉鎖筋］

- 下腿の筋の特徴（起始・停止，支配神経，作用）を理解する．

> **キーワード** 伸筋［前脛骨筋，長母趾伸筋，長趾伸筋，第3腓骨筋］，腓骨筋群［長・短腓骨筋］，屈筋［腓腹筋，ヒラメ筋，後脛骨筋，長母趾屈筋，長趾屈筋］

3. 下肢の運動（★★）

- 股関節の運動の種類とそれに関わる筋を理解する．

> **キーワード** 屈曲［腸腰筋，大腿直筋，恥骨筋，大腿筋膜張筋］，伸展［大殿筋，大腿二頭筋，半腱様筋，半膜様筋］，外旋［大殿筋，深層外旋6筋］

- 膝関節の運動の種類とそれに関わる筋を理解する．

> **キーワード** 屈曲［大腿二頭筋，半腱様筋，半膜様筋］，伸展［大腿四頭筋，大腿筋膜張筋］

- 足部の運動の種類とそれに関わる筋を理解する．

> **キーワード** 内がえし［前脛骨筋，長母趾伸筋，後脛骨筋，長母趾屈筋，長趾屈筋］，外がえし［長趾伸筋，長・短腓骨筋，第3腓骨筋］

1. 下肢の骨

- 上肢と同様，下肢も"自由下肢"とそれを体幹に連結する"下肢帯"からなるが，機能面において体重を支持するための安定性に重点がおかれることから，詳細な構造は上肢とは異なっている．

1 下肢帯の骨

- 左右1対の大きな扁平骨である"寛骨"（腸骨，坐骨，恥骨が癒合したもの）からなる．

1) 寛骨

- 寛骨臼（月状面）：大腿骨（大腿骨頭）との間で股関節をつくる
- 寛骨臼窩：寛骨臼中央にある陥凹部
- 寛骨臼切痕：寛骨臼窩の下方で骨壁が欠損する部で，坐骨と恥骨の接合部に該当する
- 閉鎖孔：寛骨臼の下方にある坐骨と恥骨に囲まれた孔のことで，結合組織性の閉鎖膜により閉ざされる
- 閉鎖管：閉鎖孔の前上隅で閉鎖膜が欠損する部にあり，閉鎖動静脈や閉鎖神経が通る

腸骨（腸骨体＋腸骨翼）

- 腸骨窩：腸骨翼の内側面にあり，腸骨筋が起始する
- 耳状面：仙骨（耳状面）との間で仙腸関節をつくる
- 腸骨粗面：骨間仙腸靱帯が付着する
- 弓状線：腸骨窩の下縁で後上方から前下方に向かって走る隆起
- 殿筋面：腸骨翼の外側面にあり，大・中・小殿筋が起始する
- 腸骨稜：腸骨翼上縁の膨大部
- 前腸骨棘（上・下）：腸骨翼前縁にある2つの突起で，上部からは縫工筋と大腿筋膜張筋が起始し，下部からは大腿直筋が起始する
- 後腸骨棘（上・下）：腸骨翼後縁にある2つの突起

坐骨（坐骨体＋坐骨枝）

- 坐骨結節：坐骨後縁の下端にある粗面隆起で，大腿二頭筋長頭，半腱様筋，半膜様筋の起始部であり，仙結節靱帯の付着部でもある
- 坐骨棘：坐骨後縁にある棘状の突起で，仙棘靱帯が付着する
- 大坐骨切痕，小坐骨切痕：坐骨棘の上下にある2つの切痕で，仙結節靱帯と仙棘靱帯により大・小坐骨孔がつくられる

恥骨（恥骨体＋恥骨上枝＋恥骨下枝）

- 恥骨結合面：恥骨の前内側端にあり，対側の恥骨結合面との間で恥骨結合をつくる
- 恥骨櫛：恥骨上枝の上縁にある骨稜
- 恥骨結節：恥骨櫛前端にある突起で，鼡径靱帯が付着する

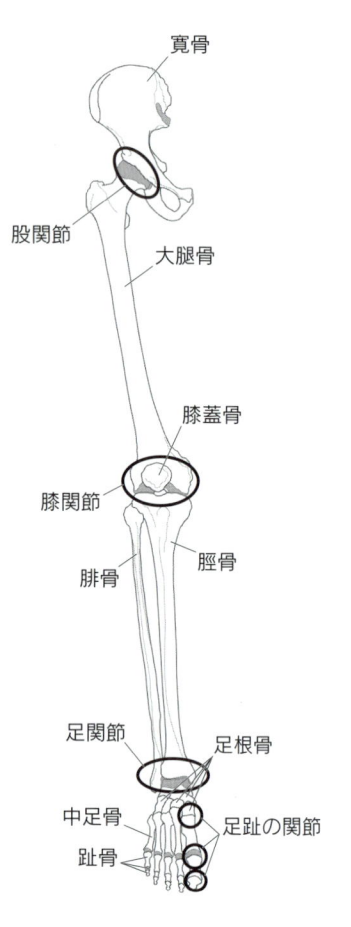

1. 下肢の骨

1 寛骨の発達

- 寛骨は生後も，発育中は ① ， ② ， ③ の3骨が互いに軟骨（Y軟骨）で結合されているが，16〜17歳頃に軟骨結合が骨化し完全な1つの骨となる．3骨の会合部には ④ があり，腸骨と坐骨がそれぞれ2/5，恥骨が1/5を占めている．

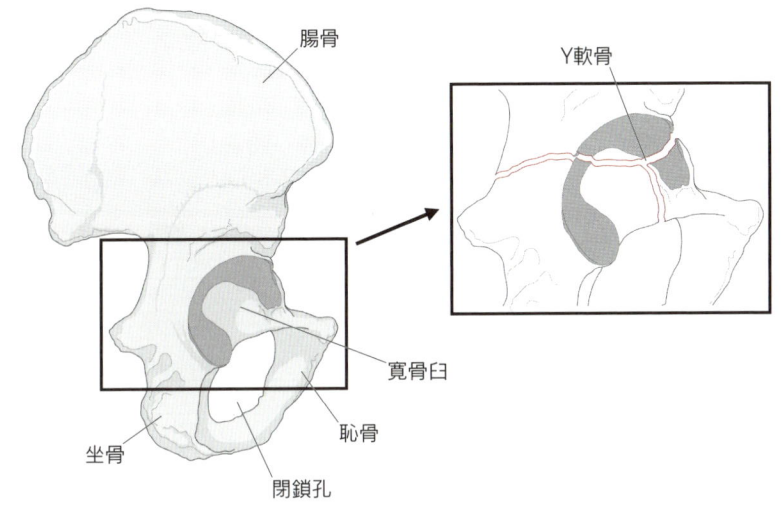

2 寛骨の特徴的部位

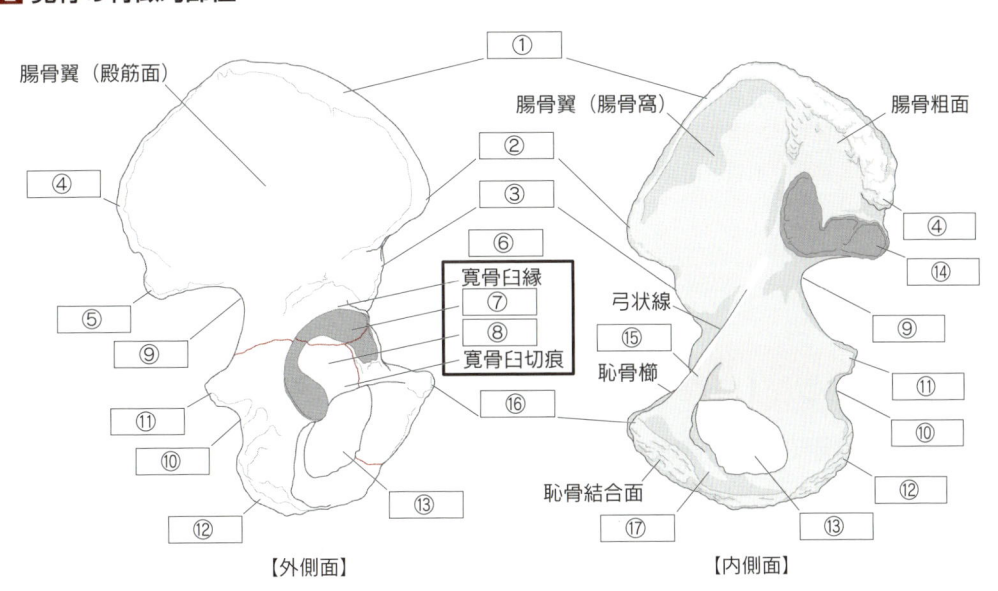

【外側面】　　　　　　【内側面】

テキスト & ワーク

2）骨盤（左右の寛骨＋仙骨＋尾骨）

- **分界線**：岬角-弓状線-恥骨櫛-恥骨結合上縁を結んだ稜線
- 大骨盤：分界線より上方の領域で，内部に腹腔内臓器を入れる
- 骨盤腔（小骨盤）：分界線より下方の領域で，内部に骨盤内臓器を入れる
- 骨盤上口，骨盤下口：骨盤腔の入口と出口のこと
- 真結合線／産科結合線：岬角中央～恥骨結合後面中央を結んだ最短距離で，日本人女性の平均値は 11～12 cm である
  - 注）真結合線の求め方
    - 対角結合線（岬角～恥骨結合下縁中央）－ 1 cm
    - 棘間径（左右の上前腸骨棘間）－ 11cm
    - 外結合線（第5腰椎棘突起～恥骨結合上縁）－ 8 cm
- 骨盤の性差

	男性	女性
岬角	著しく突出	わずかに突出
骨盤上口の形	ハート形	楕円形
骨盤腔の形	漏斗形に近い	円筒形に近い
仙骨	幅狭く，長い	幅広く，短い
恥骨下角	小さい（50～60°）	大きい（70～90°）
閉鎖孔	卵円形	三角形に近い

3）股関節の構造

- 寛骨（寛骨臼）と大腿骨（大腿骨頭）との間でつくられる球関節（臼状関節）である
- 寛骨臼の周縁（寛骨臼切痕部を除く）には関節唇がつく
- 寛骨臼横靱帯：寛骨臼切痕部を補う
- 腸骨大腿靱帯，恥骨大腿靱帯，坐骨大腿靱帯により補強される
- 大腿骨頭靱帯：血管（閉鎖動脈の寛骨臼枝）を導入する関節包内靱帯である

理解を深めるワンステップ 1　股関節の構造について

- 骨性の深い寛骨臼に大腿骨頭が対応する股関節は，同じ球関節である肩関節に比べて，きわめて高い安定性を有している．肩関節が軽微な外力で反復性脱臼を起こしやすいのに対して，股関節は強力な外力を受けると寛骨臼を骨折し脱臼骨折になりやすい．寛骨臼の内面には前面・上面・後面をドーム状に被う馬蹄形をした月状面のみが関節軟骨を有し，大腿骨頭と接している．寛骨臼の中心部は月状面よりさらにくぼみ寛骨臼窩となり，関節軟骨を欠き滑膜に被われた脂肪組織と大腿骨頭靱帯が存在する．
大腿骨頭靱帯は股関節運動の際には内転時に緊張する程度で股関節の安定性においてはほとんど役割を果たしていない．大腿骨頭靱帯は関節運動時に大腿骨頭窩が位置を変えるのに合わせて寛骨臼窩の中を移動していることから，脂肪組織に蓄えられた滑液を月状面に潤滑させる働きがあるのではないかと考えられている．

3 骨盤の性別特徴

● 妊娠中の子宮は大骨盤に入るため，出産時に胎児は骨盤上口を通って骨盤腔内へと降りてくることになる．そのため，女性の骨盤はそれに対応できるよう特徴的な形態をしている．前方からみると骨盤腔は横に広がった ① をしている．その結果，仙骨は横幅が ② ．恥骨下角は ③ ．閉鎖孔は横に伸びたような ④ をしている．また，上方からみると骨盤上口は大きな ⑤ をしており，岬角の突出や仙骨下方と尾骨の前方への弯曲は ⑥ ．

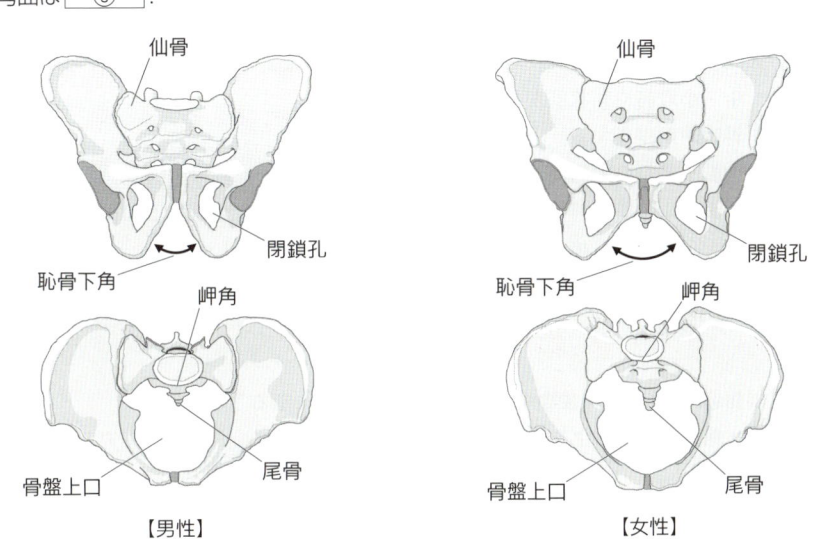

【男性】　【女性】

4 股関節の靱帯

● ① は単独で約 350kg の牽引力に耐えることができる人体中最も強固な靱帯である．形態上は外側部と内側部に区分され，ラセン状に捻れた逆 Y 字形をしている．外側部は股関節の ② ，内側部は ③ （骨盤の後傾）の制御に強く作用する．その他の関節外靱帯には坐骨から出る ④ ，恥骨から出る ⑤ があり，前者は股関節の内旋，後者は外転の運動を主に制御している．一方， ⑥ は寛骨臼窩と大腿骨頭窩を結ぶ ⑦ で，その役割は血管を通す通路であり，股関節の安定性にはほとんど関与していない．

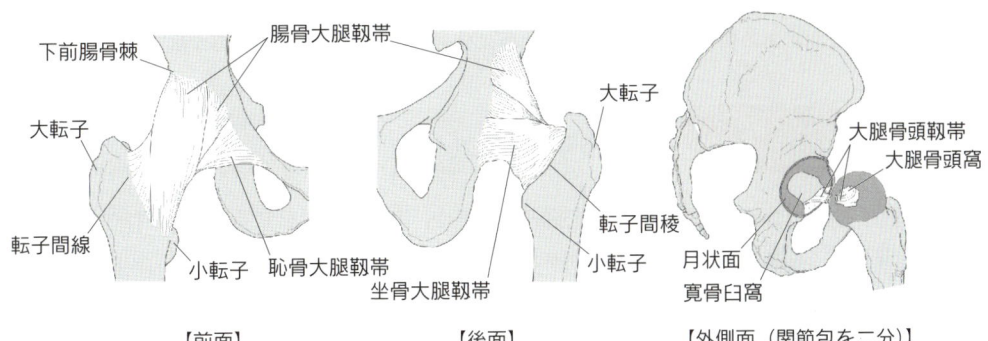

【前面】　【後面】　【外側面（関節包を二分）】

2 自由下肢の骨

- 自由下肢の骨には大腿の骨として大腿骨（1対）と膝蓋骨（1対），下腿の骨として脛骨（1対）と腓骨（1対），足の骨として足根骨（7対），中足骨（5対），趾骨（14対）がある．

1）大腿骨

近位端
- 大腿骨頭：寛骨（寛骨臼）との間で股関節をつくる
- 大腿骨頭窩：大腿骨頭の中央にある小さなくぼみで，大腿骨頭靱帯が付着する
- 大転子：中・小殿筋や梨状筋が停止する
- 小転子：腸腰筋が停止する
- 転子窩：大転子基部の内側面にある陥凹部
- 転子間線：大・小転子を前面で結ぶ線状の隆起で，腸骨大腿靱帯が付着する
- 転子間稜：大・小転子を後面で結ぶ隆起で，大腿方形筋が停止する
- 頚体角：大腿骨頚の軸と大腿骨体の軸がつくる角のことで，成人で 120〜130° である

体
- 粗線（外側唇，内側唇）：後面中央の外側と内側を縦に走る2本の隆線
- 殿筋粗面：粗線外側唇の上端にあり，大殿筋が停止する

遠位端
- 内側顆，外側顆：内側と外側の肥厚部
- 膝蓋面：前面にある内・外側顆間の陥凹で，膝蓋骨後面と関節する
- 顆間窩：後面にある内・外側顆間の陥凹部
- 内側上顆，外側上顆：内・外側顆の側面にある突出部
- 内転筋結節：内側上顆上端にある小さな突起で，大内転筋が停止する

2）膝蓋骨
- 大腿四頭筋腱内の種子骨である
- 栗の実の形をしており，近位端を膝蓋骨底，遠位端を膝蓋骨尖と呼ぶ
    - 注）後面にある関節面は内側面と外側面に分けられるが，外側面の方が広い

理解を深める ワンステップ 2　　種子骨について

- 種子骨は，腱などが骨の隆起した部分を通過する際に，腱や腱が付着する関節包に存在し，骨と関節を形成して摩擦を少なくする働きを有している．人体最大の種子骨は膝蓋骨で，膝伸展機構の一部として大腿四頭筋腱に埋没され大腿骨と関節をつくり，大腿四頭筋の力を膝蓋靱帯へと伝え関節の動きをスムーズにしている．膝蓋骨を摘出した膝関節では，摘出前と同じ伸展力を発揮しようとすると，さらに大きな筋力が必要となってしまい，膝蓋大腿関節ならびに脛骨大腿関節はともに摩擦が増え負荷が増加し，関節軟骨を磨耗させることとなる．ほかの部位では，母指MP関節掌側，母趾MTP関節底側にも存在し，豆状骨や腓腹筋外側頭のファベラなども種子骨である．

5 大腿骨の特徴的部位

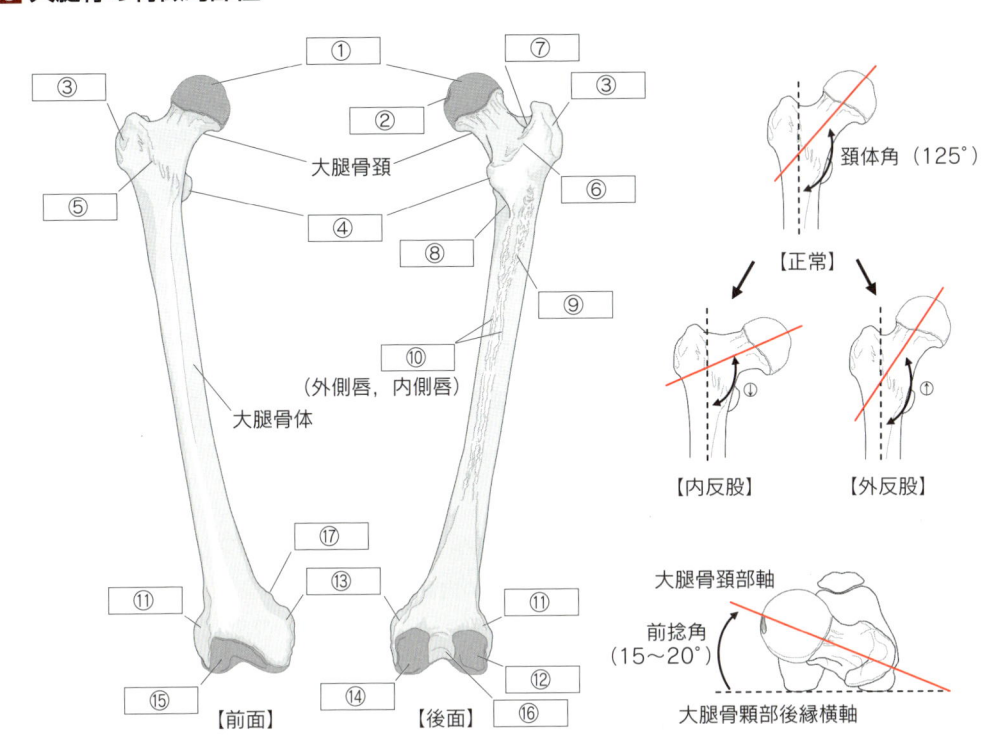

- 大腿骨頸部の長軸と大腿骨体部の長軸が内側でつくる角度を ⑱ といい，成人で約125°である．正常よりも小さいものを ⑲ ，大きいものを ⑳ と呼ぶ．
- 前額面に対する大腿骨頭の前方への捻れを ㉑ といい，成人では15〜20°である．前捻角が強いと大腿は内旋し，外反膝となる．

6 膝蓋骨の特徴的部位

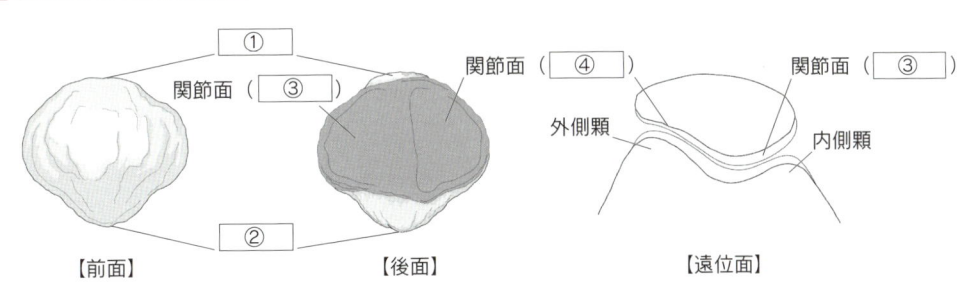

- 大腿骨 ⑤ は ⑥ に比べて前方に突出しており，膝蓋骨の外方移動を防止している．そのため，膝蓋骨後面にある大腿骨との関節面も ⑦ が広くなっている．

3）脛骨

近位端
- 内側顆，外側顆：内側と外側の肥厚部
- 上関節面：内・外側顆上面にある関節面
- 顆間隆起：上面の中央にある隆起で，その先端は小さな2つの結節（内側顆間結節，外側顆間結節）に分かれる
- 前顆間区，後顆間区：顆間隆起の前後にある陥凹で，各々前十字靱帯と後十字靱帯が付着する
- 腓骨関節面：外側顆の後方にある小さな関節面で，腓骨（腓骨頭）との間で脛腓関節をつくる

体
- 骨間縁：腓骨の骨間縁との間に下腿骨間膜が張る
- 脛骨粗面：前縁の近位端にある隆起で，膝蓋腱（膝蓋靱帯）が停止する

遠位端
- 内果：内側部にある内下方への突出部
- 内果関節面，下関節面：腓骨（外果関節面）とともに距骨（距骨滑車）との間で距腿関節をつくる
- 腓骨切痕：外側面にある陥凹で，腓骨遠位端の内側面との間で脛腓靱帯結合をつくる

4）腓骨

近位端
- 腓骨頭：大腿二頭筋の停止部となり，脛骨（腓骨関節面）との間で脛腓関節をつくる

体
- 骨間縁：脛骨の骨間縁との間に下腿骨間膜が張る

遠位端
- 外果：外側部にある外下方への突出部
- 外果関節面：脛骨（内果関節面，下関節面）とともに距骨（距骨滑車）との間で距腿関節をつくる
- 外果窩：外果関節面の下後方にある小さな陥凹で，後距腓靱帯が付着する

5）膝関節（広義）の構成
- 大腿骨，脛骨，膝蓋骨からなる複関節で，大腿脛骨関節（狭義の膝関節）と膝蓋大腿関節を含む
- 形態的には大腿脛骨関節は顆状関節である
- 関節半月：C字形の内側半月とO字形の外側半月が内在する
- 前十字靱帯，後十字靱帯：脛骨の前後方向への移動や回旋運動を抑制する関節包内靱帯である
- 内側側副靱帯，外側側副靱帯：膝関節の内外側部を補強する
    注）内側側副靱帯は内側半月や関節包に付着するが，外側側副靱帯は独立している
- 膝蓋腱（膝蓋靱帯）：膝蓋骨より下方の大腿四頭筋腱のことで，脛骨粗面に停止する
- 滑膜ヒダ：膝蓋下滑膜ヒダ，膝蓋下脂肪体，翼状ヒダなど
- 滑液包：膝蓋上包，膝蓋前皮下包など

7 脛骨と腓骨の特徴的部位

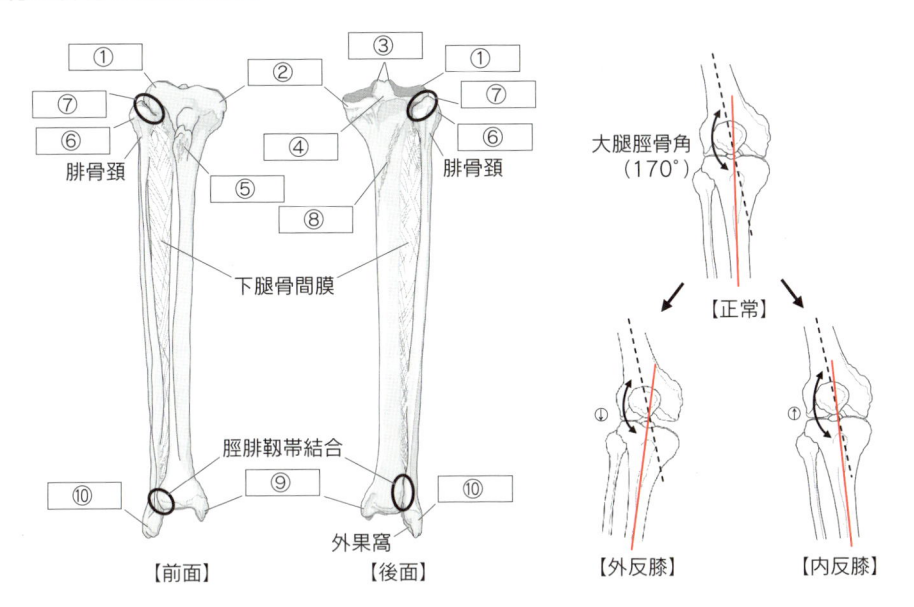

- 大腿骨の長軸と脛骨の長軸が外側でつくる角度を ⑪ といい，約170°である．正常よりも小さい場合を ⑫ （X脚），逆に大きく180°を超えた場合を ⑬ （O脚）と呼ぶ．

8 膝関節の安定機構

- 大腿骨の2つの関節面が球状をしているのに対し，脛骨の関節面は浅いくぼみをもつだけの平坦な構造をしているため，骨の適合性は非常に悪い．これを補うために側副靱帯や十字靱帯，関節半月などが働いている．内側・外側側副靱帯はそれぞれ反対方向への ① を抑制しながら共同して下腿の ② を制限している．一方，前・後十字靱帯は単独ではそれぞれ脛骨の ③ 方向への動きを制動しつつ，共同作用として下腿の ④ を制限している．また，内側・外側半月はそれぞれC字型，O字型をしており， ⑤ は ⑥ よりも大きく，関節包や内側側副靱帯に付着することでほぼ固定された状態となっている．その反面， ⑥ は可動性が大きく，膝関節の屈伸時には大腿骨の運動に合わせてその位置を移動させる．

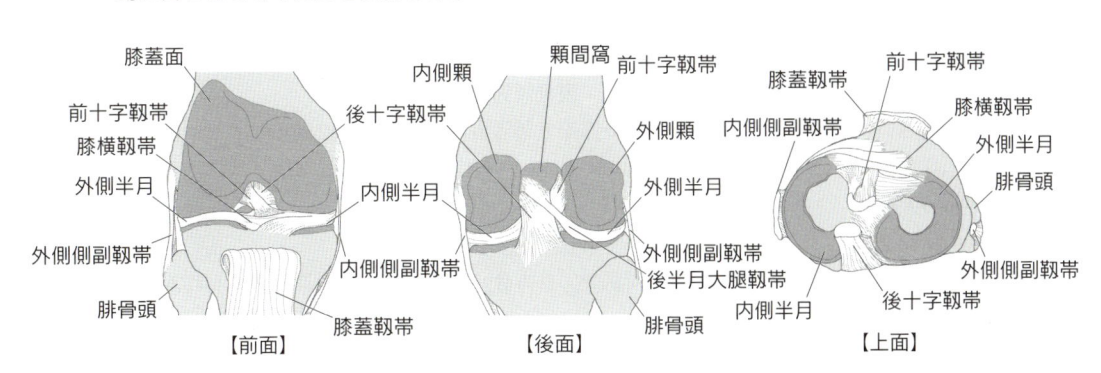

6) 足根骨
- 距骨，踵骨が近位列を，舟状骨，内側・中間・外側楔状骨，立方骨が遠位列をつくる

距骨
- 距骨滑車：脛骨（内果関節面，下関節面）+腓骨（外果関節面）との間で距腿関節をつくる
- 後踵骨関節面：踵骨（後距骨関節面）との間で距骨下関節をつくる
- 前・中踵骨関節面：踵骨（前・中距骨関節面）との間で距踵関節をつくる ⎱ 合わせて距踵舟関節
- 舟状骨関節面：舟状骨との間で距舟関節をつくる ⎰
- 距骨後突起（外側結節，内側結節）：後端にある突起で後距腓靱帯などが付着する

踵骨
- 踵骨隆起：後方にある隆起で，アキレス腱（下腿三頭筋腱）が停止する
- 後距骨関節面：距骨（後踵骨関節面）との間で距骨下関節をつくる
- 前・中距骨関節面：距骨（前・中踵骨関節面）との間で距踵関節をつくる
- 載距突起：前部内側にある突起部

舟状骨
- 舟状骨粗面：内側にある突起で，後脛骨筋が停止する．外脛骨を有することもある

7) 中足骨
- 中足骨底：足根骨遠位列との間で足根中足関節をつくる
- 中足骨頭：基節骨底との間で中足趾節関節をつくる

8) 趾骨
- 基節骨，中節骨，末節骨からなるが，第1趾には中節骨がない

9) 足関節周囲の関節

距腿関節
- 脛骨（内果関節面，下関節面）+腓骨（外果関節面）と距骨（距骨滑車）との間でつくられる蝶番関節（ラセン関節）である
- 三角靱帯が内側を，距腓靱帯（前・後），踵腓靱帯が外側をそれぞれ補強する

足根間関節
- 距骨下関節，距踵舟関節，踵立方関節，楔舟関節がある
- 横足根関節／ショパール関節：距踵舟関節と踵立方関節を合わせた関節で，横一直線に並ぶ

10) 足趾の関節

足根中足関節／リスフラン関節
- 足根骨遠位列（内側・中間・外側楔状骨，立方骨）と中足骨底との間でつくられる

中足趾節関節（MTP関節）
- 中足骨頭と基節骨底との間でつくられる

趾節間関節：近位趾節間関節（PIP関節），遠位趾節間関節（DIP関節），母指の趾節間関節（IP関節）

9 足部の特徴的部位と関節，靱帯

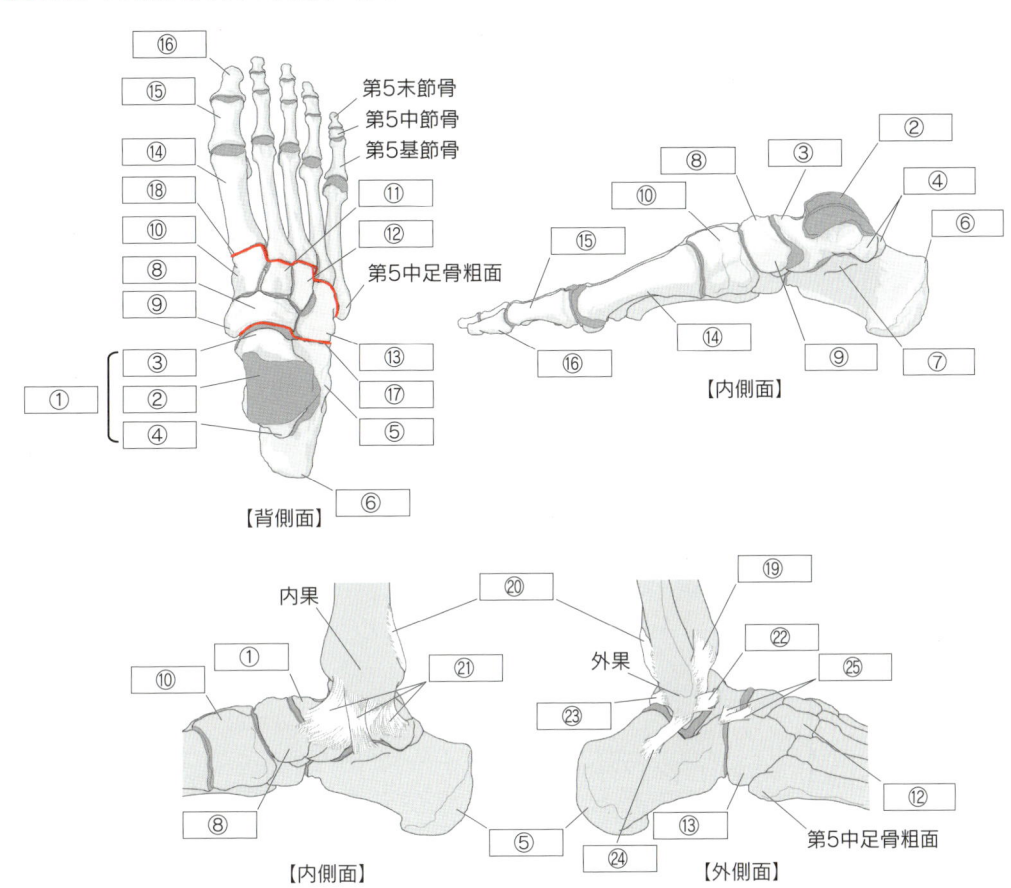

【背側面】
【内側面】
【内側面】
【外側面】

10 足部のアーチ

- 足部の骨格は全体として上方に隆起した弯曲を呈していて，これをアーチ（足弓）と呼ぶ．足部のアーチには次の3種類がある．

1. ① ： ② － ③ － ④ － ⑤ －第1～3中足骨（「土踏まず」を形成する）
2. ⑥ ： ② － ⑦ －第4・5中足骨
3. 横足弓：足根骨遠位列の横並び

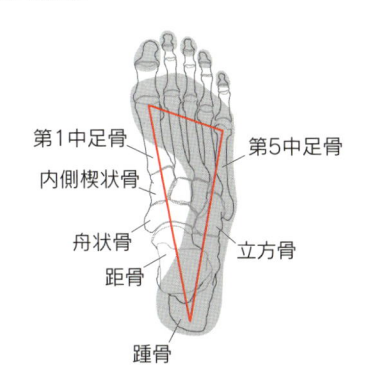

2. 下肢の筋

1 下肢帯の筋

- 下肢帯の筋には骨盤の内壁から起始する"内寛骨筋"と外壁から起始する"外寛骨筋"があり，ともに大腿骨に停止することで股関節の運動に作用する．また，前者は腰神経叢の枝，後者は仙骨神経叢の枝によって支配される．

1) 内寛骨筋

筋名	起始→停止	支配神経	作用
腸腰筋	[腸骨筋] 腸骨窩， [大・小腰筋] 腰椎の椎体・肋骨突起 →大腿骨小転子（小腰筋は腸恥隆起）	大腿神経 腰神経叢の枝	股関節の屈曲

2) 外寛骨筋

筋名	起始→停止	支配神経	作用
大殿筋	腸骨外面・仙骨・尾骨の後面・仙結節靱帯 →大腿骨殿筋粗面・腸脛靱帯	下殿神経	股関節の伸展・外旋
中殿筋	腸骨外側面 →大腿骨大転子	上殿神経	股関節の外転
小殿筋	腸骨外側面 →大腿骨大転子		股関節の内旋
大腿筋膜張筋	上前腸骨棘 →腸脛靱帯→脛骨上端		股関節の屈曲・外転 膝関節の伸展
梨状筋	仙骨前面 →大腿骨大転子	仙骨神経叢	股関節の外旋
内閉鎖筋	閉鎖膜内面 →大腿骨転子窩		
上・下双子筋	坐骨棘・坐骨結節 →大腿骨転子窩		
大腿方形筋	坐骨結節 →大腿骨転子間稜		

3) 鼡径靱帯深側の間隙の区分

- 筋裂孔：腸腰筋，大腿神経，外側大腿皮神経が通る
- 血管裂孔：恥骨筋，大腿動・静脈，陰部大腿神経（大腿枝），大腿輪（大腿管）が通る

2．下肢の筋

1 鼠径靱帯深側の間隙と腸腰筋

- 鼠径靱帯と寛骨上縁との間の間隙は，腸恥筋膜弓によって2つの裂孔に区分される．外側は ① ，内側は ② と呼ばれ，前者には ③ ， ④ ，外側大腿皮神経，後者には恥骨筋， ⑤ ，陰部大腿神経などが通過する． ③ は腸腰筋と大・小腰筋からなり，前者は ⑥ ，後者は第12胸椎～第4腰椎の椎体ならびに肋骨突起から起始し，途中， ① を通ってともに ⑦ に停止する．この筋は，体幹を固定した際には小転子を骨盤側に持ち上げる作用に働く（股関節の ⑧ ）が，逆に下肢を固定すると腰椎や骨盤を小転子に近づけるように作用する（お辞儀や背臥位から体幹を起こす腹筋トレーニングなど）．

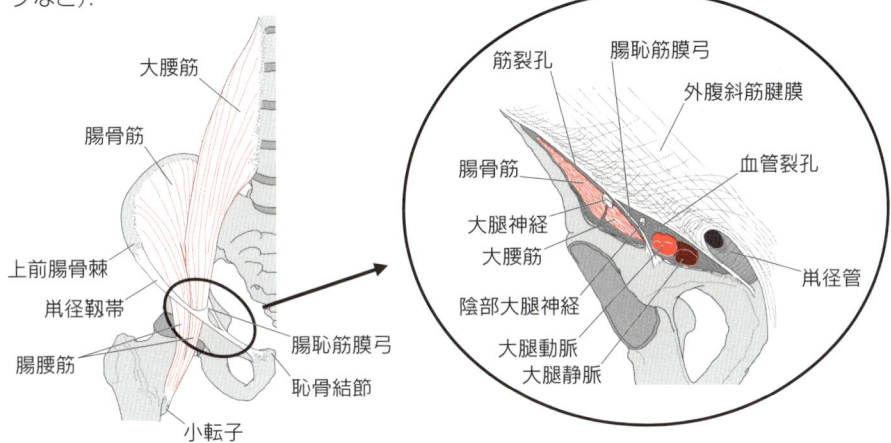

2 大・小坐骨孔と股関節の外旋筋

- 寛骨の後縁には坐骨棘を挟んで上下に大・小坐骨切痕があり，これらの切痕部には2つの靱帯（仙結節靱帯，仙棘靱帯）によって大・小坐骨孔がつくられる． ① はその内部を通過する ② によってさらに ③ と ④ に区分され，前者には ⑤ ， ⑥ ，後者には ⑦ ， ⑧ ， ⑨ ， ⑩ ，内陰部動・静脈が通過する．また， ⑪ には ⑫ ，上・下双子筋， ⑬ が通る．これら2つの孔を通過する4つの筋は大腿骨の大転子または転子窩に停止し，その部を後方に回旋させる作用をもつが，同様に働く ⑭ と ⑮ を合わせて深層外旋6筋と呼ぶ．

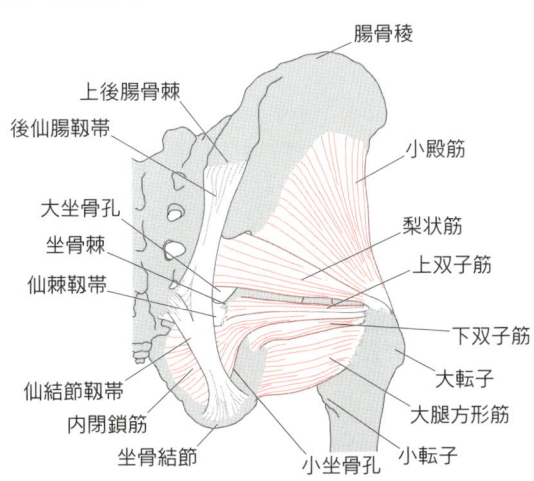

2 大腿の筋

- 大腿の筋は前面にある"伸筋",内側にある"内転筋",後面にある"屈筋"の3つに分類される.骨盤や大腿骨から起始し,大腿骨または下腿の骨に停止することで伸筋と屈筋は膝関節(一部は股関節)の運動,内転筋は股関節の運動に作用する.また,伸筋は大腿神経,屈筋は坐骨神経,内転筋は閉鎖神経(一部は大腿神経または坐骨神経との二重支配)によって支配される.

1)伸筋

筋名	起始→停止	支配神経	作用
縫工筋	上前腸骨棘 →脛骨粗面内側部(鵞足)	大腿神経	股関節の屈曲・外転・外旋 膝関節の屈曲・内旋
大腿四頭筋	[大腿直筋] 下前腸骨棘 [外側広筋] 大腿骨粗線外側唇 [中間広筋] 大腿骨体前面 [内側広筋] 大腿骨粗線内側唇 →膝蓋靭帯→脛骨粗面	大腿神経	膝関節の伸展 [大腿直筋] 股関節の屈曲
膝関節筋	大腿骨下部前面 →膝関節包		関節包を上方に引く

2)内転筋

筋名	起始→停止	支配神経	作用
恥骨筋	恥骨櫛 →大腿骨恥骨筋線	大腿神経 閉鎖神経	股関節の屈曲・内転
長内転筋	恥骨体前面 →大腿骨粗線内側唇	閉鎖神経	股関節の内転
短内転筋	恥骨下枝前面 →大腿骨粗線内側唇		
大内転筋	坐骨結節・坐骨枝・恥骨下枝前面 →大腿骨粗線内側唇・大腿骨内側上顆(内転筋結節)	閉鎖神経 坐骨神経	
薄筋	恥骨下枝前面 →脛骨粗面内側部(鵞足)	閉鎖神経	股関節の内転 膝関節の屈曲・内旋
外閉鎖筋	閉鎖膜外面 →大腿骨転子窩		股関節の外旋・内転

3)屈筋

筋名	起始→停止	支配神経	作用
大腿二頭筋	[長頭] 坐骨結節, [短頭] 大腿骨粗線外側唇 →腓骨頭	坐骨神経	股関節の伸展 膝関節の屈曲・外旋
半腱様筋	坐骨結節 →脛骨粗面内側部(鵞足)		股関節の伸展 膝関節の屈曲・内旋
半膜様筋	坐骨結節 →脛骨内側顆後面		

4)大腿三角/スカルパ三角の構造

- 鼠径靭帯,縫工筋,長内転筋に囲まれた部位で,深部に大腿骨頭があり,内部を大腿動・静脈,大腿神経が走る

3 二関節筋の走行とその作用

- 骨盤から起始し，下腿の骨（脛骨，腓骨）に停止する二関節筋（股関節と膝関節の両方に作用する筋）は，両関節の運動軸のどちら側を通過するのかで，その働きが区別できる．前方からみた際に回旋軸の外側を通れば股関節では" ① （または ② ）"，膝関節では" ② "に作用し，内側を通るとその反対の作用（内転・内旋）となる．また，側方からみた際には屈伸軸の前方を通れば股関節では ③ ，膝関節では ④ ，後方を通るときはその反対の作用をもつ．たとえば，大腿直筋は股関節では屈伸軸の前方，膝関節でも同じく前方を通るためそれぞれ ③ と ④ に働くが，縫工筋は股関節では前方，膝関節では後方を通ることから両関節に対しともに ③ に働く．

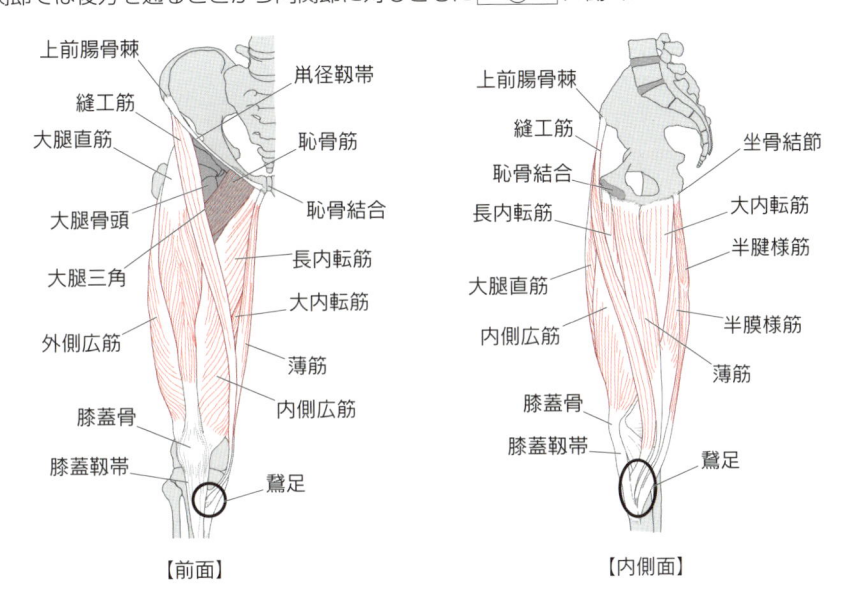

【前面】

【内側面】

5) 鵞足の構成

・縫工筋，半腱様筋，薄筋の腱が合流し脛骨粗面の内側に停止する部位．膝関節の内側を補強する

理解を深めるワンステップ 3　　単関節筋と二関節筋

・単関節筋は一つの関節だけに作用する筋で，主に重力に抗して体を持ち上げる抗重力作用に働いているのに対し，二関節筋は二つ以上の関節にまたがって走行する筋で，体の運動性に携わっていると考えられている．たとえば，下腿三頭筋では単関節筋であるヒラメ筋は，抗重力性が高く，二関節筋である腓腹筋は歩行時に足の蹴り出しに働き，体の前方への移動に関与している．また，運動麻痺を起こすと二関節筋のほうが拘縮を起こしやすいことも知られており，このことも運動性に携わる二関節筋の特徴といえる．

3 下腿の筋

- 下腿の筋は前面にある"伸筋",後面にある"屈筋",外側にある"腓骨筋群"の3つに分類される.大腿骨や下腿骨から起始し,大部分は足の骨に停止することで足関節や足趾の運動に作用する.また,伸筋と腓骨筋群は深・浅腓骨神経,屈筋は脛骨神経によってそれぞれ支配される.

1) 伸筋

筋名	起始→停止	支配神経	作用
前脛骨筋	脛骨外側面・下腿骨間膜 →内側楔状骨・第1中足骨底	深腓骨神経	足関節の背屈 足部の内がえし
長母趾伸筋	腓骨体前面下部・下腿骨間膜 →足背の母趾末節骨底		足関節の背屈 足部の内がえし 母趾の伸展
長趾伸筋	腓骨体前面・脛骨外側顆・下腿骨間膜 →中節骨・末節骨		足関節の背屈 足部の外がえし 第2〜5趾の伸展
第3腓骨筋	長指伸筋の分束 →足背の第5中足骨底		足関節の背屈 足部の外がえし

2) 屈筋

筋名	起始→停止	支配神経	作用
腓腹筋	[内側頭] 大腿骨内側上顆, [外側頭] 大腿骨外側上顆 →アキレス腱→踵骨隆起	脛骨神経	膝関節の屈曲 足関節の底屈
ヒラメ筋	腓骨頭・ヒラメ筋線 →アキレス腱→踵骨隆起		足関節の底屈
足底筋	大腿骨外側上顆 →踵骨腱内側縁		下腿三頭筋の補助
膝窩筋	大腿骨外側上顆 →脛骨上部後面		膝関節の屈曲・内旋
後脛骨筋	下腿骨間膜の後面 →舟状骨・楔状骨・立方骨・第2〜3中足骨底		足関節の底屈 足部の内がえし
長趾屈筋	脛骨中央後面 →第2〜5趾末節骨底		足関節の底屈 足部の内がえし 第2〜5趾の屈曲
長母趾屈筋	腓骨体下部後面 →母趾末節骨底		足関節の底屈 足部の内がえし 母趾の屈曲

3) 腓骨筋群

筋名	起始→停止	支配神経	作用
長腓骨筋	腓骨頭・腓骨体上部外側面 →内側楔状骨・第1〜2中足骨底	浅腓骨神経	足関節の底屈 足部の外がえし
短腓骨筋	腓骨体下部外側面 →第5中足骨底		

4) 屈筋支帯の深側(足根管)を通過する腱と神経

- 後脛骨筋腱,長趾屈筋腱,長母趾屈筋腱,後脛骨動・静脈,脛骨神経

4 下腿の筋の区画

- 下腿の筋は次の3つの区画に分けることができる．
  1. 前方区画：①，②，③，第3腓骨筋で構成され，足関節の ④ に作用する．足関節の背側を通過する際には上・下伸筋支帯によって保持される．
  2. 外側区画：⑤，⑥ で構成され，足部の ⑦ に作用する．
  3. 後方区画：浅層にある ⑧，⑨，⑩，深層にある ⑪，⑫，⑬ から構成され，足関節の ⑭ に作用する．浅層の筋は ⑮ を形成し，深層の筋は ⑯ を通ってそれぞれ足部の骨に停止する．

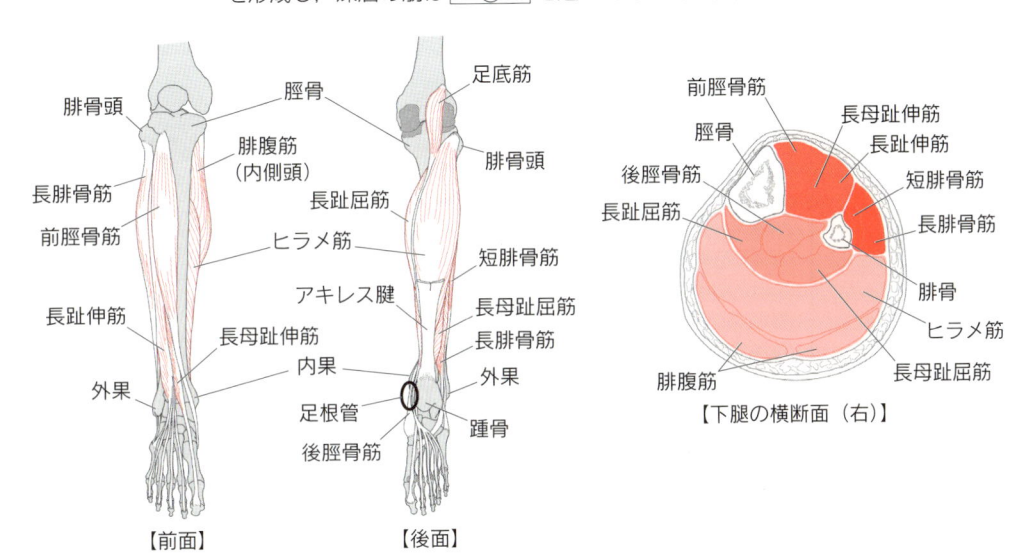

【前面】　【後面】　【下腿の横断面（右）】

5 足根管の構造

- 脛骨の内果と踵骨を結ぶ屈筋支帯により，その下につくられるトンネルを ① といい，この中を ②，③，④，⑤，⑥ が通過する．ここで脛骨神経が絞扼され，足底部にしびれや痛みが生じた病態を足根管症候群と呼ぶ．

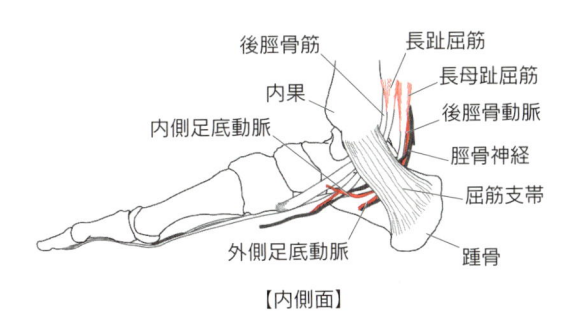

【内側面】

4 足の筋（足内在筋）

- 足の筋は足背の筋と足底の筋（母趾球筋，小趾球筋，中足筋）に分類され，前者は深腓骨神経，後者は脛骨神経から分枝した内側・外側足底神経によって支配される．

1）足背の筋

筋名	起始→停止	支配神経	作用
短母趾伸筋	踵骨上面 →母趾基節骨底	深腓骨神経	母趾の伸展
短趾伸筋	踵骨上面 →長趾伸筋腱		第2～4趾の伸展

2）母趾球筋

筋名	起始→停止	支配神経	作用
母趾外転筋	踵骨隆起 →母趾基節骨底	内側足底神経	母趾の外転・底屈
短母趾屈筋	楔状骨 →母趾基節骨底		母趾基節の屈曲
母趾内転筋	[斜頭] 第2～4中足骨底 [横頭] 第2～4中足趾節関節の関節包 →母趾基節骨底	外側足底神経	母趾の内転

3）小趾球筋

筋名	起始→停止	支配神経	作用
小趾外転筋	踵骨隆起 →小趾基節骨底	外側足底神経	小趾の外転
短小趾屈筋	長足底靱帯・第5中足骨底 →小趾基節骨底		小趾基節の屈曲
小趾対立筋	長腓骨筋腱鞘・長足底靱帯 →小趾中足骨外側		小趾中足骨を内側に引く

4）中足筋

筋名	起始→停止	支配神経	作用
短趾屈筋	踵骨隆起 →第2～5趾中節骨底	内側足底神経	第2～5趾中節の底屈
足底方形筋	踵骨隆起 →長趾屈筋の共通腱	外側足底神経	長趾屈筋の補助
虫様筋	長趾屈筋腱 →指背腱膜（長趾伸筋腱）	内側足底神経 外側足底神経	第2～5趾基節の屈曲
底側骨間筋	第3～5中足骨内側 →第3～5趾基節骨底内側	外側足底神経	足趾の内転 第3～5趾基節の底屈
背側骨間筋	第1～5中足骨対側面 →第2～4趾基節骨		足趾の外転 第2～4趾基節の底屈

6 足内在筋と手内在筋の違い

- 手内在筋と比べた足内在筋の違いには主に次のような点がある．
  1. ① にも内在筋がある（手の背側はすべて外在筋である）
  2. ② が1種類しかない（手には長・短母指外転筋がある）
  3. 母趾球筋に ③ がない（手には母指対立筋がある）
  4. 中足筋として ④ と ⑤ がある（中手筋は虫様筋と骨間筋のみである）
  5. ⑥ が発達している

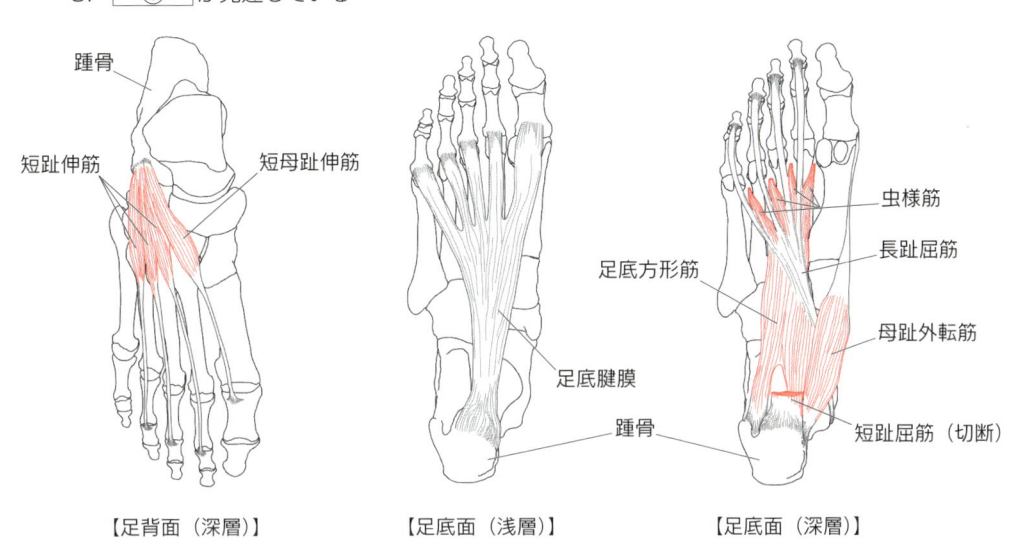

【足背面（深層）】踵骨／短趾伸筋／短母趾伸筋

【足底面（浅層）】足底腱膜／踵骨

【足底面（深層）】虫様筋／長趾屈筋／母趾外転筋／短趾屈筋（切断）

理解を深めるワンステップ 4　足部のアーチについて

・足のアーチは内側縦足弓，外側縦足弓，横足弓の3つのアーチが形成されている．これらのアーチは歩行の際，スプリングのように衝撃を吸収している．立位では足にかかる荷重は2/3が距骨から踵骨へ，1/3が前足部へ分散される．足底腱膜は踵骨と中足骨頭を継ぎアーチを保持している．歩行時にはアーチがつぶれることで荷重が分散され全体重を支え，蹴りだしの際には母趾背屈によって足底腱膜が巻き上げられ，強力なてこの働きによって前方への推進力をつくり出している．

足根骨形態異常，靱帯の弛緩，足底腱膜の筋力低下など，アーチの形成に関わる組織やメカニズム異常はアーチを破綻させ，扁平足をはじめとした有痛性の足部疾患を誘発させることにつながっていく．

3. 下肢の運動

1）股関節の運動とそれに関わる筋

筋名	屈曲	伸展	外転	内転	外旋	内旋
腸腰筋	○					
縫工筋	△		△		△	
大腿直筋	○		△			
恥骨筋	○			○	△	
大腿筋膜張筋	○		○			
大殿筋		○	△	△	○	
大腿二頭筋		○			△	
半腱様筋		○				△
半膜様筋		○				△
中殿筋	△	△	○		△	△
小殿筋	△	△	△		△	○
薄筋	△			○		△
長・短・大内転筋	△			○	△	
深層外旋6筋					○	

○：主動筋　　△：補助動筋

2）膝関節の運動とそれに関わる筋

筋名	屈曲	伸展	外旋	内旋
半腱様筋	○			○
半膜様筋	○			○
大腿二頭筋	○		○	
大腿四頭筋		○		
大腿筋膜張筋	△	○	△	
縫工筋	△			△
薄筋	△			△
腓腹筋	△			
膝窩筋	△			△
足底筋	△			

○：主動筋　　△：補助動筋

理解を深めるワンステップ 5　膝関節の回旋運動

- 膝関節（大腿脛骨関節）は構造的特徴から楕円関節（顆状関節）に分類され，屈曲−伸展に加えて回旋運動（外旋−内旋）が可能な二軸性関節である．特に，屈曲状態からの最終伸展時に脛骨が大腿骨に対して外旋すること，また，伸展状態からの屈曲開始時に脛骨が大腿骨に対して内旋することを"終末回旋運動"と呼んでいる．このメカニズムは完全伸展時の膝の安定性を確保することに役立っている．

3．下肢の運動

1 足部の運動と下腿の筋の拮抗共同関係

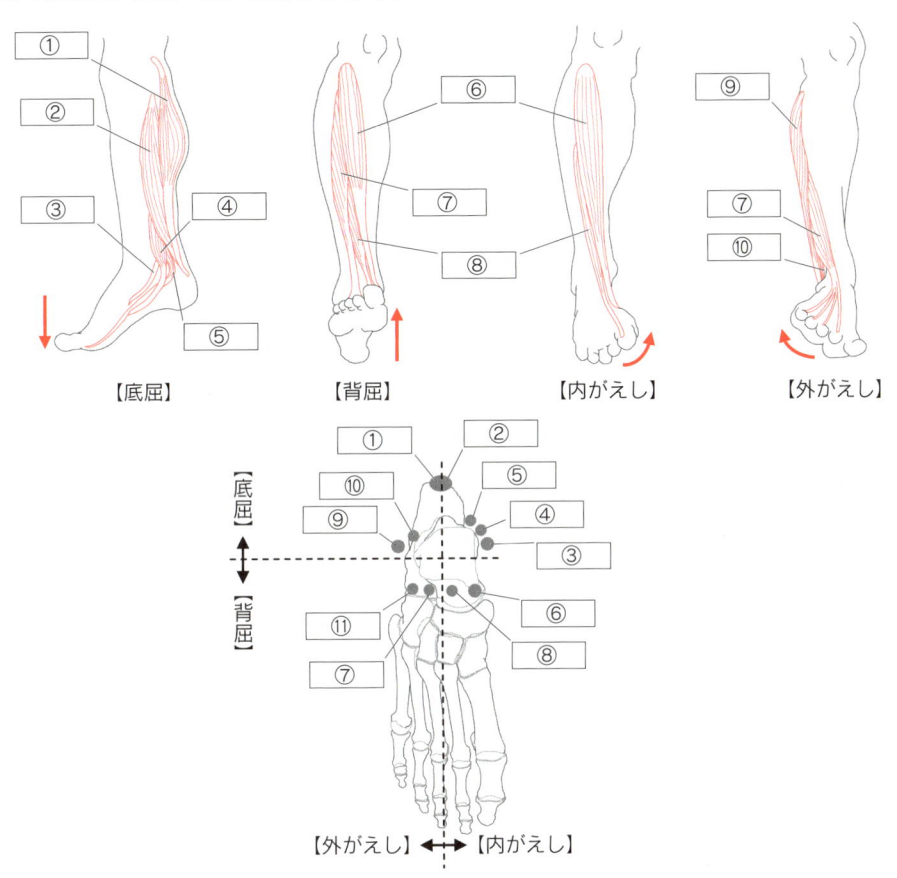

【底屈】　【背屈】　【内がえし】　【外がえし】

【底屈】 ↕ 【背屈】

【外がえし】 ↔ 【内がえし】

3）足関節・足部・足趾の運動とそれに関わる筋

筋名	足関節・足部		足部		足趾	
	底屈	背屈	内がえし	外がえし	屈曲	伸展
前脛骨筋		○	△			
長母趾伸筋		○	△			○
長趾伸筋		○		△		○
第3腓骨筋		○		△		
長・短腓骨筋	○			○		
腓腹筋	○					
ヒラメ筋	○					
足底筋	○					
後脛骨筋	○		○			
長趾屈筋	○		○		○	
長母趾屈筋	○		△		○	

○：主動筋　△：補助動筋

演習問題

1) 寛骨について正しいのはどれか.
   1. 閉鎖孔は閉鎖膜によって完全に被われている.
   2. 腸骨の内側面には仙骨との関節面である月状面がある.
   3. 坐骨結節からは大腿二頭筋短頭, 半腱様筋, 半膜様筋などが起始する.
   4. 恥骨上枝は分界線を構成する.

2) 女性の骨盤の特徴でないのはどれか.
   1. 岬角が著しく突出している.
   2. 骨盤上口は楕円形をしている.
   3. 恥骨下角が 70 ～ 90°と大きい.
   4. 閉鎖孔の形が三角形に近い.

3) 大腿骨にないのはどれか.
   1. 転子窩
   2. 転子間稜
   3. 顆間窩
   4. 顆間区

4) 膝関節について誤っているのはどれか.
   1. 内側半月は内側側副靱帯に付着する.
   2. 外側半月は可動性が大きい.
   3. 前・後十字靱帯は共同して下腿の外旋を制限する.
   4. 鵞足は膝関節内側部の安定に関与している.

5) ショパール関節を構成しないのはどれか.
   1. 距骨
   2. 踵骨
   3. 楔状骨
   4. 立方骨

6) 大坐骨孔と小坐骨孔の両方を通過するのはどれか.
   1. 内閉鎖筋
   2. 梨状筋
   3. 坐骨神経
   4. 陰部神経

7) 大腿神経と閉鎖神経の二重支配を受けるのはどれか.
   1. 腸腰筋
   2. 恥骨筋
   3. 大内転筋
   4. 大腿二頭筋

8) 足内在筋でないのはどれか.
   1. 母趾外転筋
   2. 小趾外転筋
   3. 足底方形筋
   4. 足底筋

9) 股関節と膝関節に対し, ともに屈曲の作用をもつのはどれか.
   1. 大腿直筋
   2. 縫工筋
   3. 薄筋
   4. 半腱様筋

10) 足の運動に働く筋について誤っている組合せはどれか.
    1. 長腓骨筋 － 足関節底屈
    2. 第3腓骨筋 － 足関節背屈
    3. 後脛骨筋 － 足部内がえし
    4. 前脛骨筋 － 足部外がえし

第6章　循環器系

学習のポイントとキーワード

1．心臓血管系（★）

- 循環路や血管の構造などを理解する．

> **キーワード**　体循環，肺循環，肺動脈，肺静脈，動脈血，静脈血，内膜，中膜，外膜，終動脈，機能的終動脈，動静脈吻合，伴行静脈，皮静脈

2．心臓（★★）

- 心臓の構造的特徴を理解する．

> **キーワード**　冠状溝，室間溝，心房中隔，心室中隔，卵円窩，房室弁／三尖弁／僧房弁，腱索，乳頭筋，動脈弁／半月弁，刺激伝導系［洞房結節，房室結節，房室束，右脚・左脚，プルキンエ線維］，右冠状動脈［後室間枝］，左冠状動脈［前室間枝，回旋枝］，冠状静脈洞，心内膜，心外膜，心嚢

3．血管系（★★★）

- 大動脈から分枝する動脈の種類を理解する．

> **キーワード**　上行大動脈［左・右冠状動脈］，大動脈弓［腕頭動脈（右総頚動脈，右鎖骨下動脈），左総頚動脈，左鎖骨下動脈］，胸大動脈［気管支動脈，食道動脈，肋間動脈］，腹大動脈［腹腔動脈（左胃動脈，総肝動脈〈右胃動脈，固有肝動脈〉，脾動脈），上腸間膜動脈，下腸間膜動脈，腎動脈，精巣動脈／卵巣動脈，腰動脈］

- 大脳動脈輪を構成する動脈の種類を理解する．

> **キーワード**　内頚動脈［前大脳動脈（前交通動脈），中大脳動脈，後交通動脈］，後大脳動脈

- 頭頚部・上肢・骨盤部・下肢の動脈とそれぞれの分枝を理解する．

> **キーワード**　外頚動脈［顔面動脈，浅側頭動脈，顎動脈］，内頚動脈［眼動脈］，鎖骨下動脈［椎骨動脈］，腋窩動脈［前・後上腕回旋動脈］，上腕動脈［上腕深動脈，橈骨動脈，尺骨動脈］，内腸骨動脈［精管動脈／卵管動脈，閉鎖動脈，上殿動脈，下殿動脈］，大腿動脈［大腿深動脈（内側・外側大腿回旋動脈）］，膝窩動脈［前・後脛骨動脈］

- 門脈を構成する静脈の種類を理解する．

> **キーワード**　脾静脈，上腸間膜静脈，下腸間膜静脈，左・右胃静脈，臍傍静脈

- 皮静脈の種類とその流入血管を理解する．

> **キーワード**　外頚静脈［鎖骨下静脈］，尺側皮静脈［上腕静脈］，橈側皮静脈［腋窩静脈］，小伏在静脈［膝窩静脈］，大伏在静脈［大腿静脈］

- 胎児循環に特有な血管とその特徴を理解する．

> **キーワード**　臍静脈，臍動脈，静脈管／アランチウス管，動脈管／ボタロー管，卵円孔

1．心臓血管系

1 体循環と肺循環

- 心臓のポンプ作用により送り出される血液の循環経路は，全身をめぐる"体循環"と肺でのガス交換を目的とする"肺循環"の2系統に分類できる．

1）肺循環／小循環（右心室→肺動脈→肺→肺静脈→左心房）
- 肺動脈：二酸化炭素を多く含む静脈血が流れる
- 肺静脈：酸素を多く含む動脈血が流れる

2）体循環／大循環（左心室→大動脈→全身→上・下大静脈→右心房）
- 動脈は動脈血，静脈は静脈血が流れる

2 血管の構造と特徴的形態

- 血管壁は原則的に内腔側から"内膜"（内皮と呼ばれる扁平上皮＋結合組織），"中膜"（平滑筋＋結合組織），"外膜"（結合組織）の3層構造からなる．

1）構造

動脈
- 厚い中膜（平滑筋＋弾性線維）をもつ
- 弾性動脈：大動脈では特に弾性線維が発達している
- 筋性動脈：細動脈では特に平滑筋が発達している

静脈
- 平滑筋や弾性線維が少なく，中膜は動脈ほど発達していない
- 血液の逆流を防ぐために静脈弁がある

毛細血管
- 平滑筋や弾性線維を欠き，1層の内皮細胞と基底膜のみからなる

2）特徴的形態
- 吻合：毛細血管を通らない血管と血管のつながりのことで，多くの動脈は吻合枝をもっており，動脈網や動脈叢を形成する
    - 終動脈：吻合枝をもたない動脈のこと
    - 機能的終動脈：細い吻合枝しかもたない動脈のこと（脳，網膜，心臓，肺，肝臓などにみられる）
    - 注）機能的終動脈も終動脈と同様に閉塞されると梗塞を起こしやすい
- 動静脈吻合：毛細血管を介さず動脈と静脈が直接連結した吻合のことで，体温喪失の防止（耳介，鼻，唇など），消化や尿生成の促進（胃，腸，腎臓など）を目的とする
- 伴行静脈：動脈と並んで走る静脈のことで，深部を走る静脈の多くは動脈と伴行する
    - 注）硬膜静脈洞や皮静脈など動脈に伴行しない静脈もある
- 脈管の脈管：血管壁を栄養する血管のことで，心臓の冠状動・静脈はこれにあたる

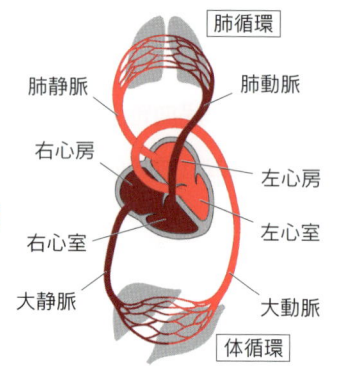

1．心臓血管系

1 血管の構造的違い

- 血管の３層構造のうち ① は動脈で発達しており，特に弾性動脈と呼ばれる大動脈では ② が，筋性動脈と呼ばれる細動脈では ③ の発達が顕著である．それに対して静脈では ④ が最も厚く，内腔は動脈よりも広くなっている．さらに，静脈の内膜には血液の逆流を防ぐための ⑤ が内腔に向かって飛び出している．また，毛細血管は１層の ⑥ と基底膜からなっていて物質の透過性が高く，酸素や二酸化炭素は毛細血管壁そのものを，その他の物質（水，電解質，グルコースなど）は内皮細胞間隙を通過できる．

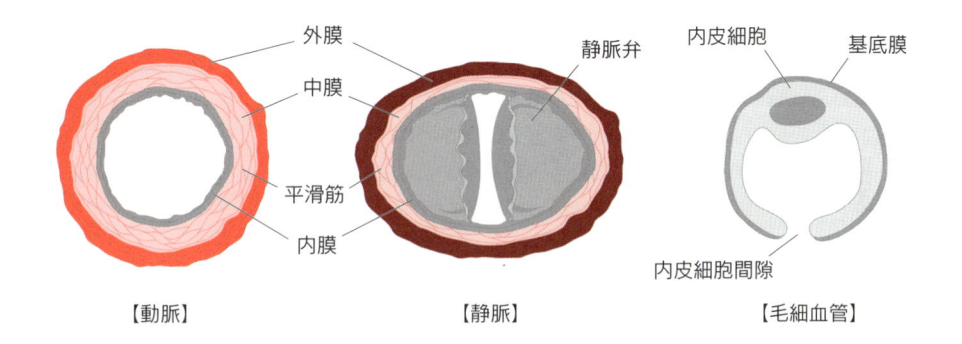

【動脈】　【静脈】　【毛細血管】

2 毛細血管網と動脈吻合

- 通常，細動脈と細静脈は ① を介してつながっており，毛細血管網への血流量は細動脈の末端部にある平滑筋（前毛細血管括約筋）によって調節されている．多くの場合，毛細血管網につながる細動脈は吻合（動脈網や動脈叢）をつくって連絡しており，閉塞を起こしても毛細血管への血流が滞らない仕組みとなっている．ただし，一部の組織（脳，網膜，心臓，肺，肝臓，脾臓，腎臓など）では，吻合枝をまったくもたない ② や，あっても非常に細い吻合枝しかもたない ③ として毛細血管につながっている．そのような組織では，ある領域は１本の細動脈からの血液に依存しており，閉塞を起こした場合にはその領域への血流が停止するため，細胞の壊死（梗塞）を招くことになる．

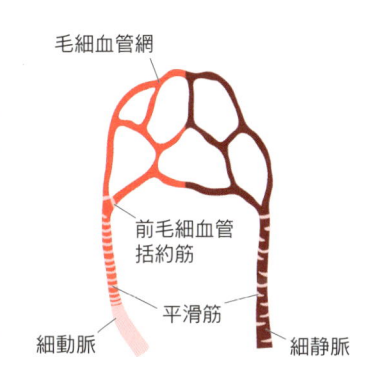

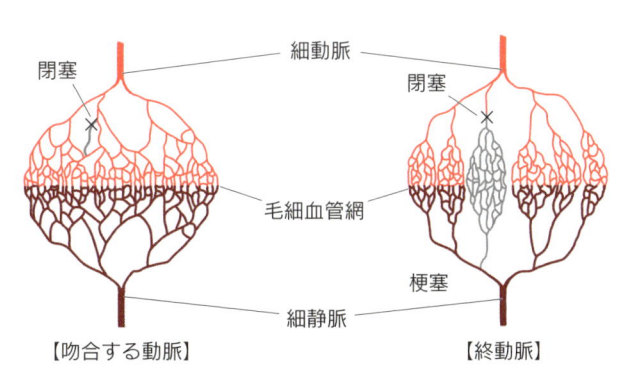

【吻合する動脈】　【終動脈】

2. 心臓

1 心臓の構造的特徴

- 心臓は重さが200〜300gのにぎり拳大の器官で，桃の実に似た形をしている．縦隔内（横隔膜の上，左右の肺の間）に存在し，正中線よりもやや左に偏在している．

1）外形

- **心底**：心臓の上端のことで右上方に位置し，大血管が出入りする
- **心尖**：心臓の下端のことで左下方に位置し，前胸壁に接する（内部には左心室がある）
- **冠状溝**：心臓の表面にある心房と心室を区分する溝
- **室間溝**：心臓の表面にある左右の心室を区分する溝
- **心耳**：心房の壁の一部で，大動脈と肺動脈の基部にある

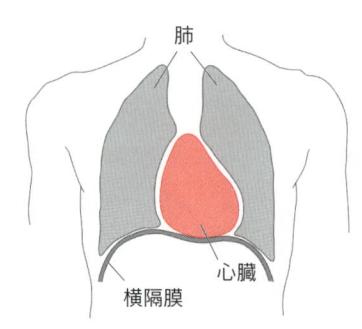

2）心房と心室

- **心房**：壁は薄く，内部に静脈を受け入れる（右心房，左心房）
- **心室**：壁は厚く，内部から動脈を出す（右心室，左心室）
- **心房中隔**と**心室中隔**で左右に区分される
  - 注）心房中隔には**卵円窩**というくぼみがある
- **房室口**：同側の心房と心室を連絡する通路

3）心臓の弁

房室弁

- 房室口にある弁で，心室から心房への血液の逆流を防ぐ
- 弁尖にある**腱索**は心室内腔の**乳頭筋**に付着し，弁尖の反転を防止する
- **右房室弁／三尖弁**：右房室口にあり，3つの弁尖（前，後，中隔）からなる
- **左房室弁／二尖弁／僧帽弁**：左房室口にあり，2つの弁尖（前，後）からなる

動脈弁／半月弁

- 心臓から出る動脈の出口にある弁で，動脈から心室への血液の逆流を防ぐ
- **肺動脈弁**：右心室の肺動脈口にあり，3つの半月弁（前，左，右）からなる
  - 注）水平断面において最も**前方**に位置する
- **大動脈弁**：左心室の大動脈口にあり，3つの半月弁（左，右，後）からなる

4）心臓壁の構成

- **心内膜**：心筋層の内側を被う膜で，単層扁平上皮と結合組織からなる
- **心筋層**：**左心室**が最も厚い
  - 注）心房と心室は絶縁性の結合組織（線維輪，線維三角）で区分される
- **心外膜**：心筋層のすぐ外側を被う膜で，漿膜性心膜の臓側板に相当する

2．心臓

1 心臓の外形的特徴

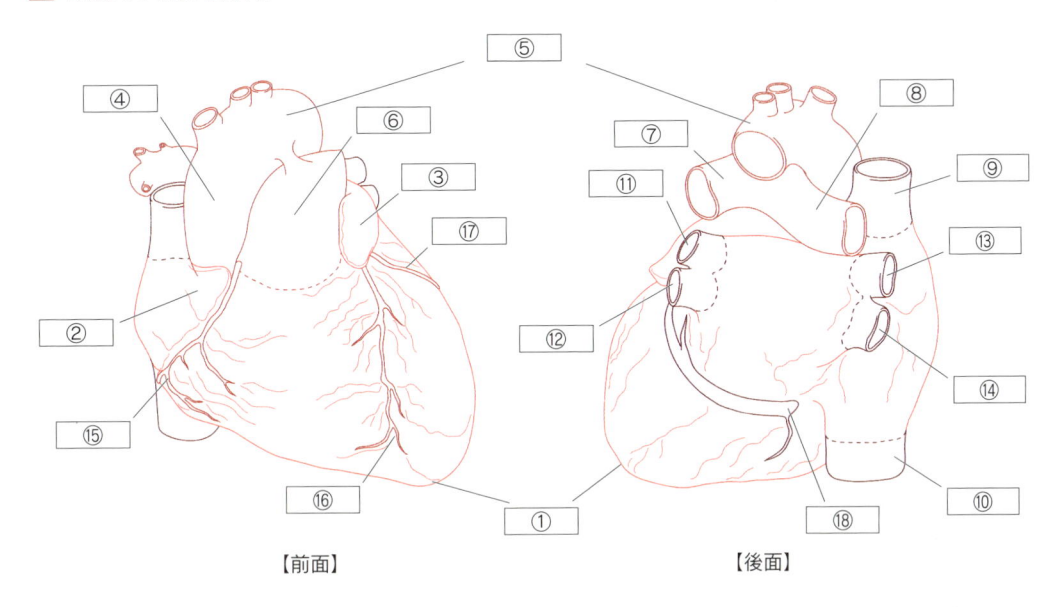

【前面】　【後面】

2 心臓の内部構造

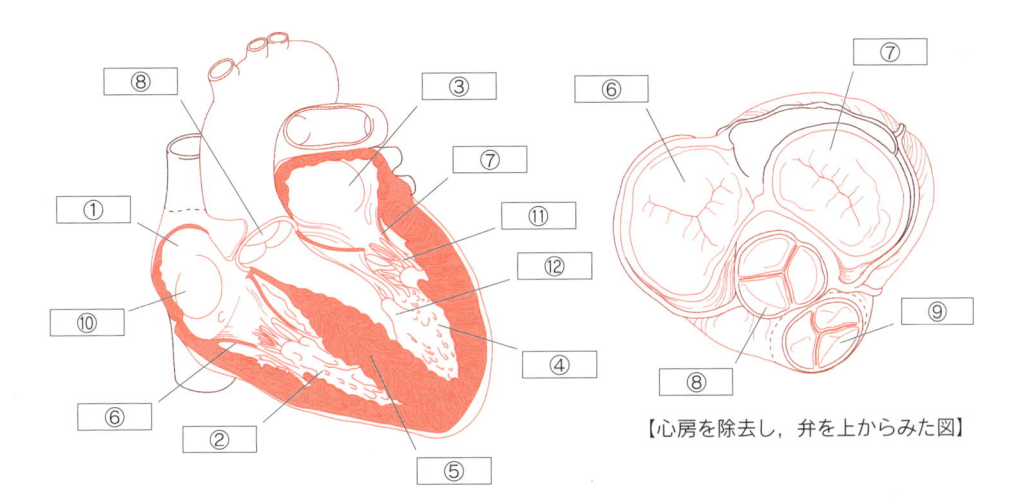

【心房を除去し，弁を上からみた図】

5) 刺激伝導系（特殊心筋）

洞房系
- 洞房結節／キース-フラック結節：右心房の上大静脈開口部付近にあって，ペースメーカーの役割を担う

房室系
- 房室結節／田原結節：右心房の冠状静脈洞開口部付近にあって，洞房結節からの興奮を受ける
- 房室束／ヒス束：心房から心室へと興奮を連絡する
- 右脚・左脚：心室中隔を通り，興奮を心尖部へと伝える
- プルキンエ線維：左右の心室壁に分布し，心室全体に興奮を伝える

6) 心臓の脈管

冠状動脈
- 心臓壁を養う血管で，上行大動脈の起始部から分枝する

◎右冠状動脈
- 走行：上行大動脈起始部の前面→冠状溝→右に回って後面へ→後室間枝
- 分布：右心房，右心室の後壁，心室中隔の後1/3

◎左冠状動脈
- 走行：上行大動脈起始部の左側→冠状溝→前室間枝，回旋枝
- 分布：左心房，右心室の前壁，左心室，心室中隔の前2/3

冠状静脈洞
- 大部分の静脈は最終的に冠状静脈洞に集まり，右心房へ注がれる

7) 心臓の神経
- 交感神経：心臓機能を促進する
- 副交感神経（迷走神経）：心臓機能を抑制する

8) 心膜の構成

漿膜性心膜
- 心筋層の外側を被う単層扁平上皮の膜で，二重になっている
- 臓側板（心外膜）：心筋層のすぐ外側を被う
- 壁側板：臓側板の外側にあり，線維性心膜の内面に接する
- 心膜腔：二重になった漿膜性心膜の間の内腔で，少量の心膜液を含む

線維性心膜
- 最も外側にあって心臓を被っている結合組織の膜で，血管の外膜に相当する
- 線維性心膜と漿膜性心膜の壁側板を合わせて心嚢と呼ぶ

3 刺激伝導系（特殊心筋）と興奮の伝導

- ① で発生した活動電位はギャップ結合により両心房全体に伝わる（心房内興奮伝導経路）が，② では活動電位の伝導が大変遅くなるため，心房から心室への血液の流入時間が与えられることになる．また，心房と心室の間は絶縁性の結合組織（線維輪，線維三角）で隔てられているため，心房から心室への興奮は ③ によってのみ伝えられる．その後，心室中隔内の ④ を通り，⑤ を経て心室筋全体に興奮が伝導される．

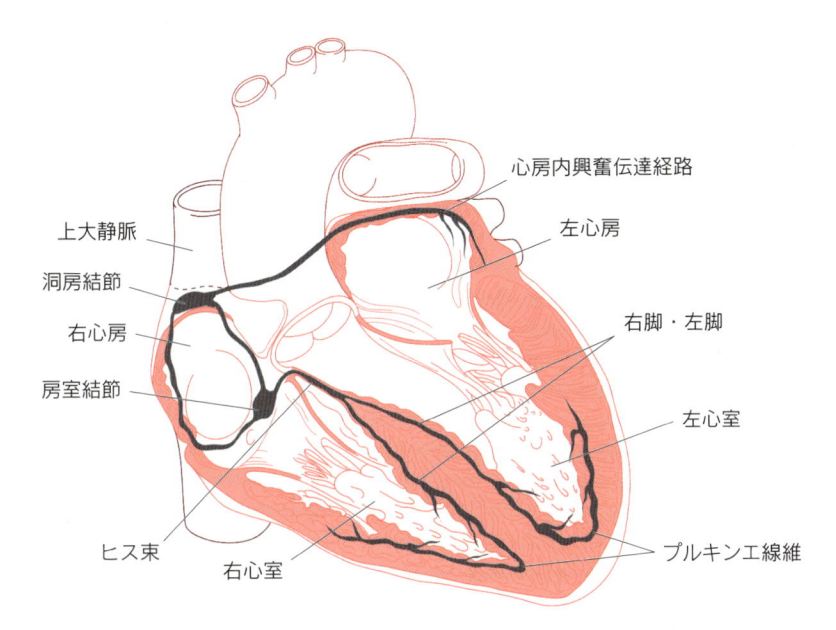

4 心膜の構成

- 心筋層の内側には単層扁平上皮と結合組織からなる ① がある．また，心筋層の外側は漿膜性心膜が二重に折りたたまれた状態で被われており，心筋層に密着している方を臓側板（一般的に ② と呼ぶ），反対側を壁側板といい，その間には少量の心膜液を含んだ ③ が存在する．さらに，壁側板に密着してその外側には血管の ④ に相当する線維性心膜がある．

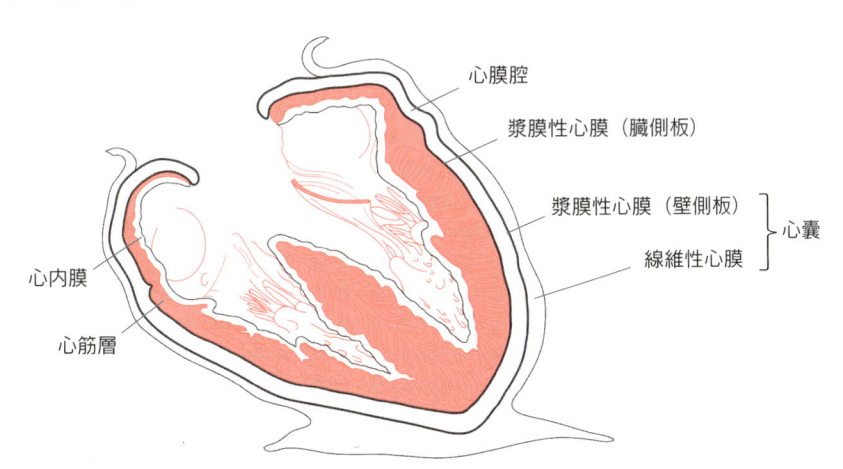

3. 血管系

1 動脈系（体循環）

- 体循環の動脈は左心室から1本の"大動脈"として出ると，その後は多くの枝に分かれながら全身に酸素や栄養を送り届ける．

1）大動脈

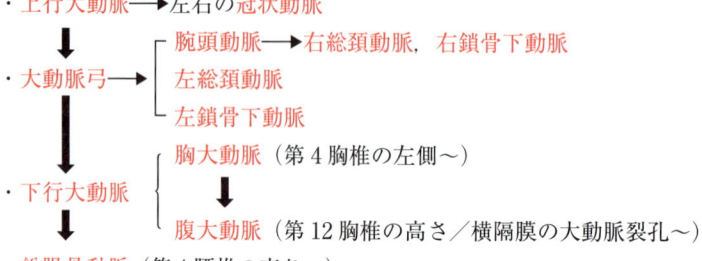

- 上行大動脈 ──→ 左右の冠状動脈
- 大動脈弓 ──→ ┬ 腕頭動脈 ──→ 右総頸動脈，右鎖骨下動脈
　　　　　　　├ 左総頸動脈
　　　　　　　└ 左鎖骨下動脈
- 下行大動脈 ┬ 胸大動脈（第4胸椎の左側〜）
　　　　　　　│　↓
　　　　　　　└ 腹大動脈（第12胸椎の高さ／横隔膜の大動脈裂孔〜）
- 総腸骨動脈（第4腰椎の高さ〜）

2）頭頸部の動脈

総頸動脈（甲状軟骨上縁の高さで外頸動脈と内頸動脈に分枝）

- 外頸動脈 ──→ ┬ 上甲状腺動脈 ──→ 上喉頭動脈
　　　　　　　├ 舌動脈
　　　　　　　├ 顔面動脈 ──→ 眼角動脈，上唇動脈，下唇動脈，オトガイ下動脈
　　　　　　　├ 浅側頭動脈 ──→ 頭頂枝，前頭枝，中側頭動脈，前耳介動脈，顔面横動脈
　　　　　　　├ 顎動脈 ──→ 中硬膜動脈，下歯槽動脈，深側頭動脈，咬筋動脈，頬動脈，眼窩下動脈
　　　　　　　├ 後耳介動脈
　　　　　　　├ 後頭動脈
　　　　　　　└ 上行咽頭動脈

　　注）外頸動脈の枝のうち浅側頭動脈と顎動脈は終枝である

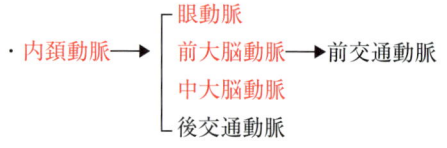

- 内頸動脈 ──→ ┬ 眼動脈
　　　　　　　├ 前大脳動脈 ──→ 前交通動脈
　　　　　　　├ 中大脳動脈
　　　　　　　└ 後交通動脈

鎖骨下動脈（前斜角筋の後ろ，第1肋骨の上を通る） ──→ 腋窩動脈へ

- 椎骨動脈 ──→ 脳底動脈 ──→ 後大脳動脈
- 内胸動脈 ──→ 上腹壁動脈 ─〈吻合〉─ 下腹壁動脈 ←── 外腸骨動脈 ←── 総腸骨動脈
- 甲状頸動脈 ──→ ┬ 下甲状腺動脈 ──→ 上行頸動脈，下喉頭動脈
　　　　　　　　├ 肩甲上動脈 ─〈吻合〉─ 肩甲回旋動脈 ←── 肩甲下動脈 ←── 腋窩動脈
　　　　　　　　└ 頸横動脈
- 肋頸動脈 ──→ 最上肋間動脈，深頸動脈

3. 血管系

1 大動脈の種類とその分枝

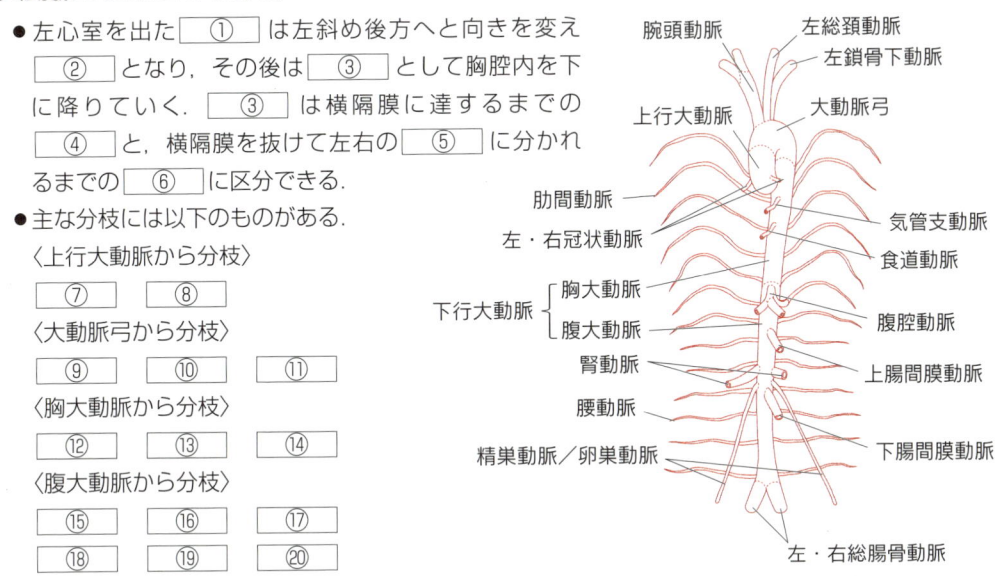

- 左心室を出た ① は左斜め後方へと向きを変え ② となり，その後は ③ として胸腔内を下に降りていく．③ は横隔膜に達するまでの ④ と，横隔膜を抜けて左右の ⑤ に分かれるまでの ⑥ に区分できる．
- 主な分枝には以下のものがある．
  〈上行大動脈から分枝〉
  ⑦　⑧
  〈大動脈弓から分枝〉
  ⑨　⑩　⑪
  〈胸大動脈から分枝〉
  ⑫　⑬　⑭
  〈腹大動脈から分枝〉
  ⑮　⑯　⑰
  ⑱　⑲　⑳

2 外頸動脈と内頸動脈の分枝

- 甲状軟骨上縁の高さで ① から枝分かれした ② と ③ は，主に前者は顔面，後者は脳に血液を供給する．
- ② から分枝する主な血管としては，④，⑤，⑥，⑦，⑧ があり，このうち ⑦ と ⑧ は末端で他の動脈と吻合しない終枝である．
- ③ は ⑨ を分枝した後は脳に向かい，脳底で ⑩，⑪，⑫ に分かれる．それらの血管は鎖骨下動脈の枝である ⑬ が ⑭ となった後でさらに左右に分かれた ⑮ と合わさって，⑯（ウィリスの動脈輪）を形成する．また，左右の ⑩ を結ぶ ⑰ を除いて，⑯ を形成するその他の血管はすべて左右１対あってリング状につながっている．

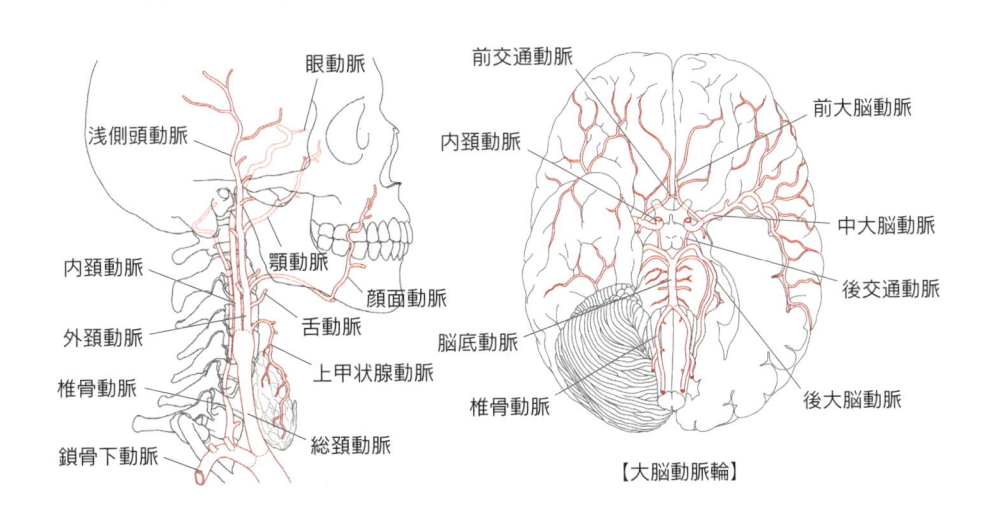

【大脳動脈輪】

3）上肢の動脈

腋窩動脈（第1肋骨外側縁〜）──→ 上腕動脈へ
- 最上胸動脈［小胸筋，前鋸筋］
- 胸肩峰動脈［大胸筋，三角筋］
- 外側胸動脈［前鋸筋，乳腺］
- 肩甲下動脈──→ ┌ 胸背動脈［広背筋，前鋸筋］
  └ 肩甲回旋動脈 ─〈吻合〉─ 肩甲上動脈 ← 甲状頸動脈 ← 鎖骨下動脈
  ［棘上筋，棘下筋，大円筋，小円筋，肩甲下筋，三角筋，広背筋］
- 前上腕回旋動脈 ┐
- 後上腕回旋動脈 ┘〈吻合〉［肩関節周囲］

上腕動脈（大胸筋停止部の腱の下〜）
- 上腕深動脈 ──→ 橈側側副動脈 ┐
                  橈側反回動脈 ┘〈吻合〉
- 橈骨動脈 ──→ ┌ 深掌動脈弓 ──→ 掌側中手動脈 ──→ 固有掌側指動脈
               └ 浅掌動脈弓 ──→ 総掌側指動脈
- 尺骨動脈 ──→ 背側手根動脈網 ──→ 背側中手動脈 ──→ 背側指動脈
  ├ 総骨間動脈 ──→ 前・後骨間動脈
  └ 尺側反回動脈
- 上尺側側副動脈 ┐
- 下尺側側副動脈 ┘〈吻合〉

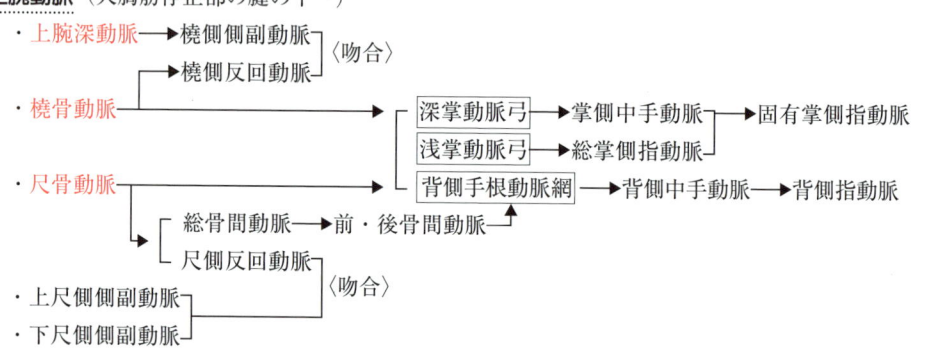

理解を深めるワンステップ 1　僧帽筋と僧帽弁について

- 心臓には，大動脈弁・肺動脈弁・右房室弁・左房室弁の4つの弁が存在するが，左房室弁は他の弁と違い2枚の弁尖がある．左房室弁は僧帽弁 mitral valve とも呼ばれているが，これはミトラ mitral（司教冠）からきており，司教（カトリック教会の偉い人）の被る冠が2枚の弁の様な形状になぞらえたものである．

  同じ「僧帽」の名をもつ僧帽筋は，カプチン教会の修道服のフード（修道士の被り物）に形が似ていることから僧帽筋と訳された．同じ坊さんでも時代背景や宗派の違いでまったく異なった帽子ではあるが，同じ表現で訳されたのである．

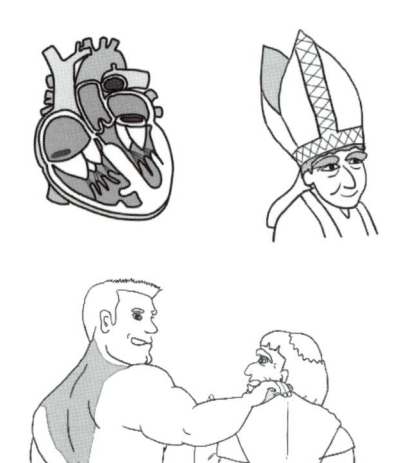

3 鎖骨下動脈以降の動脈とその分枝

- 右は腕頭動脈, 左は大動脈弓から出た ① は, 第1肋骨の上を乗り越えると ② , さらに大胸筋の腱の下をくぐり抜け ③ と名前を変えた後, 肘窩で ④ と ⑤ に分かれて手部に向かう.
- それぞれの動脈から枝分かれする主な血管には以下のものがある.

〈鎖骨下動脈から分枝〉
⑥ ⑦ ⑧
⑨

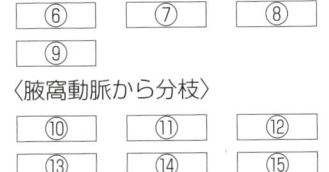

〈腋窩動脈から分枝〉
⑩ ⑪ ⑫
⑬ ⑭ ⑮

〈上腕動脈から分枝〉
⑯ ④ ⑤

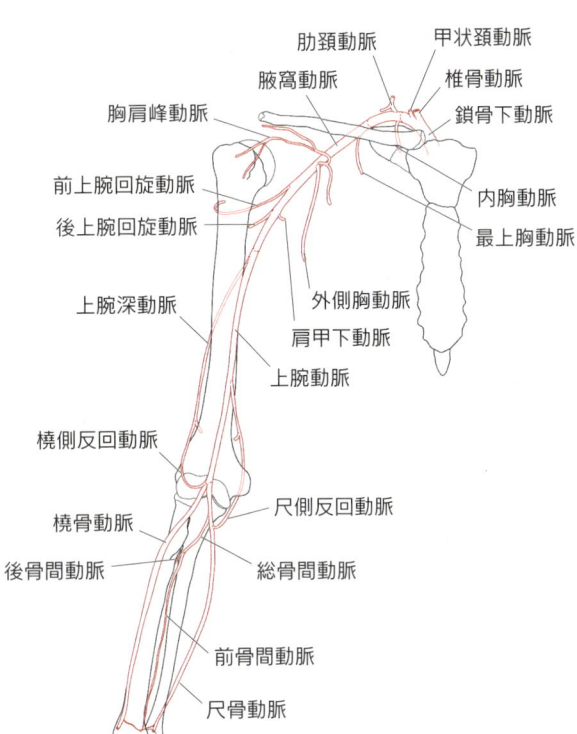

4 手部の動脈

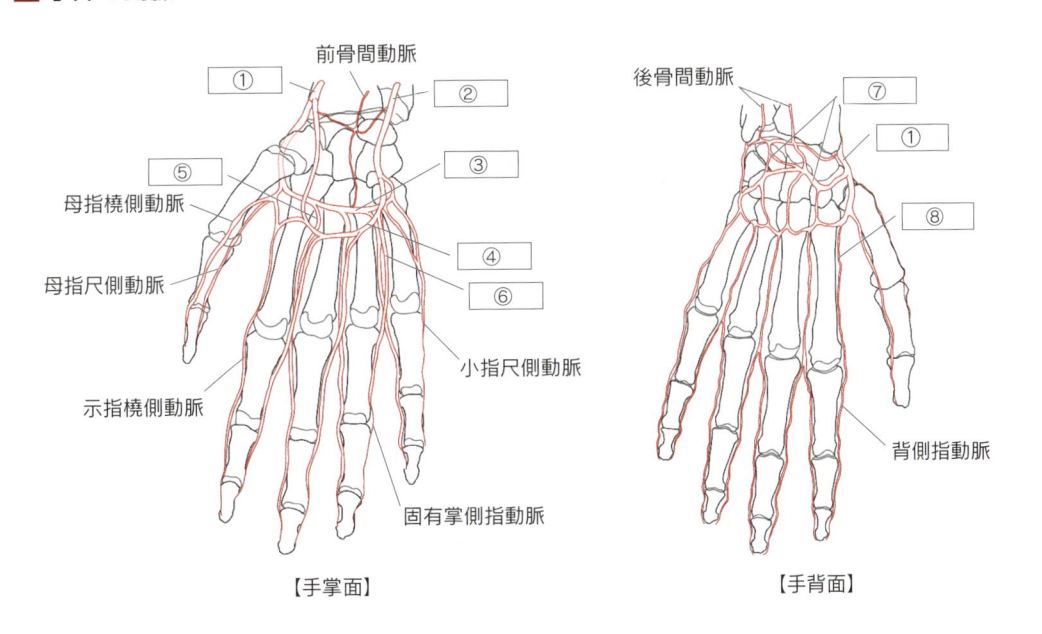

【手掌面】

【手背面】

4）胸大動脈

[臓側枝]
- 気管支動脈（2～3本）
- 食道動脈（2～7本）

[壁側枝]
- 肋間動脈
- 上横隔動脈

5）腹大動脈

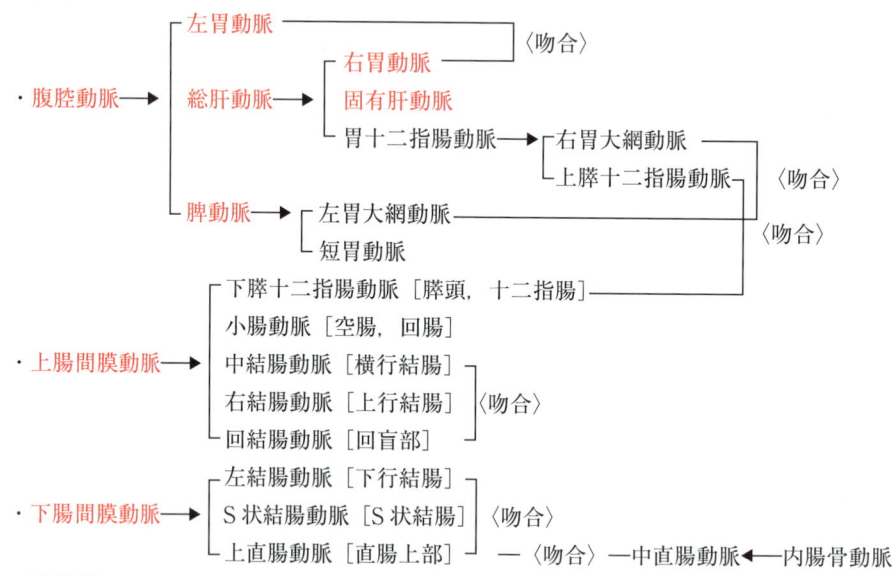

[臓側枝]
- 腹腔動脈 →
  - 左胃動脈 ────────┐
  - 総肝動脈 →
    - 右胃動脈 ────┘〈吻合〉
    - 固有肝動脈
    - 胃十二指腸動脈 →
      - 右胃大網動脈 ──┐
      - 上膵十二指腸動脈 ─┘〈吻合〉
  - 脾動脈 →
    - 左胃大網動脈 ─────────〈吻合〉
    - 短胃動脈

- 上腸間膜動脈 →
  - 下膵十二指腸動脈［膵頭，十二指腸］
  - 小腸動脈［空腸，回腸］
  - 中結腸動脈［横行結腸］┐
  - 右結腸動脈［上行結腸］├〈吻合〉
  - 回結腸動脈［回盲部］ ┘

- 下腸間膜動脈 →
  - 左結腸動脈［下行結腸］┐
  - S状結腸動脈［S状結腸］├〈吻合〉
  - 上直腸動脈［直腸上部］┘ ─〈吻合〉─ 中直腸動脈 ← 内腸骨動脈

- 腎動脈
- 精巣動脈／卵巣動脈

[壁側枝]
- 下横隔動脈
- 腰動脈

理解を深めるワンステップ 2　腹腔動脈の枝について（左胃動脈，脾動脈，総肝動脈）

- 腹大動脈より直接，枝分かれする腹腔動脈は，左胃動脈，脾動脈，総肝動脈に分枝するが，この3枝は互いに吻合する．左胃動脈は総肝動脈の枝である右胃動脈と吻合し，小弯に沿ってループをつくる．総肝動脈は胃十二指腸動脈，さらに右胃大網動脈を分枝し，脾動脈の枝の左胃大網動脈と吻合し大弯に沿ってループをつくっている．腹腔動脈からの3枝は，腹腔の上部にある胃，脾臓，肝臓，膵臓，十二指腸などの臓器に血液を供給している．

3. 血管系

テキスト ＆ ワーク

5 胸大動脈の分枝

- 胸大動脈の分枝は，胸腔内臓器に血液を送る臓側枝と胸郭の骨や筋肉に血液を送る壁側枝に分けられ，主な血管として以下のものがある．

〈臓側枝〉
① ②

〈壁側枝〉
③

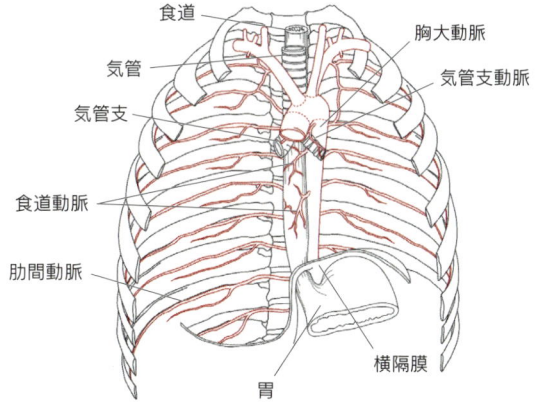

6 腹腔内臓器と動脈

- 腹大動脈から分枝し，腹腔内臓器に血液を送る主な動脈には以下のものがある．

〈肝臓，胃，十二指腸，脾臓，膵臓へ〉
① ② ③ ④ ⑤ ⑥ ⑦

〈空腸，回腸，盲腸，上行結腸，横行結腸へ〉
⑧

〈下行結腸，S状結腸，直腸上部〉
⑨

〈腎臓へ〉
⑩

〈精巣／卵巣へ〉
⑪

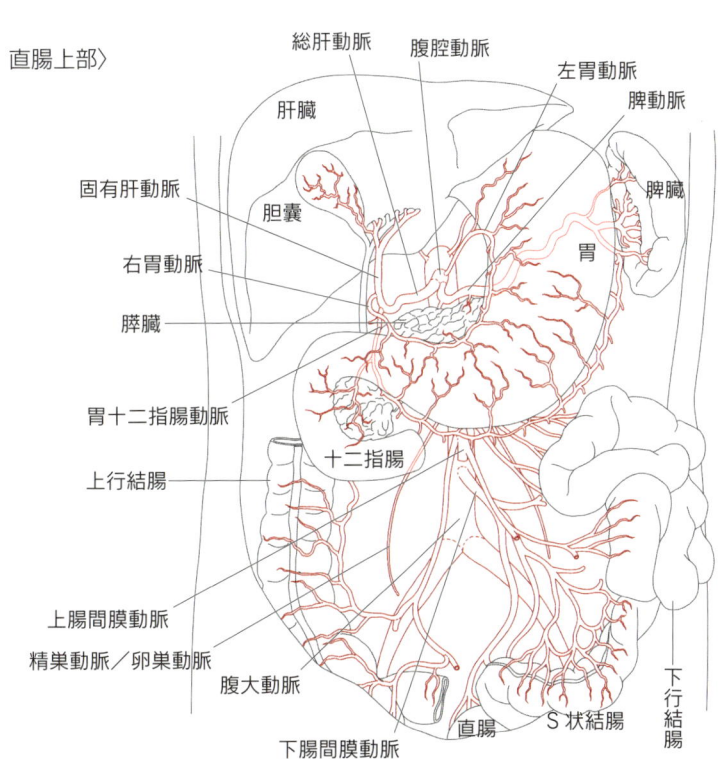

6) 骨盤部の動脈

総腸骨動脈（仙腸関節の前で分枝）

- 内腸骨動脈

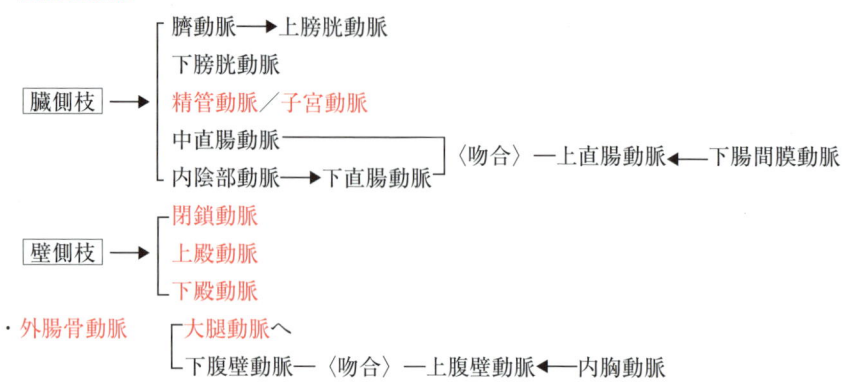

  - 臓側枝 →
    - 臍動脈 → 上膀胱動脈
    - 下膀胱動脈
    - 精管動脈／子宮動脈
    - 中直腸動脈 ─┐
    - 内陰部動脈 → 下直腸動脈 ┘〈吻合〉─ 上直腸動脈 ← 下腸間膜動脈

  - 壁側枝 →
    - 閉鎖動脈
    - 上殿動脈
    - 下殿動脈

- 外腸骨動脈
  - 大腿動脈へ
  - 下腹壁動脈 ─〈吻合〉─ 上腹壁動脈 ← 内胸動脈

7) 下肢の動脈

大腿動脈（血管裂孔～）→ 膝窩動脈へ

- 浅腹壁動脈 ─〈吻合〉─ 上腹壁動脈 ← 内胸動脈
- 外陰部動脈
- 浅腸骨回旋動脈
- 大腿深動脈 →
  - 内側大腿回旋動脈
  - 外側大腿回旋動脈 〈吻合〉
- 下行膝動脈

膝窩動脈（内転筋管～）

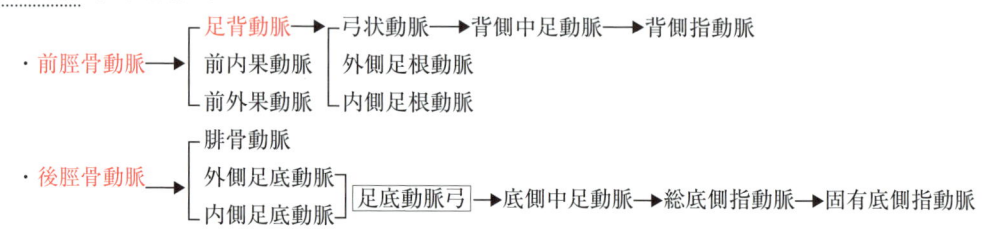

- 前脛骨動脈
  - 足背動脈 → 弓状動脈 → 背側中足動脈 → 背側指動脈
  - 前内果動脈　外側足根動脈
  - 前外果動脈　内側足根動脈

- 後脛骨動脈
  - 腓骨動脈
  - 外側足底動脈
  - 内側足底動脈 ─足底動脈弓→ 底側中足動脈 → 総底側指動脈 → 固有底側指動脈

理解を深めるワンステップ 3　大腿三角～ハンター管について

・内転筋管はハンター管とも呼ばれ，スカルパ三角の下端から始まり内転筋裂孔で終わる管状空間で，大内転筋・内側広筋・縫工筋と広筋内転筋膜で囲まれている．大腿動脈は血管裂孔で外腸骨動脈から続き，内転筋管を経て膝窩動脈となる．

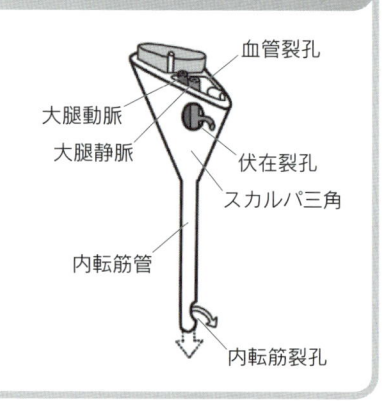

（図：血管裂孔，大腿動脈，大腿静脈，伏在裂孔，スカルパ三角，内転筋管，内転筋裂孔）

3. 血管系

テキスト ＆ ワーク

7 外腸骨動脈と内腸骨動脈の分枝

- 仙腸関節の前方で ① から枝分かれした ② と ③ は，前者は腹壁と下肢，後者は骨盤内外の臓器や骨，筋に血液を供給する．
- 外腸骨動脈から分枝する血管には， ④ と下腹壁動脈がある．
- 内腸骨動脈の分枝で骨盤腔内臓器に血液を送る臓側枝と骨盤外部の骨や筋に血液を送る壁側枝には以下のものがある．

〈臓側枝〉
⑤ ⑥ ⑦
⑧ ⑨

〈壁側枝〉
⑩ ⑪ ⑫

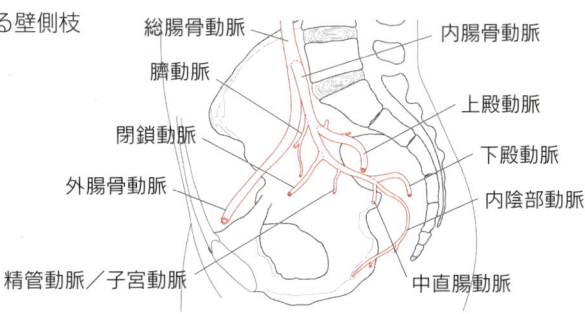

8 大腿動脈以降の動脈とその分枝

- 総腸骨動脈から枝分かれした ① は，血管裂孔を抜けると ② ，さらに内転筋管を抜け ③ と名前を変えた後，脛腓関節の下方で ④ と ⑤ に分かれて足部に向かう．
- ② から分枝する主な動脈には， ⑥ ， ⑦ ， ⑧ がある．

9 大腿骨頭を栄養する動脈

- ① から枝分かれする ② および ③ は，大腿骨頸部の基部を取り巻くように動脈環を形成し，ここから分枝した血管が骨頭へと進入する．一方，閉鎖動脈の枝である寛骨臼枝は，大腿骨頭靱帯内を通って骨頭内に入るが，靱帯付着部付近を栄養するにすぎない．

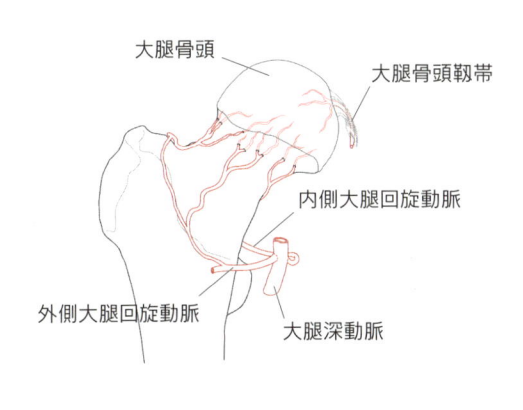

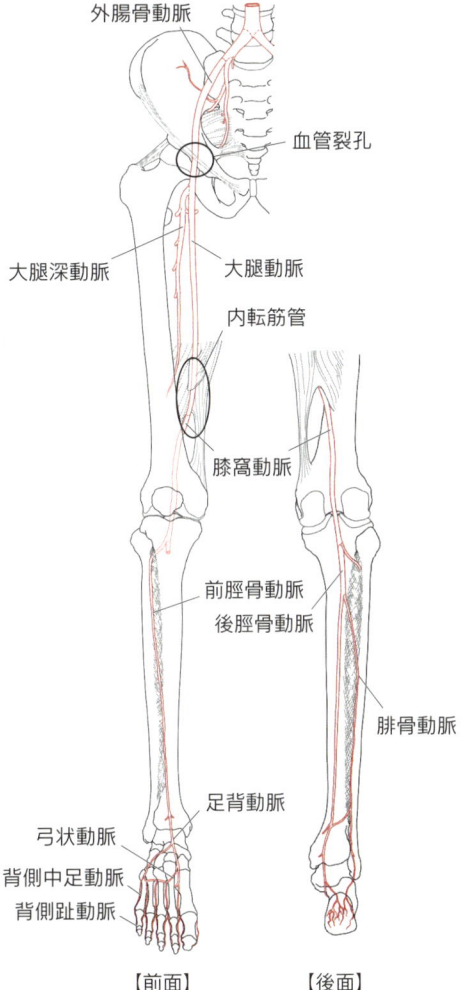

2 静脈系（体循環）

● 静脈は深部と浅部に太い静脈が走っており，前者を深静脈，後者を皮静脈と呼ぶ．深静脈の多くは動脈と伴行しているが，皮静脈は動脈とは関係なく枝分かれや吻合により複雑に絡み合いながら走行している．また，体循環の動脈は1本の大動脈が左心室を出るのに対して，静脈は上半身の静脈血を集める"上大静脈"，下半身の静脈血を集める"下大静脈"，心臓壁の静脈が合流した"冠状静脈洞"の3本が右心房へと開口する

1）上大静脈

腕頭静脈

- 内頚静脈 ┐
- 鎖骨下静脈 ├→ 左右の腕頭静脈 → 上大静脈
- 外頚静脈 ┘

2）頭頚部の静脈

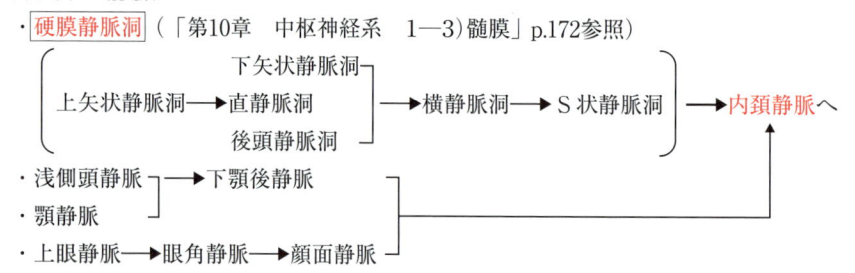

硬膜静脈洞 （「第10章 中枢神経系 1―3）髄膜」p.172参照）

　　　　　　　　下矢状静脈洞
　　上矢状静脈洞→直静脈洞　　→ 横静脈洞 → S状静脈洞 → 内頚静脈へ
　　　　　　　　後頭静脈洞

- 浅側頭静脈 ┐→ 下顎後静脈
- 顎静脈　　┘
- 上眼静脈 → 眼角静脈 → 顔面静脈

3）上肢の静脈

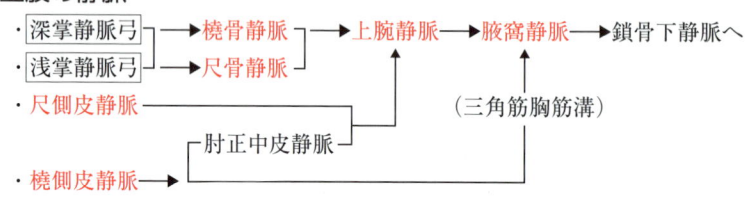

- 深掌静脈弓 →橈骨静脈 ┐→ 上腕静脈 → 腋窩静脈 → 鎖骨下静脈へ
- 浅掌静脈弓 →尺骨静脈 ┘
- 尺側皮静脈
　　　　　　└ 肘正中皮静脈 ┘　（三角筋胸筋溝）
- 橈側皮静脈 ┘

4）奇静脈系

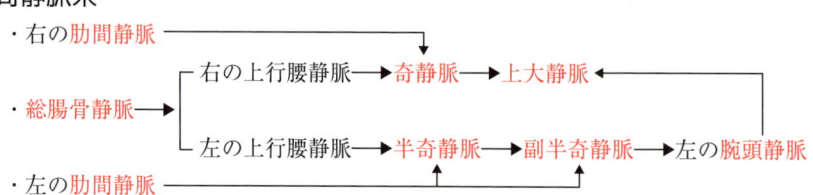

- 右の肋間静脈 ─────────────┐
　　　　　┌ 右の上行腰静脈 → 奇静脈 → 上大静脈 ←┐
- 総腸骨静脈 →
　　　　　└ 左の上行腰静脈 → 半奇静脈 → 副半奇静脈 → 左の腕頭静脈
- 左の肋間静脈 ─────────────┘

3. 血管系

テキスト & ワーク

10 上大静脈へとつながる主要な静脈

- 頭頸部の血液を集める ① と上肢の血液を集める ② が合流し ③ がつくられ，その後，左右の ③ が合して ④ となり，⑤ へと注ぐ．つまり上大静脈は体の正中線よりもやや右に寄っており，そのため ⑥ は ⑦ のおよそ3倍の長さがある．

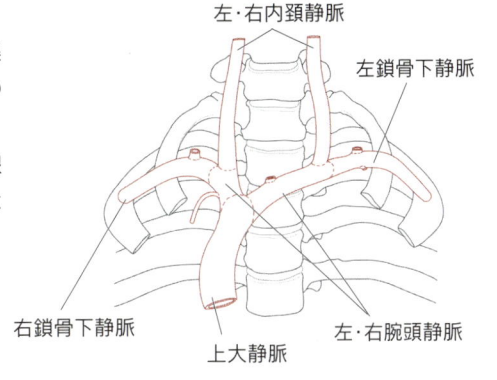

11 内頸静脈と外頸静脈

- 脳内の血液は ① に集められ，最終的に ② に注がれる．一方，③ は動脈と伴行しない皮静脈で，頭部外側などの静脈を集めると胸鎖乳突筋の表面を横切るように下行し，④ へと注ぐ．

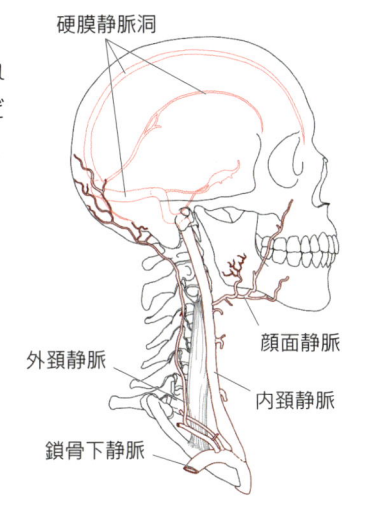

12 上肢の静脈と皮静脈

- 手掌の静脈弓から発した ① と ② は肘前面で合流し，その後は ③ → ④ → ⑤ となって腕頭静脈へと注ぐ．また，動脈と伴行しない皮静脈には ⑥ と ⑦ があり，前者は肘部で ⑦ から分かれた肘正中皮静脈と合流するとすぐに ③ に注ぐが，後者は前腕から上腕の外側を上行し，⑧ を通って鎖骨の手前で ④ に合流する．

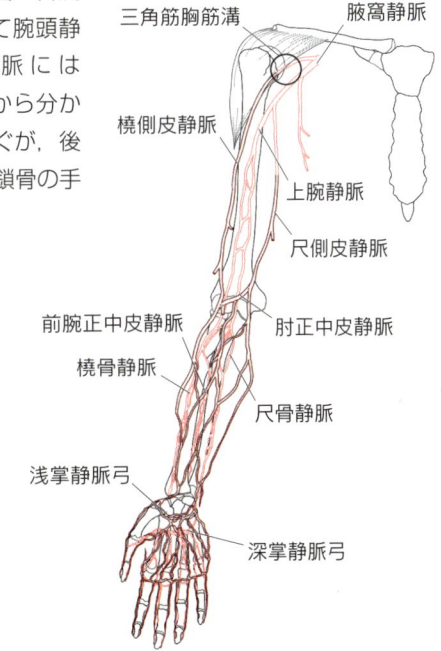

5) 下大静脈

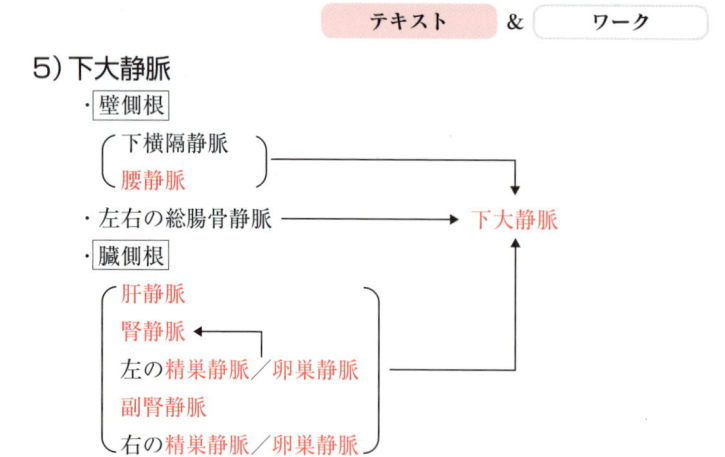

- 壁側根
  - (下横隔静脈
  - 腰静脈) ──→ 下大静脈
- 左右の総腸骨静脈 ──────→
- 臓側根
  - (肝静脈
  - 腎静脈 ←
  - 左の精巣静脈／卵巣静脈
  - 副腎静脈
  - 右の精巣静脈／卵巣静脈)

6) 門脈

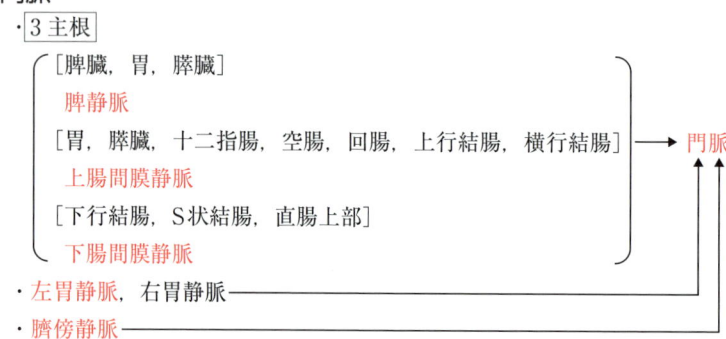

- 3主根
  - ［脾臓，胃，膵臓］
    - 脾静脈
  - ［胃，膵臓，十二指腸，空腸，回腸，上行結腸，横行結腸］──→ 門脈
    - 上腸間膜静脈
  - ［下行結腸，S状結腸，直腸上部］
    - 下腸間膜静脈
- 左胃静脈，右胃静脈 ────────
- 臍傍静脈 ──────────────

7) 門脈系と体循環系の吻合部（門脈系の側副循環路）

吻合部	門脈系	体循環系
食道下部と噴門部	左胃静脈（→門脈へ）	食道静脈（→奇静脈へ）
直腸部	上直腸静脈（→下腸間膜静脈へ）	中・下直腸静脈（→内腸骨静脈へ）
臍部	臍傍静脈（→門脈へ）	上・下・浅腹壁静脈（→腋窩静脈へ）

8) 骨盤部と下肢の静脈

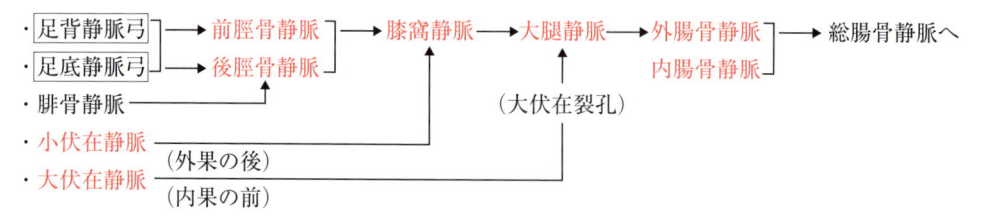

- 足背静脈弓 ┐→ 前脛骨静脈 →膝窩静脈→大腿静脈→外腸骨静脈 ┐→ 総腸骨静脈へ
- 足底静脈弓 ┘→ 後脛骨静脈 ┘   内腸骨静脈 ┘
- 腓骨静脈 ──┘   （大伏在裂孔）
- 小伏在静脈 ──
- 大伏在静脈 ── （外果の後）
            （内果の前）

13 下大静脈と奇静脈系

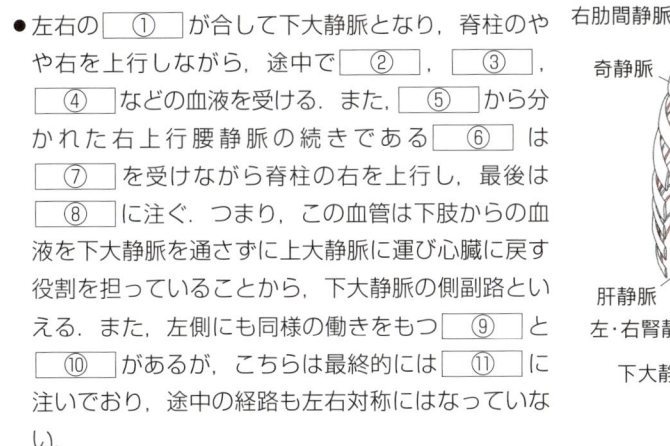

- 左右の ① が合して下大静脈となり，脊柱のやや右を上行しながら，途中で ② ， ③ ， ④ などの血液を受ける．また， ⑤ から分かれた右上行腰静脈の続きである ⑥ は ⑦ を受けながら脊柱の右を上行し，最後は ⑧ に注ぐ．つまり，この血管は下肢からの血液を下大静脈を通さずに上大静脈に運び心臓に戻す役割を担っていることから，下大静脈の側副路といえる．また，左側にも同様の働きをもつ ⑨ と ⑩ があるが，こちらは最終的には ⑪ に注いでおり，途中の経路も左右対称にはなっていない．

14 門脈を構成する静脈

- 主に脾臓や膵臓などの血液を集める ① ，小腸，上行結腸，横行結腸の血液を集める ② ，下行結腸やS状結腸などの血液を集める ③ の3つが主根となって ④ がつくられ， ⑤ へと流入する．また，その他にも左右の ⑥ や ⑦ といった静脈も ④ に注ぐ血管として重要である．

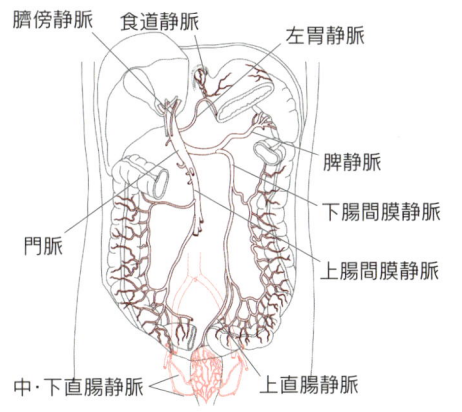

15 下肢の静脈と皮静脈

- 足背と足底の静脈弓から発した ① と ② は膝後面で合流して ③ となると ④ → ⑤ と順に上行し， ⑥ と合して ⑦ となる．また，皮静脈としては ⑧ の後方を通り，下腿の後外側を上行して ③ に注ぐ ⑨ ，および ⑩ の前方を通り，下腿から大腿の内側を上行して鼡径靱帯の手前で ④ に合流する ⑪ がある．

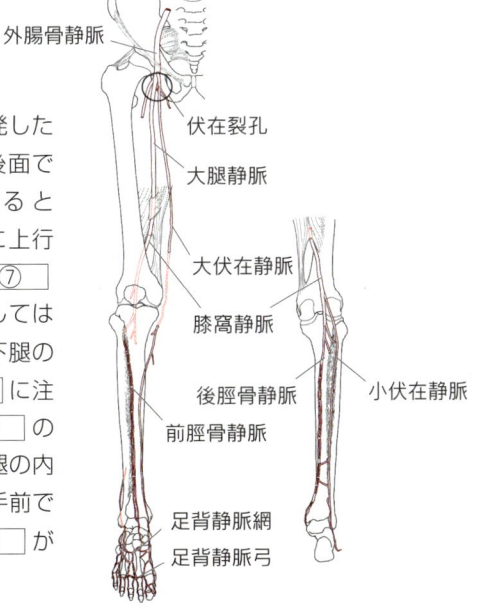

3 胎児循環

- 胎児は酸素や栄養を胎盤を介して母体の血液から得ているため，肺や門脈系に多くの血液を循環させる必要がなく，胎盤からの臍静脈の血液が効率よく体内にめぐるためのバイパス路をもつ．

1) 動脈血の流れ

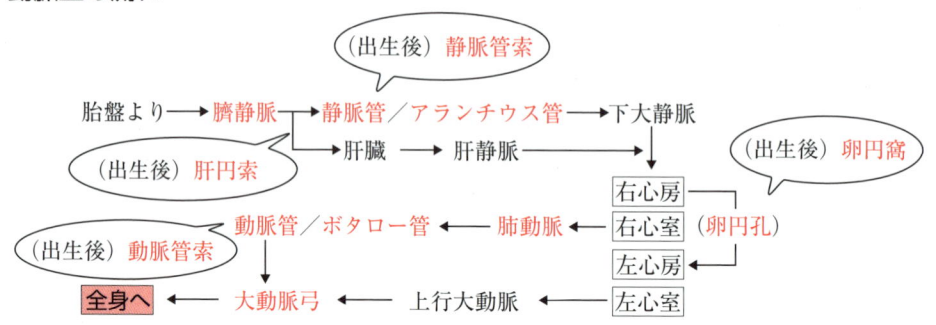

```
                    (出生後) 静脈管索
胎盤より→ 臍静脈 → 静脈管／アランチウス管 → 下大静脈
         (出生後) 肝円索      肝臓 → 肝静脈 →        (出生後) 卵円窩
                                              右心房
                                              右心室 (卵円孔)
   (出生後) 動脈管索  動脈管／ボタロー管 ← 肺動脈   左心房
                  全身へ ← 大動脈弓 ← 上行大動脈 ← 左心室
```

2) 静脈血の流れ

下大静脈 → 左右の内腸骨動脈 → 臍動脈（2本）→ 胎盤へ

4. リンパ系

- 毛細血管に吸収しきれなかった過剰な間質液は毛細リンパ管に入り，リンパ管を通って静脈系に戻る．また，毛細リンパ管は毛細血管に比べて透過性が高いため，体内に侵入した病原菌などの大部分はリンパ管に入りリンパ節に送られると，そこでリンパ球やマクロファージによって取り除かれる．

1) リンパ本幹

右上半身のリンパ
- 右頸リンパ本幹
- 右鎖骨下リンパ本幹   → 右リンパ本幹 → 右静脈角（右の鎖骨下静脈と内頸静脈の合流部）
- 右気管支縦隔リンパ本幹

左上半身と下半身のリンパ
- 左頸リンパ本幹
- 左鎖骨下リンパ本幹
- 左右の腰リンパ本幹 → 乳び槽 → 胸管 → 左静脈角（左の鎖骨下静脈と内頸静脈の合流部）
- 腸リンパ本幹

2) リンパ性器官

- リンパ性器官は一次リンパ器官と二次リンパ器官に分類され，前者にはTリンパ球やBリンパ球が増殖する骨髄や胸腺が相当し，後者には免疫反応の場であるリンパ節，脾臓，扁桃，パイエル板などが属する

リンパ節
- 凸面に多数の輸入リンパ管が入り，凹面の門から数本の輸出リンパ管が出る
- 内部は皮質と髄質に分かれ，前者の二次リンパ小節中央の胚中心ではリンパ球が増殖している

16 胎児循環

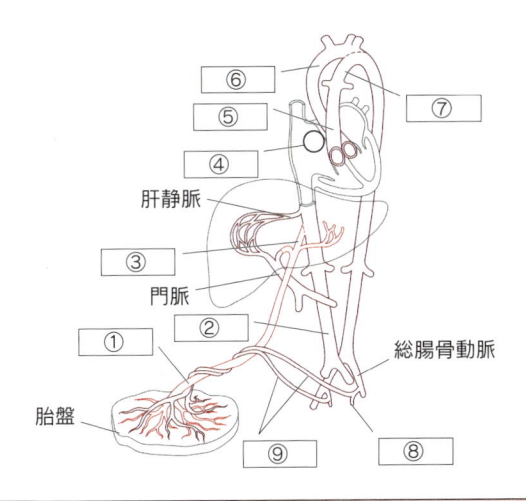

（図：胎児循環　①〜⑨のラベル、肝静脈、門脈、総腸骨動脈、胎盤）

4. リンパ系

1 リンパ本幹の走行

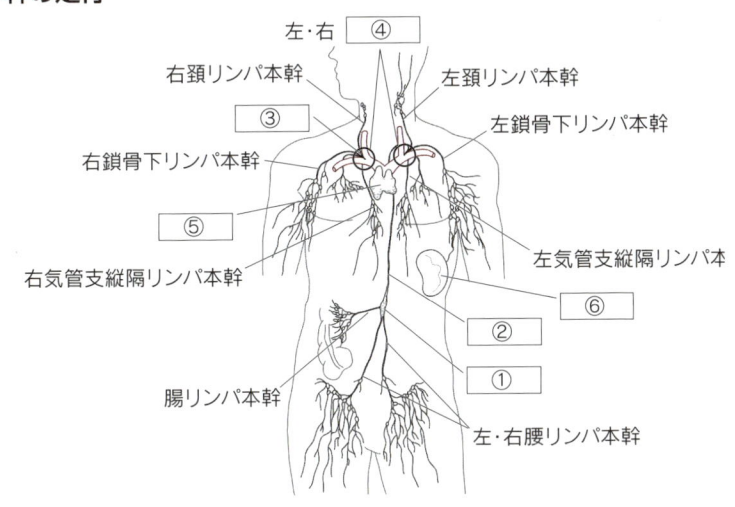

（図：リンパ本幹の走行　①〜⑥のラベル、左・右④、右頸リンパ本幹、左頸リンパ本幹、右鎖骨下リンパ本幹、左鎖骨下リンパ本幹、右気管支縦隔リンパ本幹、左気管支縦隔リンパ本幹、腸リンパ本幹、左・右腰リンパ本幹）

脾臓
- 腹腔の左上部にある実質性器官で，リンパ性器官ではあるが血液循環系に含まれる
- 赤脾髄：赤血球が充満しており，古い赤血球は貪食され破壊される
- 白脾髄：脾リンパ小節からなり，侵入物はここで増殖したリンパ球により貪食される
- 胎生期には造血機能をもつ

胸腺
- 胸骨の後面，心臓の前上方に位置する
- 思春期に最大になり，その後は退縮する（成人では脂肪組織に変性）
- Tリンパ球の増殖と成熟に作用する一次リンパ器官である
- 皮質と髄質に分かれており，前者には細胞（リンパ球，上皮性細網細胞）が集積しているが，後者にはハッサル小体などの細胞がまばらに存在する

演習問題

1) 血管の形態と構造について正しいのはどれか.
   1. 終動脈には多くの吻合枝がある.
   2. 皮静脈は伴行静脈である.
   3. 大動脈は平滑筋線維よりも弾性線維が多い.
   4. 顔面の静脈には弁が多い.

2) 心臓に出入りする血管について正しいのはどれか.
   1. 冠状動脈は左心室から出る.
   2. 肺動脈は右心室から出た後,左右の2本に分かれる.
   3. 冠状静脈洞は右心房の前壁に開口する.
   4. 肺静脈は上下と左右の計4本が合流して左心房に開口する.

3) 心臓の弁について誤っている組合せはどれか.
   1. 左房室弁 － 僧房弁
   2. 右房室弁 － 二尖弁
   3. 大動脈弁 － 左・右・後半月弁
   4. 肺動脈弁 － 前・左・右半月弁

4) 心臓の刺激伝導系について誤っている組合せはどれか.
   1. 洞房結節 － 下大静脈開口部付近
   2. 房室結節 － 冠状静脈洞開口部付近
   3. ヒス束 － 房室間
   4. 右脚・左脚 － 心室中隔

5) 大動脈弓から直接分枝するのはどれか. 2つ選べ.
   1. 冠状動脈
   2. 腕頭動脈
   3. 左総頸動脈
   4. 右鎖骨下動脈

6) 大脳動脈輪について誤っているのはどれか.
   1. 前交通動脈は左右の前大脳動脈を結ぶ.
   2. 中大脳動脈は内頸動脈から分かれる.
   3. 後交通動脈は中大脳動脈と後大脳動脈を結ぶ.
   4. 後大脳動脈は脳底動脈の枝である.

7) 次の各動脈から分枝する血管の組合せとして誤っているのはどれか.
   1. 上腕動脈 － 前上腕回旋動脈
   2. 腹腔動脈 － 脾動脈
   3. 内腸骨動脈 － 閉鎖動脈
   4. 大腿動脈 － 大腿深動脈

8) 次の各皮静脈が流入する血管の組合せとして正しいのはどれか.
   1. 尺側皮静脈 － 上腕静脈
   2. 橈側皮静脈 － 橈骨静脈
   3. 大伏在静脈 － 膝窩静脈
   4. 小伏在静脈 － 大腿静脈

9) 門脈系の静脈でないのはどれか.
   1. 左胃静脈
   2. 食道静脈
   3. 上直腸静脈
   4. 臍傍静脈

10) 胎児循環について誤っているのはどれか.
    1. 臍動脈は左右の内腸骨動脈から分かれる.
    2. 動脈管は肺動脈と大動脈弓を結ぶ.
    3. 静脈管は上大静脈に流入する.
    4. 卵円孔は心房中隔にある.

第7章 消化器・呼吸器系

学習のポイントとキーワード

1. 消化器（★★★）

- 消化管の各部位における構造的特徴を理解する．

> **キーワード** 粘膜下神経叢／マイスナー神経叢，筋層間神経叢／アウエルバッハ神経叢，口［口腔前庭，固有口腔］，歯［エナメル質，象牙質，セメント質，歯根膜，歯髄］，舌［分界溝，舌体，舌根，有郭乳頭，葉状乳頭，茸状乳頭，糸状乳頭，舌下神経，舌神経（下顎神経／三叉神経），鼓索神経（顔面神経），舌咽神経］，咽頭［リンパ咽頭輪／ワルダイエルの咽頭輪（咽頭扁桃，耳管扁桃，口蓋扁桃，舌扁桃）］，食道［重層扁平上皮，生理的狭窄部］，胃［噴門，大弯，小弯，角切痕，胃底，幽門部，幽門括約筋，単層円柱上皮，筋層（外縦層，中輪層，内斜層），胃腺（主細胞，壁（旁）細胞，副細胞）］，十二指腸［大十二指腸乳頭／ファーター乳頭，オッディ括約筋，十二指腸空腸曲，十二指腸提筋／トライツ靱帯，十二指腸腺／ブルンネル腺］，空腸と回腸（単層円柱上皮，腸腺／リーベルキューン腺，腸間膜，輪状ヒダ，腸絨毛，孤立リンパ小節，集合リンパ小節／パイエル板），盲腸［回盲弁／バウヒン弁，虫垂］，結腸［結腸ヒモ（大網ヒモ，間膜ヒモ，自由ヒモ），結腸膨起，結腸半月ヒダ，腹膜垂，結腸間膜］，直腸［直腸横ヒダ，内・外肛門括約筋，直腸静脈叢］

- 消化腺とその付属器官の構造的特徴を理解する．

> **キーワード** 唾液腺［耳下腺，顎下腺，舌下腺，舌咽神経，顔面神経］，肝臓［肝鎌状間膜，肝門（固有肝動脈，門脈，肝管），方形葉，尾状葉，カントリー線，洞様毛細血管／類洞，ディッセ腔，グリソン鞘，クッパーの星細胞］，胆嚢［胆汁，ラセンヒダ，胆嚢三角／カロー三角，胆嚢管，総胆管］，膵臓［膵液，膵島／ランゲルハンス島，インスリン，グルカゴン，ソマトスタチン］，腹膜［間膜，腹膜後器官，小網，大網，直腸膀胱窩，直腸子宮窩／ダグラス窩，膀胱子宮窩］

2. 呼吸器（★★★）

- 気道の各部位における構造的特徴を理解する．

> **キーワード** 鼻［副鼻腔（上顎洞，蝶形骨洞，前頭洞，篩骨洞），上鼻道，中鼻道］，喉頭［喉頭軟骨（甲状軟骨，輪状軟骨，披裂軟骨，喉頭蓋軟骨），喉頭隆起，声帯ヒダ，反回神経］，気管・気管支［多列線毛円柱上皮，気管軟骨，膜性壁，輪状靱帯，主気管支，葉気管支，肺胞］，肺［肺尖，肺底，心圧痕，肺門，斜裂，水平裂，気管支動・静脈］，胸膜［肺胸膜，肋骨胸膜，横隔胸膜，縦隔胸膜］，縦隔

第7章 消化器・呼吸器系

テキスト & ワーク

1. 消化器

● 食物中の栄養素を分解し吸収する働きを消化器系といい，それには食物が直接通過する"消化管"と消化液を消化管腔に分泌する"消化腺"ならびにその付属器官がある．

1 消化管壁の基本構造

● 消化管の壁は基本的に内側から粘膜，筋層，漿膜の順に配列される．

1) 粘膜
 ・粘膜上皮：円柱上皮，重層扁平上皮，線毛上皮からなる
 ・粘膜固有層：疎性結合組織の薄い層
 ・粘膜筋板：平滑筋の薄い層
 ・粘膜下層：粘膜下神経層／マイスナー神経叢が存在する

2) 筋層
 ・平滑筋層：内層の輪走筋（内輪層）と外層の縦走筋（外縦層）の２層からなり，筋層間神経叢／アウエルバッハ神経叢が存在する
  注）胃は３層からなる
  注）食道上部と中央の一部は横紋筋からなる

3) 漿膜
 ・漿膜：臓器の外表面を被っている腹膜
  注）腹膜で包まれてない臓器は外膜（結合組織の膜）で被われる

2 消化管の構造

● 消化管は口腔から始まり，咽頭→食道→胃→小腸（十二指腸，空腸，回腸）→大腸（盲腸，上行結腸，横行結腸，下行結腸，S状結腸，直腸）とつながり，肛門に終わる．

1) 口
 ・口唇：上唇と下唇に分けられる
 ・口角：口裂の両隅
 ・赤唇縁／唇紅：口唇の皮膚（外面）と口腔粘膜（内面）の移行部をさす
 ・口腔：上下の歯列弓によって，口腔前庭（前方）と固有口腔（後方）に区分される
 ・口狭：口腔と咽頭の境

 固有口腔
 ・口蓋：固有口腔の上壁で，硬口蓋と軟口蓋に分けられる
 ・硬口蓋／骨口蓋：上顎骨口蓋突起と口蓋骨水平板からなる
 ・口蓋縫線：粘膜の正中線に沿ってある高まり
 ・口蓋帆：軟口蓋にあるテント状に下垂した部分

1. 消化器

1 消化管壁の基本構造

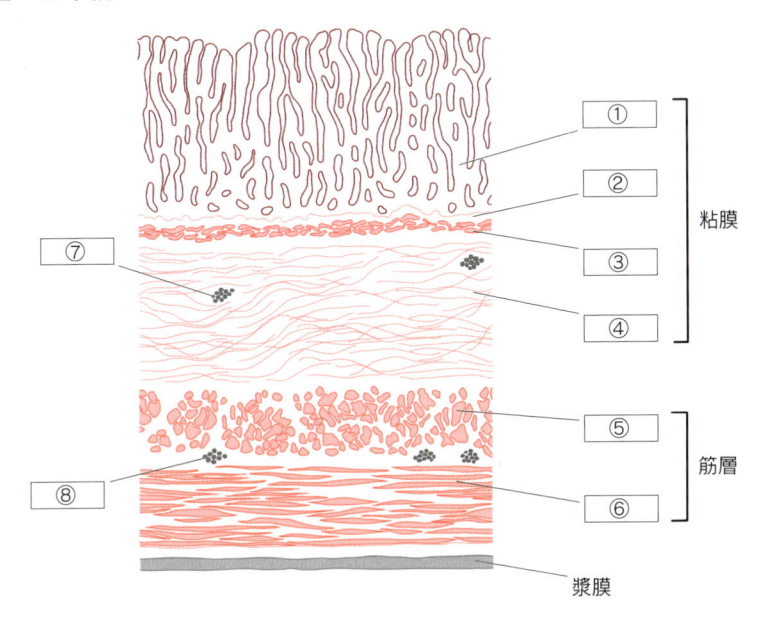

粘膜
筋層
漿膜

2 口の特徴的部位

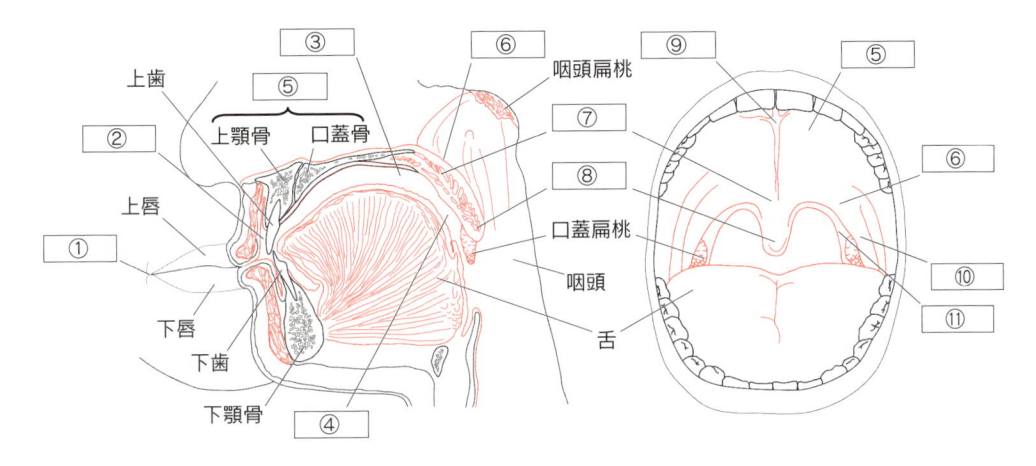

上歯　上顎骨　口蓋骨　咽頭扁桃　口蓋扁桃　咽頭　舌
上唇
下唇
下歯
下顎骨

- 口蓋垂：軟口蓋の後方正中部にある小円錐状の突起
- 口蓋舌弓，口蓋咽頭弓：口蓋垂から両側へ伸びるヒダ
- 扁桃窩：口蓋舌弓と口蓋咽頭弓の間のくぼみ

2) 歯

- 外部に突出した歯冠と歯槽内の歯根に分かれる
- 歯頸：歯冠と歯根の間
- 歯根膜：セメント質と接していて，歯槽の骨と歯根とを結合する
- 歯髄腔：歯の中心部にある腔のことで，特に下端の細くなっている部分を歯根管という
- 歯髄：歯髄腔内にあって血管と神経に富む結合組織
- 象牙質：歯髄腔の外層
- エナメル質：歯冠部における象牙質の外層で，歯の組織で最も硬い
- セメント質：歯根部における象牙質の外層
- 乳歯：乳切歯（8本），乳犬歯（4本），乳臼歯（8本）
- 永久歯：切歯（8本），犬歯（4本），小臼歯（8本），大臼歯（12本）

3) 舌

- 舌背：舌の上面
- 舌正中溝：舌背の正中にある溝
- 舌盲孔：舌正中溝の後方にある浅いくぼみ
- 分界溝：舌盲孔から前外方へV字状に開く浅い溝
- 舌体：分界溝より前部をさし，舌全体の約2/3を占める
- 舌尖：舌体の前端部
- 舌根：分界溝より後部をさし，舌の後ろ1/3にあたる
- 舌乳頭：舌表面の小突起

舌乳頭

舌乳頭	特徴
糸状乳頭	舌背全体に密生している（味蕾なし）
茸状乳頭	舌尖や舌の外側に多くみられる（味蕾はまれ）
葉状乳頭	舌背外側縁の後部にある（味蕾あり）
有郭乳頭	分界溝の前に1列に並んでいる（多くの味蕾あり）

神経支配

	前2/3（舌体）	後1/3（舌根）
運動	舌下神経	
知覚	舌神経（下顎神経／三叉神経の枝）	舌咽神経
味覚	鼓索神経（顔面神経の枝）	

理解を深めるワンステップ 1　味覚の種類

- 1916年にドイツのヘニングによって提唱された"甘味，酸味，塩味，苦味"の4基本味が味覚の種類としてヨーロッパでは長らく支持されてきた．一方，わが国では1908年に池田菊苗によって発見されたうま味物質（グルタミン酸モノナトリウム）も基本味として評価されてきたが，最近になってようやく，海外でもこの"うま味"に対する認識が広がってきている．現在では，この5つの基本味が味蕾に存在する受容体での膜電位に変化を起こさせることから，生理学的な味覚として捉えられている．

3 歯の内部構造と歯列弓

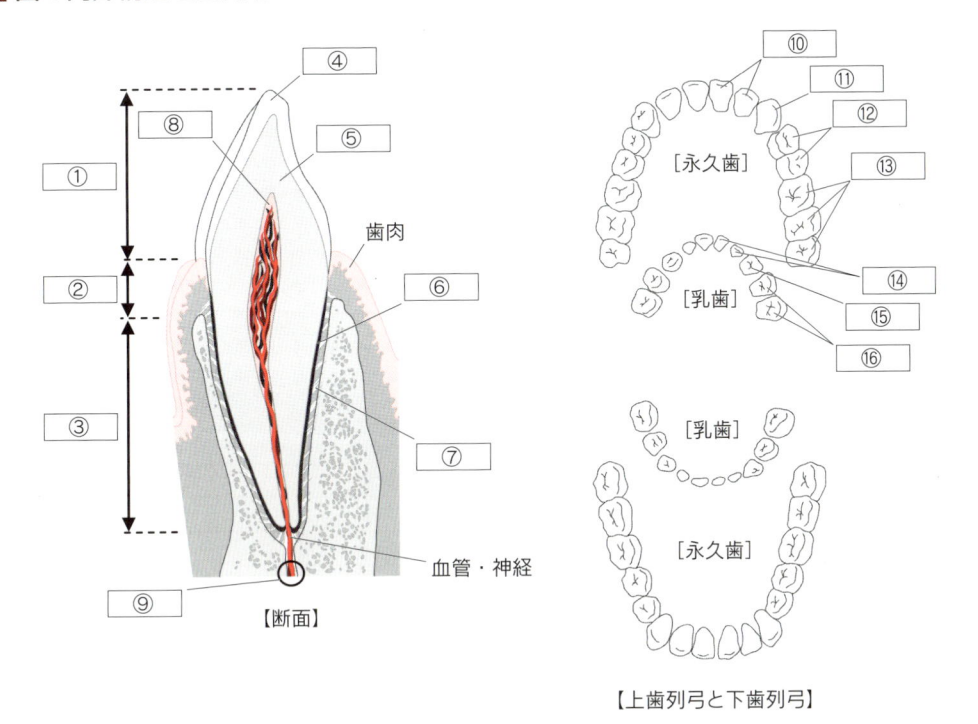

【断面】

【上歯列弓と下歯列弓】

4 舌乳頭の種類

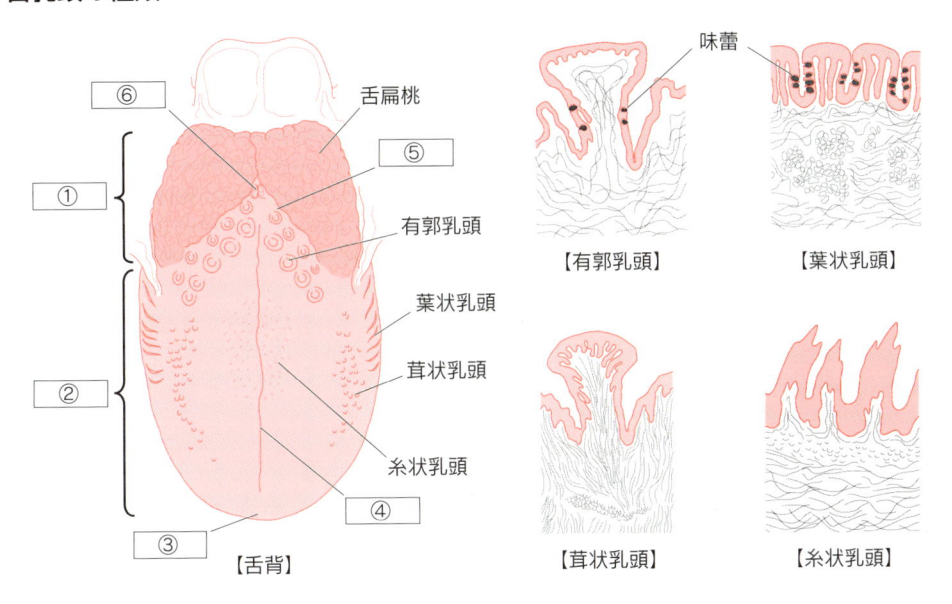

【舌背】

【有郭乳頭】　【葉状乳頭】

【茸状乳頭】　【糸状乳頭】

- 成人の場合，味蕾は ⑦ と ⑧ にのみ限定的に存在しているが，胎児期や乳児期では ⑨ にも広く分布している．一方，⑩ には味蕾は存在しない．

4) 咽頭

咽頭鼻部
- 咽頭の最上部で，軟口蓋の上方
- 耳管咽頭口が開口する
- リンパ咽頭輪／ワルダイエルの咽頭輪がある

咽頭口部
- 軟口蓋から舌骨の高さまでの部

咽頭喉頭部
- 咽頭の最下部で，下は食道へと続く

リンパ咽頭輪／ワルダイエルの咽頭輪

リンパ咽頭輪	位置
咽頭扁桃	頭蓋底の下の咽頭円蓋にある（1つ）
耳管扁桃	中耳に通じる耳管咽頭口の周囲にある（左右1対）
口蓋扁桃	扁桃窩にある（左右1対）
舌扁桃	舌根部にある（左右1対）

5) 食道

頸部
- 第6頸椎から第1胸椎の高さまでの部
- 前方の気管と接していて，下方に行くほどやや左側に寄っている
- 食道と気管の間を反回神経が上行する

胸部
- 胸郭内の部
- 気管の後方をやや左側に寄って下行し，胸大動脈の右前方に位置する

腹部
- 第10胸椎の高さで横隔膜の食道裂孔を通過したところから胃の噴門までの部

生理的狭窄部

生理的狭窄部	位置
第1狭窄部	食道の起始部（第6頸椎の高さ）
第2狭窄部	気管分岐部の高さ（左主気管支と交叉するため狭窄する）
第3狭窄部	横隔膜を貫通する部（第10胸椎の高さ）

食道壁の構造
- 粘膜：重層扁平上皮
- 筋層：横紋筋（上部1/3），横紋筋と平滑筋（中央部1/3），平滑筋（下部1/3）

5 咽頭とリンパ咽頭輪

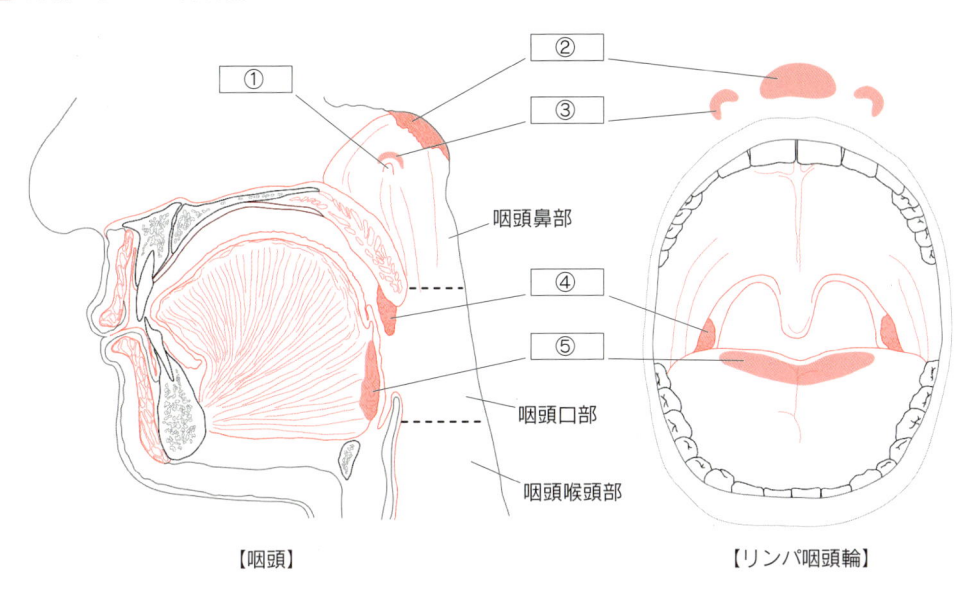

【咽頭】

【リンパ咽頭輪】

6 食道の生理的狭窄部

- 食道には計3ヵ所の生理的狭窄部がある．第1狭窄部は ① から続く起始部で，前方の ② による圧迫を受け狭窄する．第2狭窄部は ③ と交叉する部分で，左側から ④ の圧迫を受けるため，それまで気管の後方をやや左側に寄っていた食道がここを境にほぼ正中線上に方向を変えて下行していく．第3狭窄部は ⑤ の ⑥ を通過する部分で，そこを通りながら左前方に方向を変えて胃の ⑦ へと続く．食道癌の発生は胸部食道に最も多いといわれており，食物の機械的刺激を強く受けるこれらの狭窄部の存在もその原因の一つと考えられる．

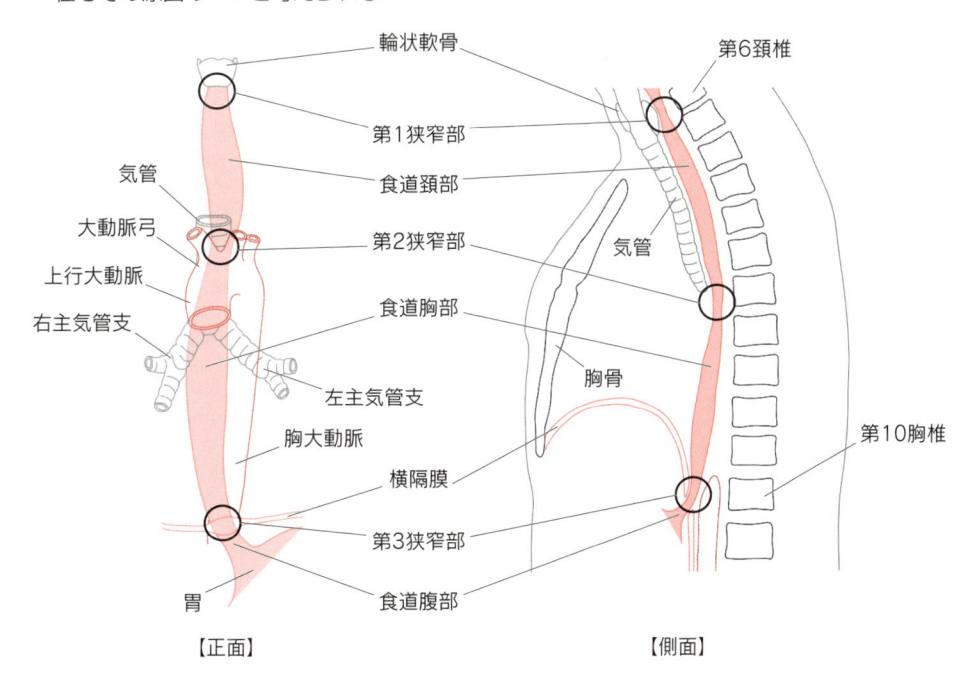

【正面】

【側面】

テキスト & ワーク

6) 胃

- 小弯：胃の上縁で，小網（腹膜）が付着する
- 角切痕：小弯の幽門側にあるくびれで，胃潰瘍の好発部位でもある
- 大弯：胃の下縁で，大網（腹膜）が付着する
- 噴門：胃の初部で，その開口部を噴門口という
- 噴門切痕：噴門から胃底への移行部にある
- 胃体：噴門と幽門部の間をさす
- 胃底：胃体の上端部
- 幽門部：小弯の角切痕より遠位の胃の終部で，幽門洞と幽門管に区別できる
- 幽門括約筋：幽門部が十二指腸へと続く幽門口にある括約筋

胃壁の構造

◎粘膜
- 単層円柱上皮
- 胃小窩の底には多数の胃腺が形成される

◎筋層（3層）
- 外層の縦走筋（外縦層）
- 中層の輪走筋（中輪層）：幽門では幽門括約筋をつくる
- 内層の斜走筋（内斜層）：噴門と胃底に存在する

◎漿膜
- 腹膜の一部で胃の全面を被う
- 小弯で小網，大弯で大網に続く

胃腺

種類		分泌物
表層粘液細胞（噴門腺，幽門腺）		粘液
固有胃腺（胃底腺）	主細胞	ペプシノゲン
	壁（傍）細胞	塩酸，内因子
	副細胞	粘液

理解を深める ワンステップ 2　胃内部における液体の通路

- 食道から胃に入った液体は大弯側には流れずに，噴門から小弯沿いに下って幽門部に至ると考えられている．この考えは，餌を食べて満腹のイヌに水や食塩水を飲ませた観察実験の結果（Forssellら，1923年）がもとになっている．「飲まされた液体は胃体に留まるだろう」という予測に反して，液体はきれいなまますぐに十二指腸に出てきてしまったことから，胃内部には噴門から幽門部への近道があるのだろうと推察された．この近道のことは胃体管と呼ばれ，斜走筋の収縮と粘膜ヒダの形成で一時的に生ずると考えられている．
また，ウシなどの反芻する動物では胃体管に相当する溝（胃溝）が恒常的にみられ，噴門と第3胃との入り口を結んでいる．この溝は，反芻がすんで流動状になった食物を第1，2胃で留まらせずに直接，第3胃に送るための構造であるとみなされている．ちなみに，ヒトでも胎児ではこの溝がみられるといわれている．

1. 消化器

テキスト & ワーク

7 胃の特徴的部位と筋層

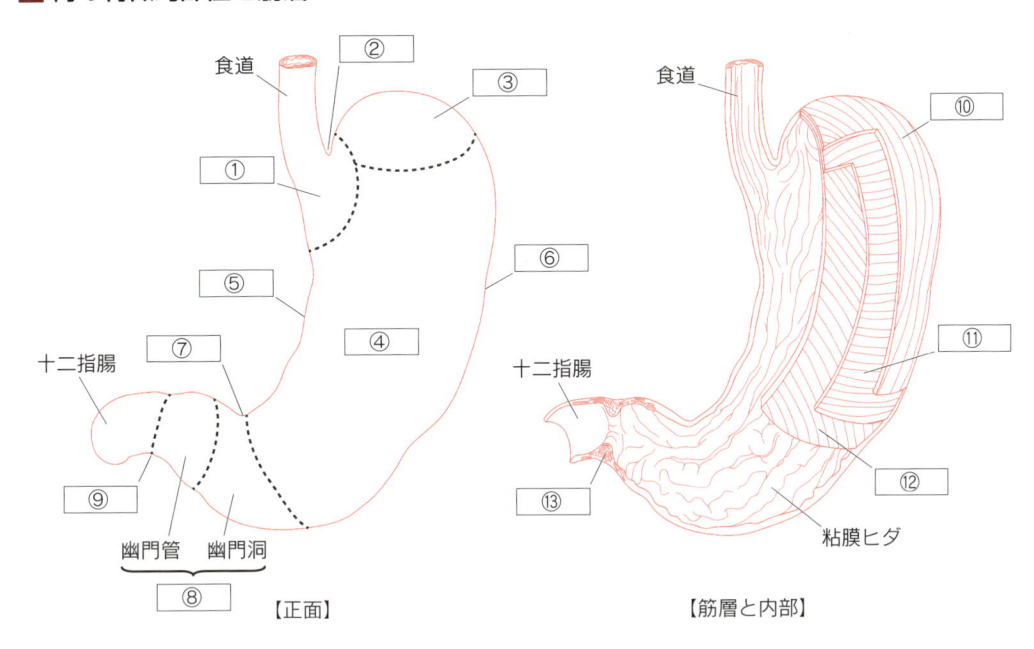

【正面】

食道 ② ③
①
⑤ ⑥
  ④
十二指腸 ⑦
⑨
幽門管 幽門洞
⑧

【筋層と内部】

食道 ⑩
⑪
⑫
十二指腸 ⑬
粘膜ヒダ

8 胃壁の構造と胃腺

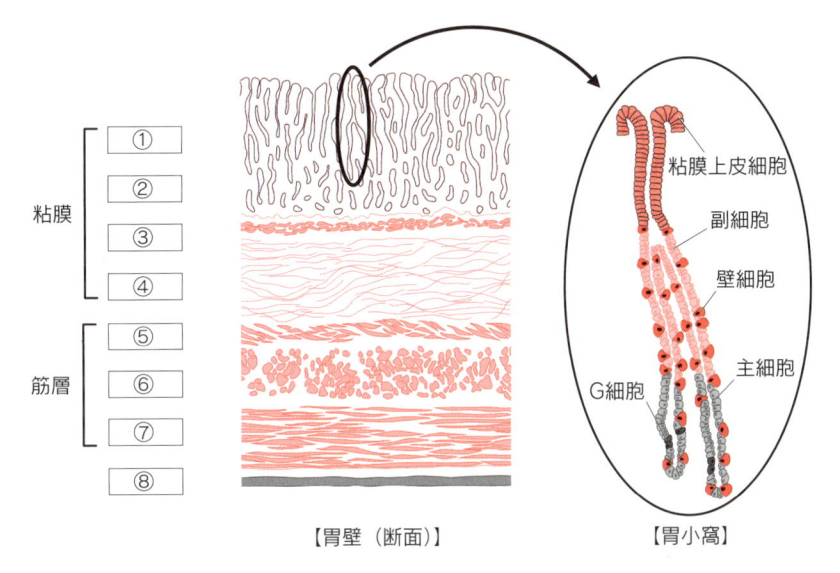

粘膜
①
②
③
④

筋層
⑤
⑥
⑦

⑧

【胃壁（断面）】

粘膜上皮細胞
副細胞
壁細胞
G細胞 主細胞

【胃小窩】

- 胃の粘膜上皮にある ⑨ というくぼみの中には多数の胃腺が存在する．表層に近いところには ⑩ を分泌する粘液細胞や ⑪ があり，深部に行くほど ⑫ や ⑬ といった胃液の主成分を分泌する ⑭ ，⑮ が多くみられる．また，幽門部付近の ⑨ 内には ⑯ を産生する G 細胞も存在する．

7）小腸

1. 十二指腸

上部／十二指腸球部
- 幽門に続く十二指腸の初部
- 初めの部分のみ腹膜（肝十二指腸間膜）に被われる
- 輪状ヒダを欠く

下行部
- 上十二指腸曲から始まる
- 大十二指腸乳頭／ファーター乳頭：総胆管と膵管が合一して（または別々に）開口する
- オッディ括約筋：大十二指腸乳頭の周囲を囲む括約筋で，胃の内容物が運ばれてくると開く
- 小十二指腸乳頭：副膵管が開口する

水平部
- 下十二指腸曲から始まり上行するまでの間の部

上行部
- 水平部の続きで空腸までの部
- 十二指腸提筋／トライツ靭帯：空腸との間の十二指腸空腸曲にあり，十二指腸を固定支持する

2. 空腸と回腸

空腸
- 十二指腸を除いた残りの小腸の上部2/5にあたる
- 孤立リンパ小節がみられる
- 回腸よりも輪状ヒダや腸絨毛が発達している

回腸
- 十二指腸を除いた残りの小腸の下部3/5にあたる
- 集合リンパ小節／パイエル板がみられる

小腸の部位別特徴

	十二指腸	空腸	回腸
粘膜上皮	単層円柱上皮		
外分泌腺	十二指腸腺／ブルンネル腺（アルカリ性の粘液を分泌）	腸腺／リーベルキューン腺（消化酵素を含んだ腸液を分泌）	
リンパ小節	×	孤立リンパ小節	集合リンパ小節
腸間膜	×	○	○
輪状ヒダ・腸絨毛	△（上部で欠く）	○（発達）	○

○：存在する，△：部分的に存在する，×：存在しない

9 十二指腸の特徴的部位

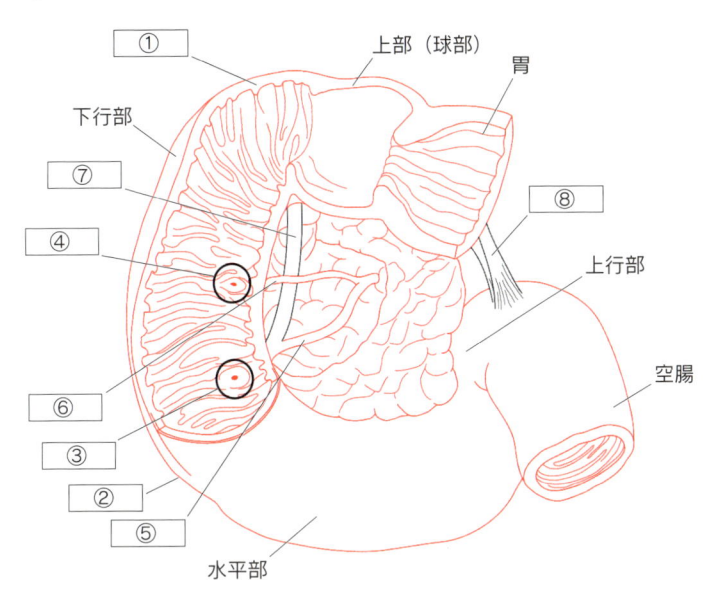

- ①
- 下行部
- ⑦
- ④
- ⑥
- ③
- ②
- ⑤
- 上部（球部）
- 胃
- ⑧
- 上行部
- 空腸
- 水平部

10 小腸（空腸・回腸）壁の構造

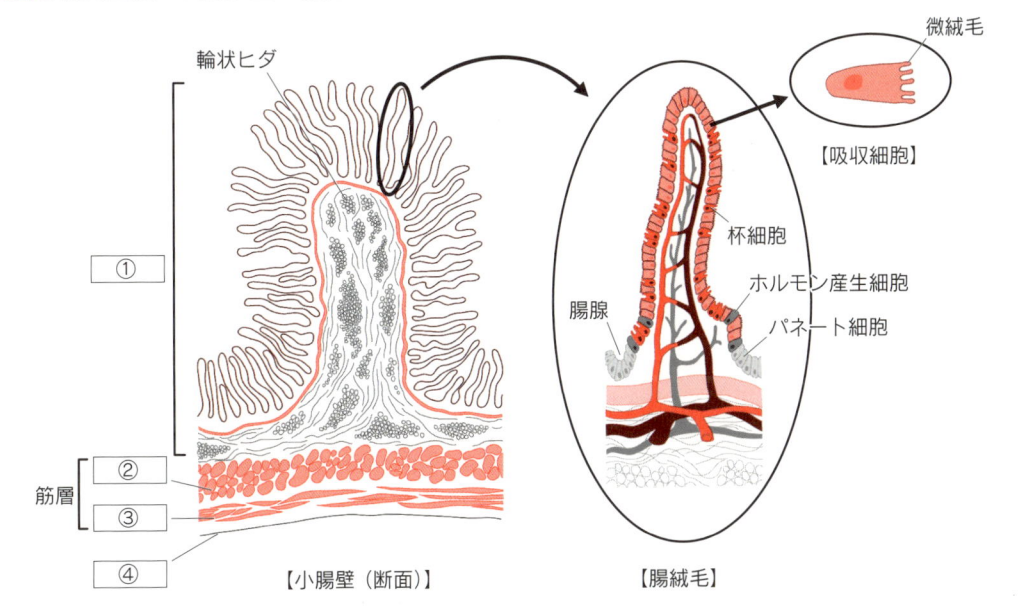

- 輪状ヒダ
- ①
- 筋層 ② ③
- ④
- 【小腸壁（断面）】
- 微絨毛
- 【吸収細胞】
- 杯細胞
- ホルモン産生細胞
- 腸腺
- パネート細胞
- 【腸絨毛】

● 小腸内腔の壁には多数の ⑤ があり，その表面には無数の ⑥ が突出している．さらに，腸絨毛の表層には栄養素を吸収する働きを担う ⑦ があり，この細胞にも ⑧ と呼ばれる突起が多数あって，小腸の粘膜上皮の表面積を極めて大きくしている．さらに， ⑥ の表面には粘液を分泌する ⑨ ，セクレチンやコレシストキニンなどの ⑩ を産生する細胞，細菌などに対する抗菌物質を分泌する ⑪ なども存在する．また，腸絨毛の根元には陰窩と呼ばれるくぼみがあり，ここには腸液を分泌する ⑫ がある．

8）大腸

1．盲腸
- 回腸と大腸の連結部（回盲部）より下方にある
- 回盲弁／バウヒン弁：回盲口で回腸末端が大腸に突出した部にある弁
- 虫垂：盲腸下端の後内側壁が細長く伸びたもので，腹膜（虫垂間膜）に被われる

2．結腸
- 上行結腸→（右結腸曲）→横行結腸→（左結腸曲）→下行結腸→S状結腸の順
  注）左結腸曲の方が右結腸曲よりも高位にある
- 結腸ヒモ（大網ヒモ，間膜ヒモ，自由ヒモ）：結腸膨起と結腸半月ヒダを形成する
- 腹膜垂：大網ヒモと自由ヒモに沿って付着し，横行結腸によくみられる
- 横行結腸には大網が付着する
- 上行結腸と下行結腸は前面のみ腹膜で被われる
- 横行結腸とS状結腸は完全に腹膜（結腸間膜）に被われる

3．直腸
- S状結腸の続きで，肛門（肛門管）まで
- 直腸膨大部：肛門管のすぐ上の拡張部
- 直腸横ヒダ：内腔面にある3条のヒダ
- 内肛門括約筋（平滑筋）と外肛門括約筋（横紋筋）がある
- 肛門管の粘膜下には直腸静脈叢が発達している

理解を深める ワンステップ 3　虫垂の役割

- 草食動物では，虫垂は草の線維に含まれるセルロースを分解する微生物の棲息場所となっており，食物の消化において欠かせない場所となっている．一方，ヒトでは虫垂は無用なものとして，虫垂炎を予防するために炎症が起こっていなくても切除されることがあった．

しかし，近年の研究から虫垂はリンパ組織の一つとして扁桃などと同様に胃腸の免疫機能に役立っていると考えられている．

大阪大学の竹田潔教授らの研究グループは，実験的に虫垂を欠如したマウスを作成したところ，このマウスでは大腸での免疫グロブリン（IgA）産生細胞の数が減少し，大腸での腸内細菌叢が変化することがわかったと報告している（2014年）．

このようなことからも，虫垂は異常がなければ温存し，たとえ虫垂炎になっても，それが軽度であれば抗生物質を投与することで保存的に治療することも必要である，との考え方が支持されている．

1．消化器　137

テキスト ＆ ワーク

11 大腸の特徴的部位

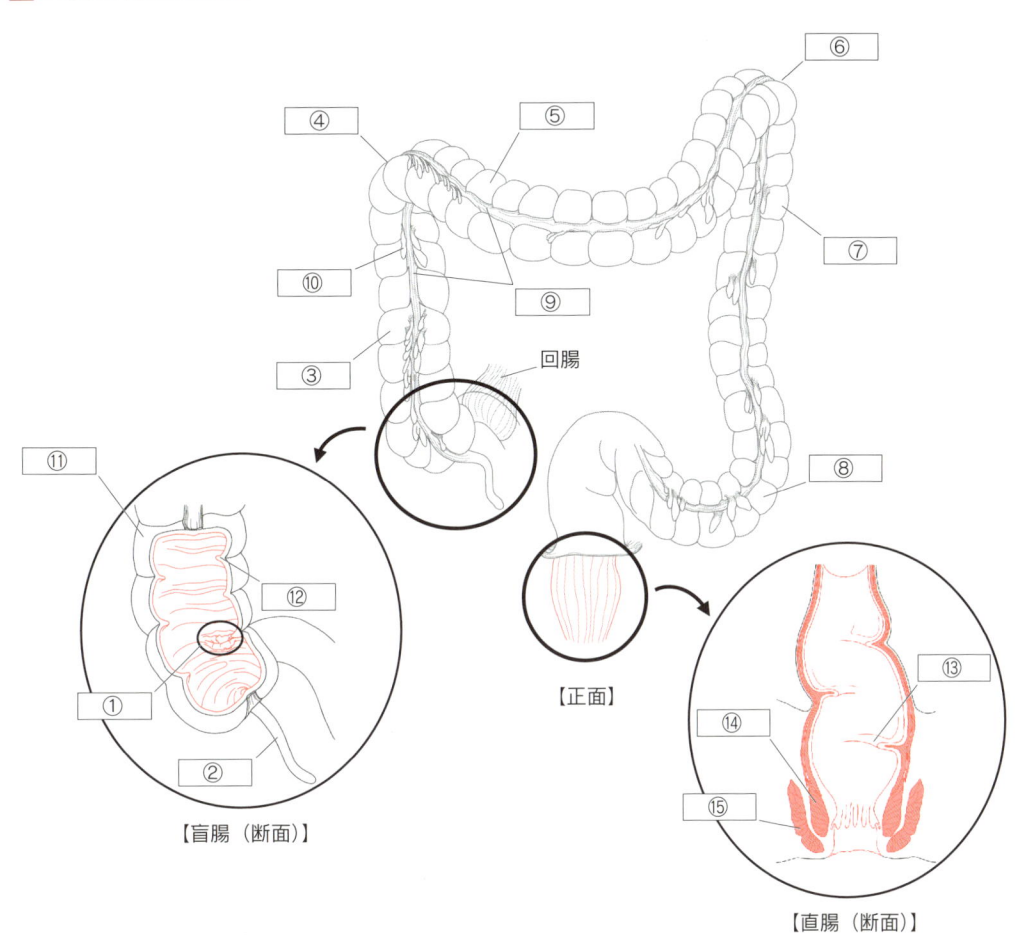

【盲腸（断面）】

【正面】

【直腸（断面）】

12 大腸壁の構造

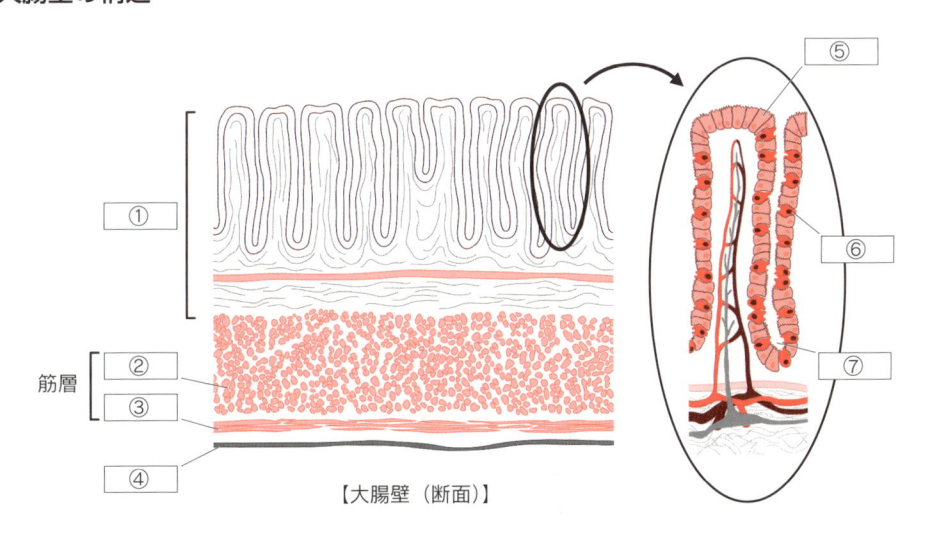

筋層

【大腸壁（断面）】

1—2 消化管の構造

3 消化腺と付属器官

- 食物の消化に必要な酵素を含んだ消化液を分泌する消化腺と，それに付属する器官として唾液腺，肝臓，膵臓，胆嚢などがある．

1) 唾液腺
- 大唾液腺（耳下腺，顎下腺，舌下腺）と小唾液腺（口腔粘膜下にある小さな腺）がある

1. 耳下腺
- 最大の唾液腺
- 耳下腺管は口腔前庭にある耳下腺乳頭に開口する
- 内部を顔面神経が走行する
  ［神経支配］舌咽神経　［分泌液］漿液

2. 顎下腺
- 顎下腺管は舌下小丘に開口する
  ［神経支配］顔面神経　［分泌液］混合液（漿液＋粘液）

3. 舌下腺
- 小舌下腺管は舌下ヒダに，大舌下腺管は顎下腺管と合流して舌下小丘に開口する
  ［神経支配］顔面神経　［分泌液］混合液（漿液＋粘液）

2) 肝臓と胆道
1. 肝臓
横隔面
- 肝臓の上面で横隔膜の直下にあたる
- 肝鎌状間膜：前後に走る腹膜ヒダで，肝臓を右葉（4/5）と左葉（1/5）に分ける
- 無漿膜野：腹膜に被われていない部位

臓側面
- 肝臓の下面で諸臓器と接している
- 内臓痕：［左葉］胃圧痕，食道圧痕　［右葉］結腸圧痕，腎圧痕，十二指腸圧痕
- 横溝：固有肝動脈，門脈，肝管，神経が通る肝門がある
- 縦溝：［左前部］肝円索裂（肝円索）　［左後部］静脈管索裂（静脈管索）
  　　　［右前部］胆嚢窩（胆嚢）　［右後部］大静脈溝（下大静脈）
  注）両縦溝にはさまれた部分の前部を方形葉，後部を尾状葉といい，ともに右葉に属する
- カントリー線：大静脈溝と胆嚢窩を結んだ線で，肝臓を機能的に左右に分ける
- 類洞周囲隙／ディッセ腔：洞様毛細血管と肝細胞板との間にある間隙
- 類洞周囲脂肪細胞／伊東細胞：類洞周囲隙に存在する脂肪細胞
- 血管周囲線維鞘／グリソン鞘：小葉間結合組織のことで，中を小葉間動・静脈と小葉間胆管が走行する
- クッパーの星細胞：小葉内毛細血管壁にある細胞で，食作用をもつ

1. 消化器　139

テキスト ＆ ワーク

13 大唾液腺の種類とその開口部

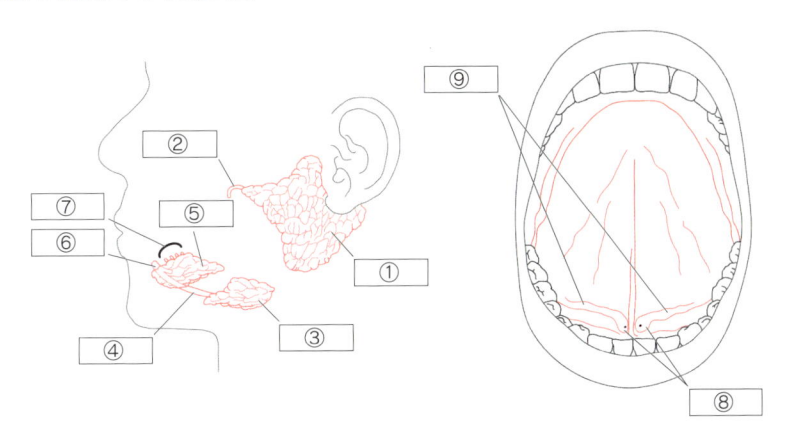

14 肝臓の特徴的部位

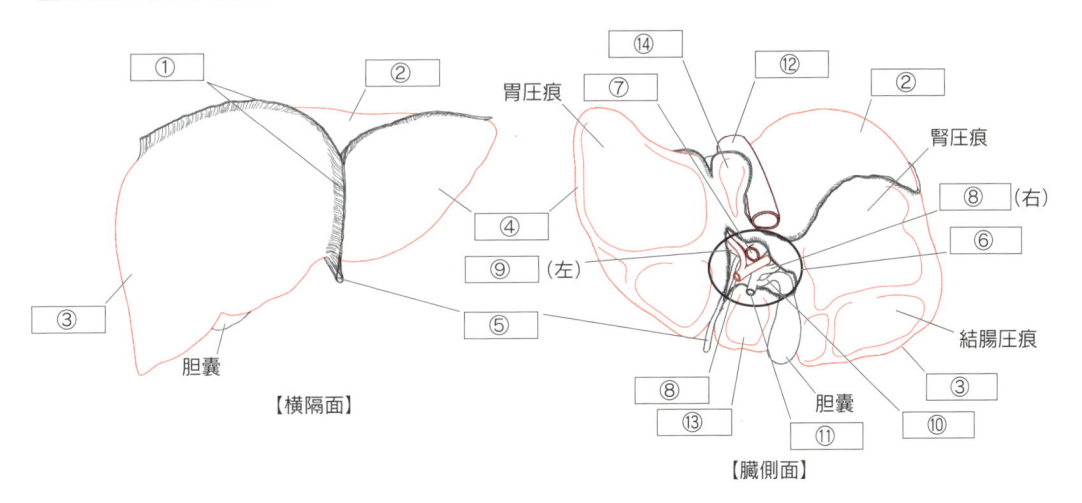

胃圧痕／腎圧痕／結腸圧痕／胆嚢
【横隔面】／【臓側面】

15 肝臓の内部構造（肝小葉の構造）

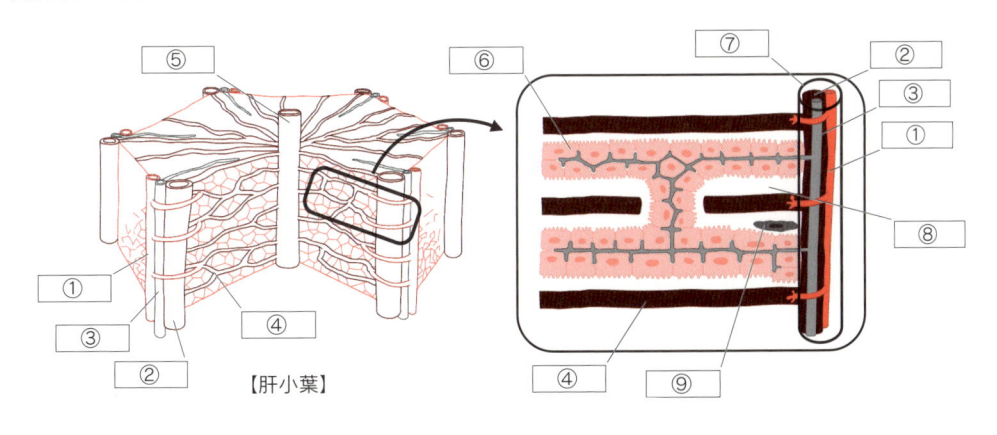

【肝小葉】

2. 胆嚢

- 胆汁を蓄えて濃縮する
- ラセンヒダ：胆嚢管の内面にあるヒダ
- 胆嚢三角／カロー三角：肝臓下面，総肝管，胆嚢管で囲まれた三角形で，内部を胆嚢動脈が走る

血液と胆汁の通路

[血液]

門　脈 → 小葉間静脈 ┐
　　　　　　　　　　├→ 洞様毛細血管／類洞 → 中心静脈 → 肝静脈
肝動脈 → 小葉間動脈 ┘

[胆汁]

毛細胆管 → 小葉間胆管 → 左・右肝管 → 総肝管 → 総胆管 → 大十二指腸乳頭
　　　　　　　　　　　　　　　　　　　胆嚢管 ↑　膵管 ↑

3) 膵臓

分泌腺

◎外分泌腺：膵液を分泌する
◎内分泌腺（膵島／ランゲルハンス島）　注）内分泌腺は膵尾部に多い
- A細胞（20％）：グルカゴンの分泌
- B細胞（80％）：インスリンの分泌
- D細胞（数％）：ソマトスタチンの分泌

構造

- 頭，体，尾に区分され，頭は十二指腸に囲まれる
- 大十二指腸乳頭に開口する膵管と，小十二指腸乳頭に開口する副膵管がある

4 腹膜

- 腹膜には腹壁の内表面を被う"壁側腹膜"と，腹腔と骨盤腔にある臓器の表面を被う"臓側腹膜"があり，その2枚に囲まれてできる腔所を"腹膜腔"という．
  - 間膜：臓側腹膜が合わさって二重になった部位で，血管，神経，リンパ管が通る
    - 例）肝鎌状間膜，腸間膜（空腸，回腸），結腸間膜（横行結腸，S状結腸），卵管間膜，卵巣間膜，子宮広間膜など
  - 腹膜後器官：壁側腹膜より後側にある器官
    - 例）十二指腸，膵臓，腎臓，副腎，尿管など
  - 小網：肝臓〜胃（小弯）と十二指腸上部（肝胃間膜，肝十二指腸間膜）を被う腹膜
  - 大網：胃（大弯）〜横行結腸，後腹壁，前葉，後葉の計4枚からなる腹膜
  - 直腸膀胱窩：直腸と膀胱との間のくぼみ（男性のみ）
  - 直腸子宮窩／ダグラス窩：直腸と子宮との間のくぼみ（女性のみ）
  - 膀胱子宮窩：膀胱と子宮との間のくぼみ（女性のみ）

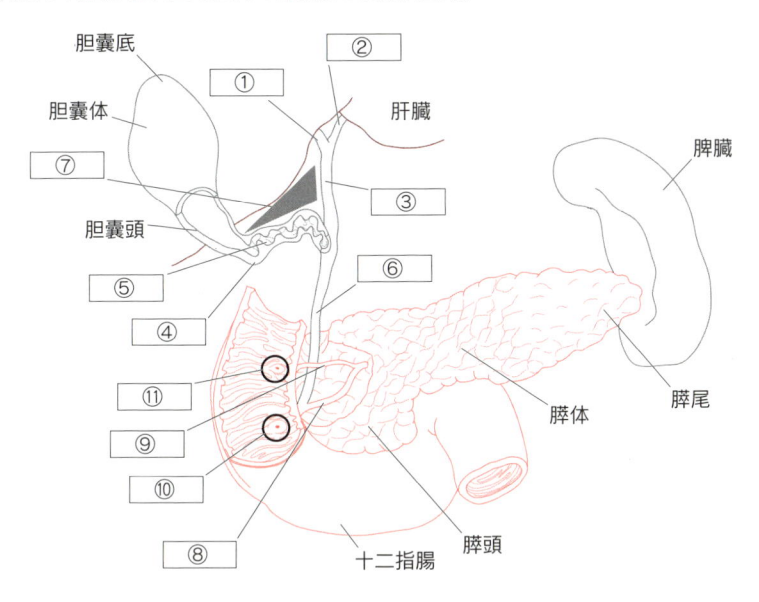

16 胆嚢と膵臓の特徴的部位（胆汁と膵液の分泌経路）

【図：胆嚢底、胆嚢体、①、②肝臓、⑦、③、胆嚢頭、⑤、④、⑥、⑪、⑨、⑩、⑧、十二指腸、膵頭、膵体、膵尾、脾臓】

17 腹膜の位置と腹膜後器官

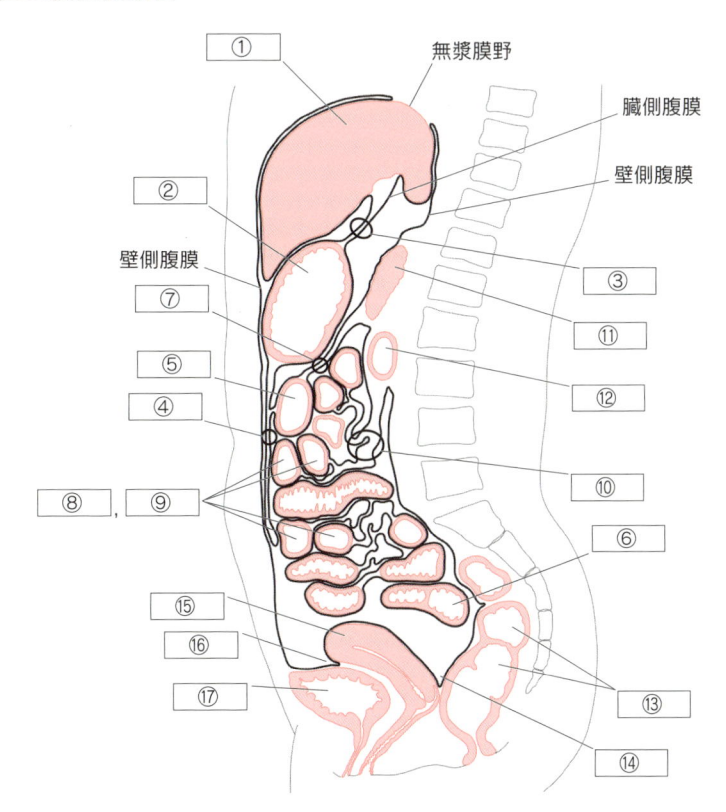

【図：①、無漿膜野、臓側腹膜、②、壁側腹膜、壁側腹膜、⑦、③、⑤、⑪、④、⑫、⑧,⑨、⑩、⑥、⑮、⑯、⑬、⑰、⑭】

【腹部（正中断面，女性）】

2. 呼吸器

- 呼吸器系は心臓血管系と協力して O_2 の供給と CO_2 の排出を行う器官で，鼻～咽頭までの"上気道"と喉頭～気管～気管支～肺までの"下気道"からなる．

1 上気道

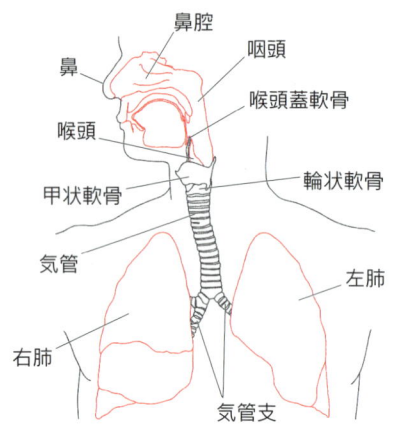

1) 鼻

外鼻
- 鼻骨と鼻軟骨からなる
- 鼻根，鼻背，鼻尖（鼻翼）に区分される

鼻腔と鼻道
- 鼻腔：鼻腔前庭（前方）と後鼻孔（後方）に区分される
- 鼻中隔：鼻腔を左右に仕切る隔たり
- 上・中・下鼻道：鼻腔の外側壁にある上・中・下鼻甲介の下にできた鼻道

副鼻腔

副鼻腔	位置
上顎洞	副鼻腔のうち最も大きく，中鼻道に開口する
蝶形骨洞	鼻腔の後上方に開口する
前頭洞	中鼻道に開口する
篩骨洞	前方群は中鼻道，後方群は上鼻道に開口する

2) 咽頭（本章　1．消化器，p.126 ～を参照）
- 咽頭口部では食物経路と空気経路が交叉することから，咽頭は消化器系にも呼吸器系にも含まれる

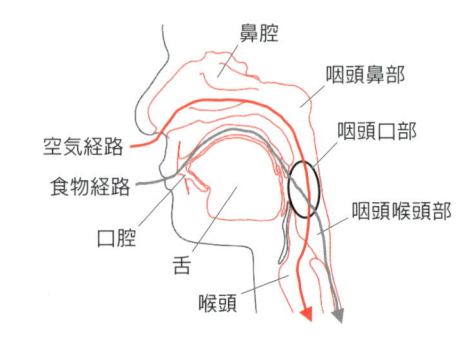

理解を深める　ワンステップ 4　気道と食道の話

- 消化器系と呼吸器系は食物の通路と気道を共有しており，嚥下時と呼吸時では，軟口蓋や喉頭蓋軟骨の動きが異なっている．呼吸時に軟口蓋は垂れ下がり，喉頭蓋は持ち上がり空気の通り道をつくる．嚥下時には軟口蓋は鼻咽頭を塞ぐと同時に，喉頭蓋は喉頭の挙上にともなって喉頭の入り口に蓋をし，食塊が気管に入るのを防いでいる．

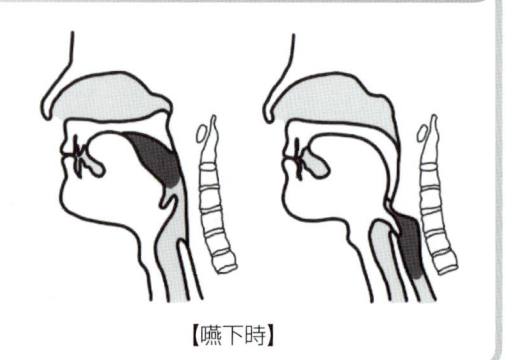

【嚥下時】

2. 呼吸器

1 外鼻と鼻中隔の構造

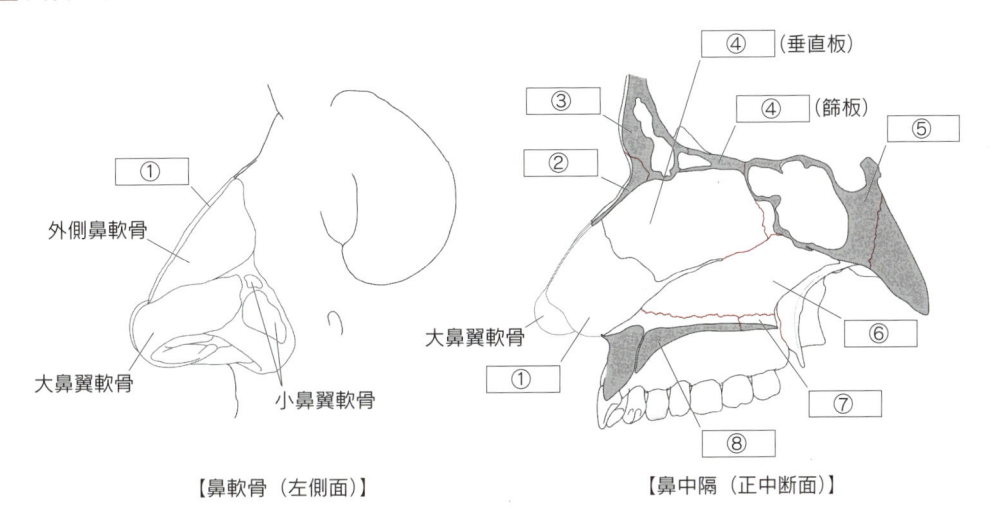

【鼻軟骨（左側面）】

【鼻中隔（正中断面）】

2 副鼻腔とその開口部

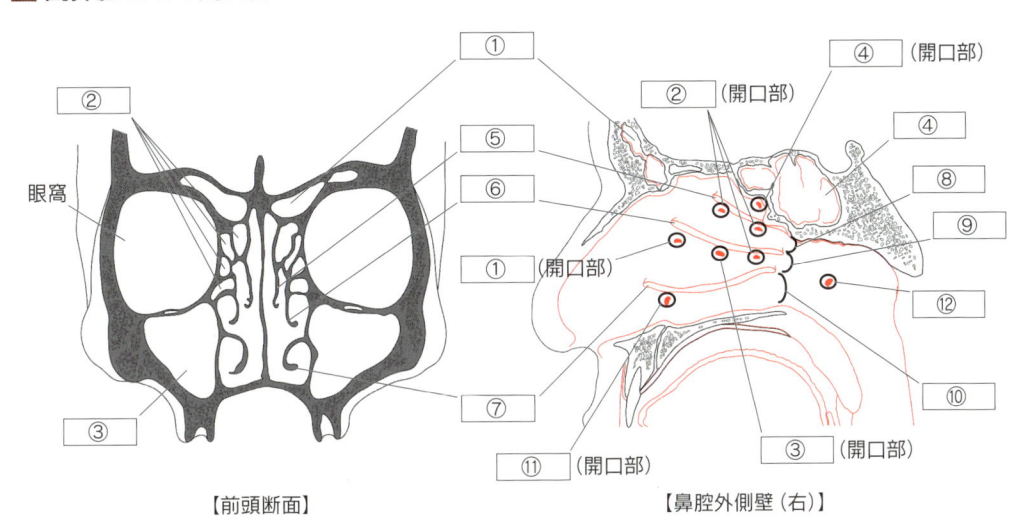

【前頭断面】

【鼻腔外側壁（右）】

- 鼻腔を構成する骨の中には鼻腔と通じる空洞（ ⑬ ）をもつものがあり，内部に空気を入れることで頭蓋骨を軽くすると同時に，声の共鳴にも役立っている．① ，③ ，② の前方群は ⑨ に，② の後方群は ⑧ に，④ は鼻腔の後上方に開口する．また，周辺部の炎症が副鼻腔に波及したものを副鼻腔炎といい，それにより副鼻腔に膿が溜まった状態を蓄膿症という．中でも最大の副鼻腔である ③ はその開口部が上方にあることや，歯根に近いため齲歯（虫歯）の炎症が波及しやすいことなどから，蓄膿症が最も発生しやすい部位となっている．

2 下気道

1）喉頭

喉頭軟骨

◎甲状軟骨
- 舌骨の下方にある最大の喉頭軟骨（硝子軟骨）
- 思春期以降の男性では喉頭隆起をつくる
- 1対の声帯ヒダの前端が付着する

◎輪状軟骨
- 甲状軟骨の下方にある輪状の軟骨（硝子軟骨）
- 外側面で甲状軟骨，上縁で披裂軟骨と関節をつくる

◎披裂軟骨
- 左右1対の三角錐状の軟骨（硝子軟骨）
- 甲状軟骨に向かって声帯ヒダ（声帯靭帯，声帯筋）が張っている
- 付着する喉頭筋（後・外側輪状披裂筋）が声門裂の開閉に作用する
  - 注）喉頭筋は反回神経（迷走神経の枝）により支配される

◎喉頭蓋軟骨
- 舌根の後上方に突出する軟骨（弾性軟骨）
- 嚥下の際に喉頭口を閉じて食物が気道に入るのを防ぐ

2）気管および気管支

気管
- 喉頭の続き（第6頚椎または輪状軟骨の下縁の高さから始まる）で，食道の前方を下行する
- 粘膜：多列線毛円柱上皮

気管軟骨
- 硝子軟骨で形成される
- 馬蹄（C字）型をしており，後壁は軟骨を欠く（膜性壁）
- 輪状靭帯：上下の気管軟骨を互いに連結する靭帯

気管支
- 右主気管支：短い，太い，垂直に近い（よって異物が入りやすい）
- 左主気管支：長い，細い，水平に近い（大動脈弓の下を通るため）
- 葉気管支：右肺は3本，左肺は2本
- 区域気管支：右肺，左肺ともに10本
- 細気管支，終末細気管支，呼吸細気管支：区域気管支のさらに末梢で気管軟骨をもたない部位
- 肺胞：気管支の末端にあり，粘膜は単層扁平上皮からなる

2. 呼吸器

テキスト & ワーク

3 喉頭軟骨の種類と声帯ヒダの構造

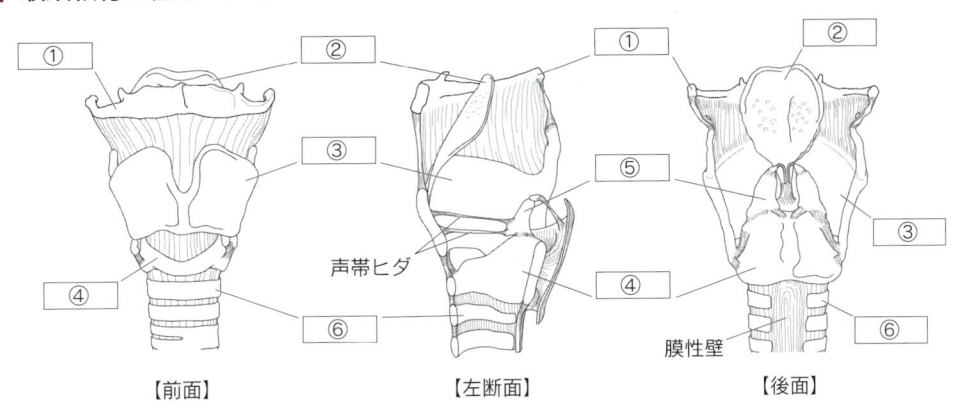

【前面】　【左断面】　【後面】

- 喉頭筋のうち ⑦ が収縮すると ⑧ が開くように ⑤ と ⑨ が運動し，逆に ⑩ が働くと ⑧ が閉じるように作用する．これらの筋は迷走神経の枝である ⑪ の支配を受けており，この神経の障害により声帯の運動に異常が生じると嗄声をきたすことがある．

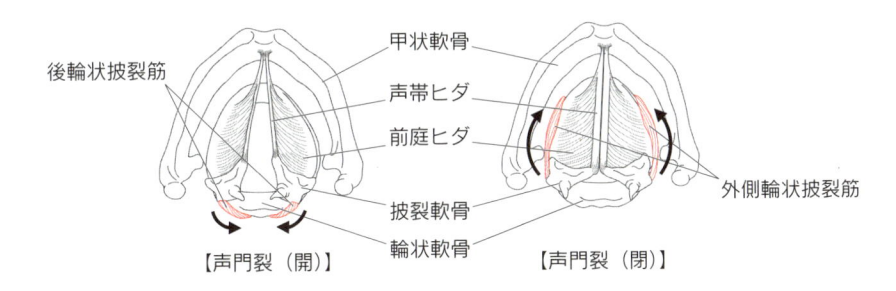

【声門裂（開）】　【声門裂（閉）】

4 気管と気管支の特徴的部位

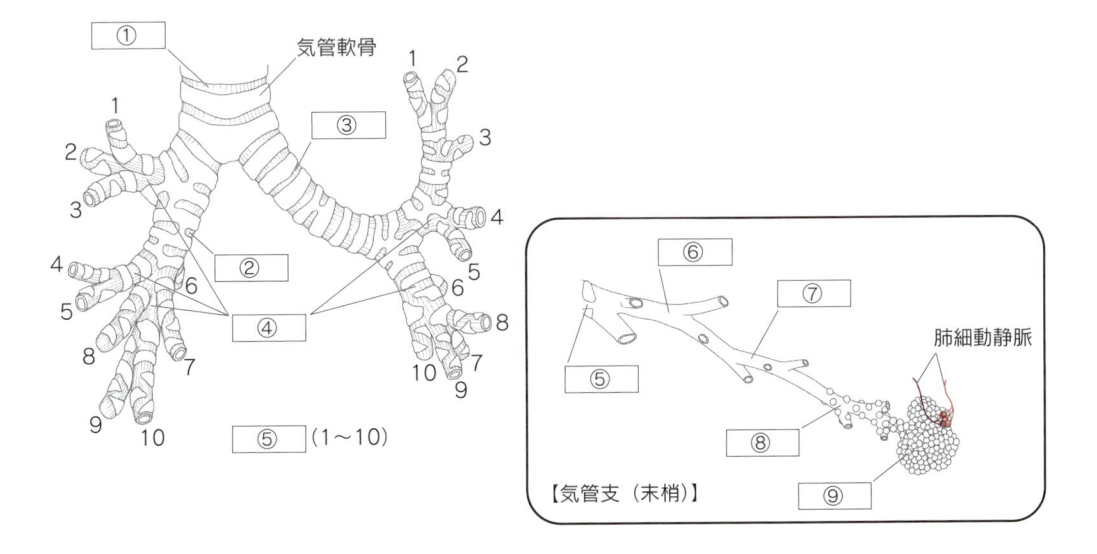

【気管支（末梢）】

3) 肺

構造
- 肺尖：肺の上端で，鎖骨の上方およそ 2〜3 cm に位置する
- 肺底：肺の下面で横隔膜に接している
- 心圧痕：心臓と接する痕跡で，右・左肺ともに存在するが，特に左肺に著明である
- 肺門：肺内側面中央部にある胸膜をかぶらない部位で，気管支，肺動・静脈，気管支動・静脈，リンパ管，神経などが出入りする

肺葉の分割と肺区域
- 右肺：3葉（斜裂，水平裂）→さらに10区域に区分できる
- 左肺：2葉（斜裂）→さらに9区域に区分できる

肺の血管
- 機能血管：肺動・静脈（肺循環系）
- 栄養血管：気管支動・静脈（体循環系）

4) 胸膜と縦隔

胸膜
- 肺の表面や胸壁の内面を被う漿膜
- 臓側胸膜（肺胸膜）と壁側胸膜（肋骨胸膜，横隔胸膜，縦隔胸膜）に区分できる
- 胸膜腔：二重の胸膜の間の内腔で，少量の胸膜液を含む

縦隔
- 両側を肺（縦隔胸膜），前後を胸骨と胸椎，下方を横隔膜によって囲まれた腔隙
- 縦隔内の器官
    - 中部：心臓
    - 前部：胸腺
    - 上部前方：心臓に出入りする大血管（上行大動脈，大動脈弓，肺動脈，肺静脈），気管，気管支，横隔神経
    - 上部後方と後部：食道，迷走神経，胸大動脈，奇静脈系，胸管，交感神経幹

理解を深める ワンステップ 5　緊張性気胸について

- 胸膜腔は臓側胸膜と壁側胸膜の二重膜で陰圧が保たれている．胸壁や肺胞に穴が開き，空気の流入によって胸膜腔の内圧が上昇し肺胞が縮んだ状態を気胸という．

気胸によって換気が高度に障害されると胸腔内圧上昇によって上・下大静脈が圧迫され静脈還流が減少し，頚静脈怒脹，血圧低下，頻脈，ショック状態となり短時間で心停止する危険性がある．緊張性気胸の原因は自然気胸によるものが最も多いが，事故など外傷性の場合もある．

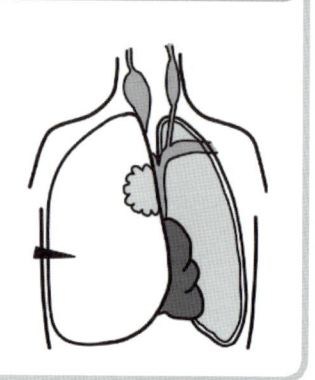

5 肺と胸膜の構造

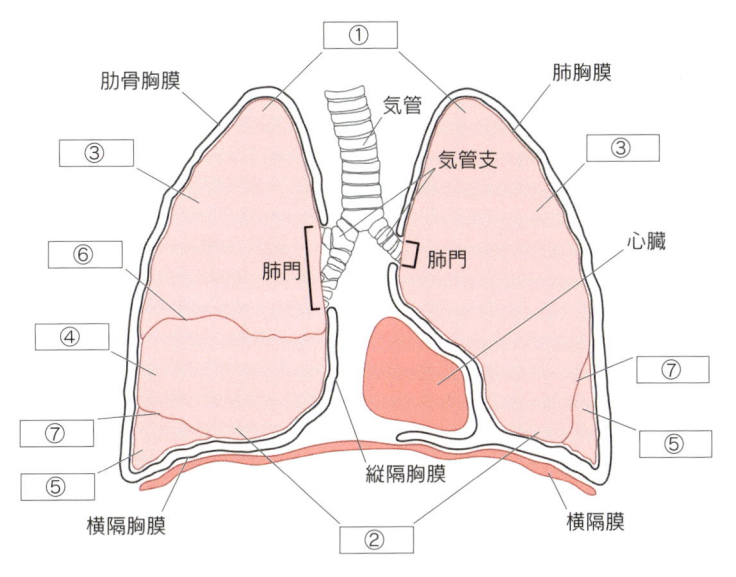

- 肺実質を包んでいる胸膜を臓側胸膜（ ⑧ ）といい，それは肺門で折り返って壁側胸膜へと移行する．壁側胸膜は肋骨に面する ⑨ ，横隔膜に接する ⑩ ，縦隔側に面する ⑪ に区分することができる．

6 縦隔内の区分と存在する臓器

- 縦隔は中部の ① を基準として，それよりも前方を前部，上方を上部，後方を後部と区分できる．前部には ② ，上部前方には心臓に出入りする ③ や ④ ， ⑤ など，上部後方から後部には ⑥ や ⑦ などが存在している．

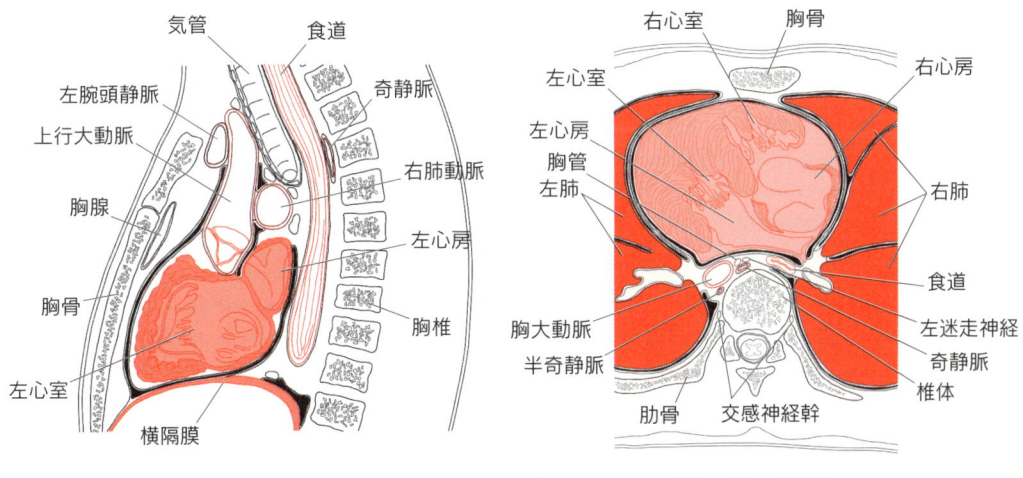

【正中断面】　　【水平断面（T8）】

演習問題

1) 誤っているのはどれか．
    1. 口蓋帆から口蓋垂が垂れ下がる．
    2. 耳下腺の内部を顔面神経が走行する．
    3. 歯根膜は歯の象牙質の歯根部を被う．
    4. 有郭乳頭は舌の分界溝の前に並んでいて味蕾が豊富である．

2) 舌の神経支配について誤っている組合せはどれか．
    1. 運　動 － 舌下神経
    2. 前 2/3 の知覚 － 舌神経
    3. 前 2/3 の味覚 － 迷走神経
    4. 後 1/3 の知覚と味覚 － 舌咽神経

3) 正しいのはどれか．
    1. 咽頭扁桃は左右 1 対ある．
    2. 食道の上部 1/3 の筋層は横紋筋である．
    3. 胃の内層の斜走筋が幽門括約筋をつくる．
    4. 固有胃腺の主細胞から塩酸が分泌される．

4) 小腸と大腸の構造について誤っている組合せはどれか．
    1. 十二指腸 － トライツ靱帯
    2. 回　腸 － パイエル板
    3. 盲　腸 － バウヒン弁
    4. 結　腸 － 輪状ヒダ

5) 肝臓について正しいのはどれか．
    1. 肝門から肝静脈が出る．
    2. 方形葉の左側に胆嚢がある．
    3. 小葉間動脈と小葉間静脈は合流して洞様毛細血管となる．
    4. 肝臓でつくられた胆汁は総胆管を通って胆嚢に蓄えられる．

6) 間膜に包まれないのはどれか．2 つ選べ．
    1. 十二指腸
    2. 空　腸
    3. 上行結腸
    4. 横行結腸

7) 正しいのはどれか．
    1. 鼻腔は後鼻孔から喉頭へと続く．
    2. 篩骨洞は下鼻道に開口する．
    3. 輪状軟骨は男性の喉頭隆起をつくる．
    4. 披裂軟骨と甲状軟骨の間に声帯ヒダが張る．

8) 気管と気管支について誤っているのはどれか．
    1. 気管の後壁は軟骨を欠き，膜性壁と呼ばれる．
    2. 気管は第 4～5 胸椎の高さで左右の主気管支に分かれる．
    3. 葉気管支は右が 3 本，左が 2 本ある．
    4. 区域気管支には気管軟骨がみられない．

9) 肺について誤っているのはどれか．
    1. 心圧痕は左肺に著明である．
    2. 肺底は横隔膜に接している．
    3. 肺胸膜は肺尖部で折り返して壁側胸膜となる．
    4. 右肺は斜裂と水平裂により 3 葉に分割される．

10) 縦隔の区分とその中にある臓器との組合せで誤っているのはどれか．
    1. 中　部 － 心　臓
    2. 前　部 － 胸　腺
    3. 上　部 － 気管支
    4. 後　部 － 大動脈弓

第8章 泌尿器・生殖器系

学習のポイントとキーワード

1. 泌尿器（★★★）

- 腎臓の構造的特徴を理解する．

  キーワード ▶ 腹膜後器官，線維被膜，脂肪被膜，腎筋膜／ゲロータ筋膜，腎門［腎静脈，腎動脈，尿管］，腎錐体，腎葉，腎小体［糸球体，ボーマン嚢］，ネフロン，近位尿細管，ヘンレのワナ，遠位尿細管，集合管，腎乳頭，腎杯，腎盂／腎盤，輸入細動脈，輸出細動脈，尿細管周囲毛細血管網，弓状動・静脈

- 尿路の各部位における構造的特徴を理解する．

  キーワード ▶ 尿管［腹膜後器官，移行上皮，生理的狭窄部］，膀胱［移行上皮，膀胱三角，尿管口，内尿道口，膀胱括約筋］，尿道［精丘，尿道括約筋，外尿道口］

2. 生殖器（★★★）

- 男性生殖器の各部位における構造的特徴を理解する．

  キーワード ▶ 精巣［精巣鞘膜，白膜，精巣縦隔，精巣中隔，精上皮，間細胞／ライディッヒ細胞，セルトリ細胞，曲精細管］，精巣上体，精管［膨大部，精索］，射精管，精嚢，前立腺，尿道球腺／カウパー腺，陰茎［白膜，陰茎海綿体，陰茎中隔，尿道海綿体］，陰嚢［陰嚢中隔，肉様膜］

- 女性生殖器の各部位における構造的特徴を理解する．

  キーワード ▶ 卵巣［卵巣窩，胚芽上皮，白膜，卵巣門，卵巣間膜，成熟卵胞／グラーフ卵胞，黄体，白体，プロジェステロン，卵巣周期］，卵管［膨大部，卵管腹腔口，線毛上皮］，子宮［子宮体，子宮底，子宮頚，前傾，前屈，子宮広間膜，子宮円索，線毛上皮，機能層］，外陰部［大陰唇，腟前庭，大前庭腺／バルトリン腺，陰核，前庭球］，会陰［尿生殖三角，肛門三角］

1. 泌尿器

- 腎臓と，そこで生成された尿の通り道である尿路（尿管，膀胱，尿道）を合わせて泌尿器という．

1 腎臓の構造

- 腎臓は質量が 100 ～ 150 g，大きさが長さ約 10 cm，幅約 5 cm，厚さ約 3 cm でそら豆状をしており，腰椎の左右両側に位置するが，右腎は肝臓の下にあるため左腎より 1 椎体分ないし半分，低位にある．

1）腎臓の固定
- 腎臓ならびに副腎は腹膜の後ろに位置する腹膜後器官である
- 臓器側から線維被膜，脂肪被膜，腎筋膜／ゲロータ筋膜の順に包まれ，後腹壁にゆるく固定される

2）腎臓と接する臓器や筋
- 右腎と接する臓器：上行結腸，十二指腸，肝臓
- 左腎と接する臓器：胃，脾臓，横行結腸，空腸，膵臓
- 腎臓と接する筋：横隔膜，大腰筋，腰方形筋

3）腎門
- 腎臓の内側縁の中央部のくぼみにあり，血管，尿管，神経などが出入りする
- 前方から腎静脈，腎動脈，尿管の順で配列する

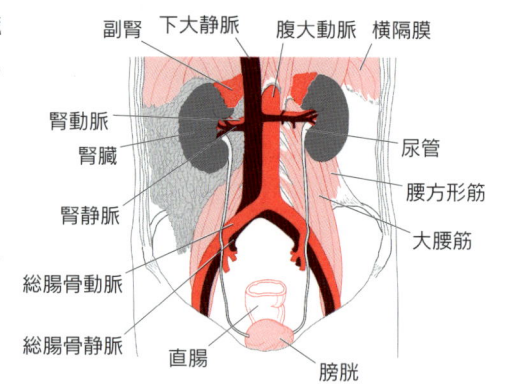

4）内部の構造

髄質（腎錐体）
- 錐体底：皮質側にある腎錐体の基底面
- 腎乳頭：深部にある腎錐体の先端部分
- 腎杯：腎乳頭を包む杯状の管
- 腎盂／腎盤：各腎杯が集まってつくられる広い内腔

皮質
- 腎柱：隣接する錐体間の皮質
- 腎葉：一つの腎錐体と，これを取り囲む皮質（錐体底より表層の皮質と腎柱）を合わせたもの

微細構造
- 腎小体／マルピギー小体：糸球体＋ボーマン囊からなる直径約 200μm の球状の組織で，腎皮質に 100 万～ 200 万個存在する
- ボーマン囊／糸球体囊：外葉（外壁）と内葉（被蓋細胞＝タコ足細胞）に分けられ，細動脈が出入りする血管極，尿細管への連結部である尿管極がある
- ネフロン／腎単位：腎小体＋尿細管のことで，腎臓の構造的・機能的な基本単位である

尿路
- 腎小体→近位尿細管→ヘンレのワナ（係蹄）下行脚・上行脚→遠位尿細管→集合管→腎乳頭→腎杯→腎盂／腎盤→尿管→膀胱→尿道

1. 泌尿器

1 腎臓内部の構造と尿路・血液路

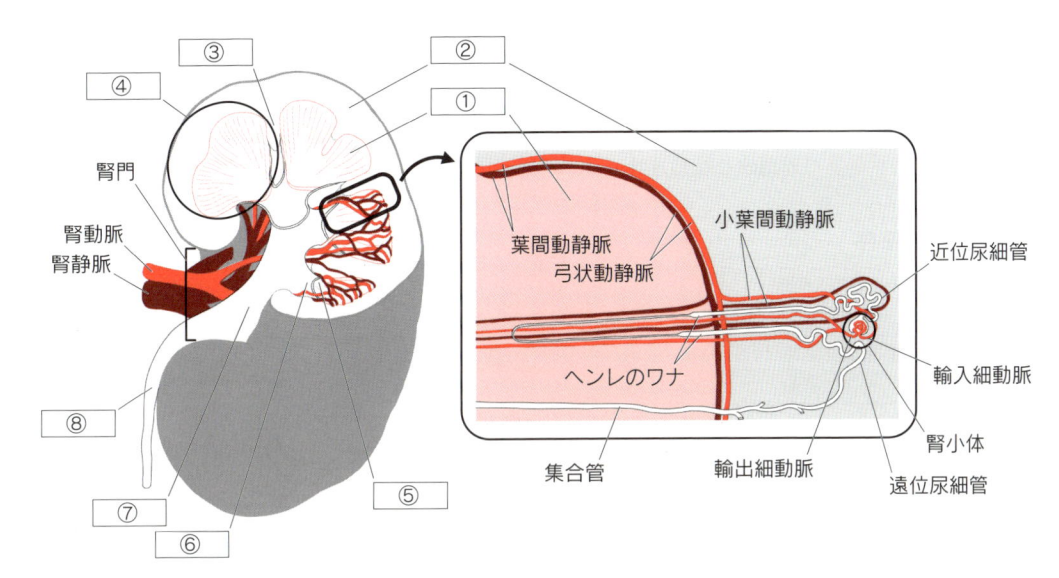

- 皮質にある ⑨ で ⑩ から ⑪ 内に濾し出された原尿は，⑫ から ⑬ を通り髄質内へと入った後，再び皮質へと戻り ⑭ を経て ⑮ へと集積される．⑨ とそれに続く1本の尿細管を合わせて ⑯ と呼び，腎臓の構造的ならびに機能的な基本単位となっている．
- ⑰ は ⑱ を抜けると5本の区域動脈となり，さらに葉間動脈となって上行し，皮質に向かう．その後，皮質と髄質の間を弓状に走る ⑲ になると，そこから枝分かれした小葉間動脈が ⑳ となってボーマン嚢内で ⑩ （毛細血管）を形成する．そして，㉑ となってそこから出た後は尿細管の周囲に毛細血管網をつくり，尿細管で再吸収された物質を取り込みながら静脈へと移行し，最後は ㉒ となって腎臓を出る．

2 糸球体近傍装置（糸球体傍細胞と緻密斑）

- ① が血管極に至る直前にある類上皮細胞の集団を ② といい，③ を分泌している．また，隣接する ④ 内には ⑤ があり，尿細管内のイオン濃度を測定している．両者を合わせて ⑥ と呼び，糸球体に流れ込む血流量を一定に保つ働きや電解質濃度を維持する役割などを担っている．

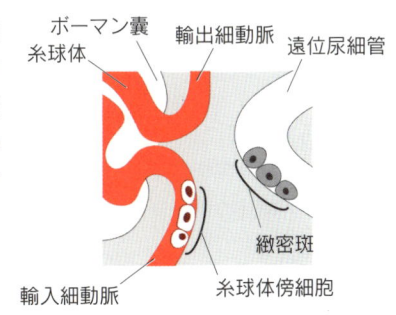

血液路
- 腎動脈→区域動脈→葉間動脈→弓状動脈→小葉間動脈→輸入細動脈→糸球体→輸出細動脈→尿細管周囲毛細血管網→小葉間静脈→弓状静脈→葉間静脈→腎静脈→下大静脈

2 尿路の構造

- 腎臓で生成された尿は尿管を通り膀胱に運ばれ一時的に蓄えられた後，尿道から体外に排泄される．

1）尿管
- 長さ約 30 cm の管状をした腹膜後器官
- 粘膜上皮：移行上皮（尿管内が空虚の場合には縦走するヒダがある）
- 筋層：平滑筋（周期的な蠕動運動により尿を膀胱へ送る）

生理的狭窄部

生理的狭窄部	位置
第1狭窄部	腎盂から尿管への移行部（尿管の起始部）
第2狭窄部	腹部から骨盤部への移行部（総腸骨動・静脈の交叉部）
第3狭窄部	膀胱壁の貫通部

2）膀胱
- 膀胱尖：膀胱の前方部分で，恥骨結合上縁の後方に位置する
- 膀胱底：膀胱の後方部分で，左右の尿管の開口部（尿管口）と内尿道口がある
- 膀胱体：膀胱尖と膀胱底の間の部分

膀胱壁の構造
- 粘膜：移行上皮（空虚時には多くのヒダがある）
  - 注）左右の尿管口と内尿道口でつくられる膀胱三角部は常に平滑である
- 筋層：平滑筋（内縦層，中輪層，外縦層の3層）
  - 注）中輪層（中層の輪走筋）は内尿道口の周囲で膀胱括約筋となる
- 漿膜：壁側腹膜の一部で上面と後面上部を被う

3）尿道
1. 男性尿道：長さ15〜20cm
壁内部
- 内尿道口から始まる膀胱壁内の部分

前立腺部
- 前立腺を貫く部分で，射精管が開口する精丘がある
- 精丘の両側に前立腺管が開口する

隔膜部
- 尿生殖隔膜を貫く部分で，尿道括約筋（横紋筋）がある

海綿体部
- 陰茎の尿道海綿体内を走る部分で，体外への開口を外尿道口という

2. 女性尿道：長さ3〜4cm
- 内尿道口から膣前庭に開口する外尿道口まで
- 隔膜部には尿道括約筋（横紋筋）がある

3 尿管の生理的狭窄部

- 尿管には計3ヵ所の生理的狭窄部がある.
第1狭窄部は ① から ② へと移行する起始部で, 尿管が腎臓の下端を乗り越えるために前方に屈曲していることから管内が狭くなっている. 次に, 第2狭窄部は腹部から骨盤部への移行部で, ③ を乗り越えるためにその前面で交叉していることから狭窄している. 最後の第3狭窄部は ④ を斜めに貫通する部分で, 尿の逆流を防ぐ意味でもこの部分が最も狭くなっている.
腎臓内でつくられた結石が尿管へと流れ出ると, 以上の狭窄部で引っかかりやすく尿管結石の疝痛発作を引き起こす原因にもなる.

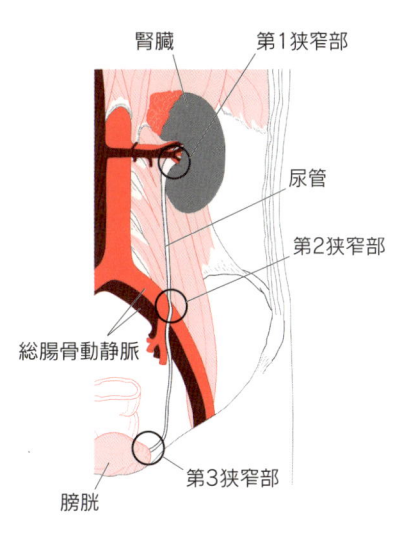

4 尿道の特徴的部位

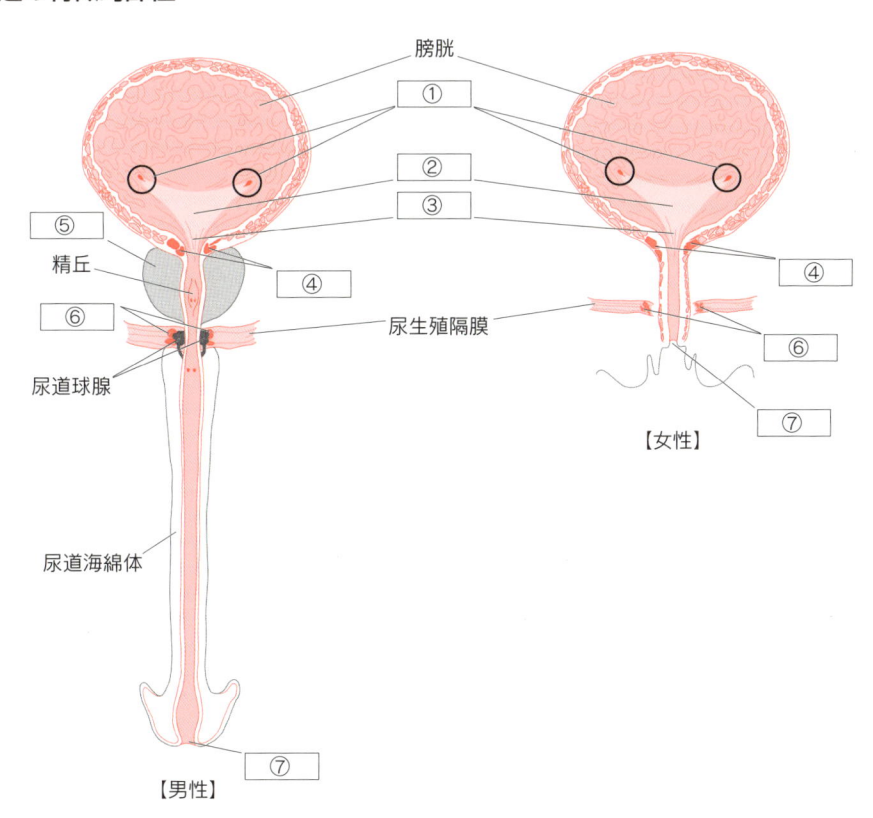

【男性】

【女性】

2. 生殖器

- 卵子と精子が受精することで新たな個体をつくることを生殖と呼び，それに関わる器官を生殖器という．

1 男性生殖器

- 男性の生殖器には精子を産生する精巣，それを運ぶ管（精巣上体，精管，射精管），およびそこに開口する外分泌腺（精嚢，前立腺，尿道球腺／カウパー腺）などの"内生殖器"ならびに，陰茎や陰嚢などの"外生殖器"がある．

1）精巣

- 陰嚢内に左右1対ある実質性器官
- 精巣下降：胎児初期に腎臓近くに発生し，胎生7〜8カ月に鼠径管を通って陰嚢内に下降する
- 精巣鞘膜（臓側板，壁側板）：腹膜に由来する膜で，精巣の表面を被う
- 鞘膜腔：二重の精巣鞘膜の間の内腔で，腹膜腔に相当するものである
- 白膜：臓側板の深側にある線維性被膜
- 精巣縦隔：白膜が精巣実質内に半球状に突出した部分
- 精巣中隔：精巣縦隔から放射状に出た結合組織の壁で，200〜300個の精巣小葉を区分する

精子の形成

- 精子は精巣小葉にある精上皮（曲精細管の内側）で産生される
- 精粗細胞→精母細胞→精子細胞→精子へと分化する
- セルトリ細胞：精上皮を支持し，精細胞に栄養を供給する
- 間細胞／ライディッヒ細胞：アンドロジェン（テストステロン）を分泌する

アンドロジェン（テストステロン）

- 作用：第二次性徴（骨格筋の発達，変声，頭髪の生えぎわの後退など）を発現する．精子形成を促進する．性行動を促進する．男性の性分化に関与する

2）精巣上体

- 上方より頭，体，尾に区分される
- 精路：精巣（曲精細管，直精細管，精巣網，精巣輸出管）→精巣上体管→精管→射精管→尿道へ

3）精管と射精管

- 全長40〜50 cmで，精索内を通過する
- 精管膨大部：膀胱底の後面にある精管が紡錘状に膨らんだ部分で，射精直前に精子が一時的に蓄えられる
- 射精管：精管が前立腺内で精嚢の導管と合流した後の部分で，尿道前立腺部の精丘に開口する

精索

- 精管，精巣動・静脈，精巣挙筋，神経などにより構成され，浅鼠径輪→鼠径管→深鼠径輪を経て腹腔内に入る

2. 生殖器

1 精巣の特徴的部位

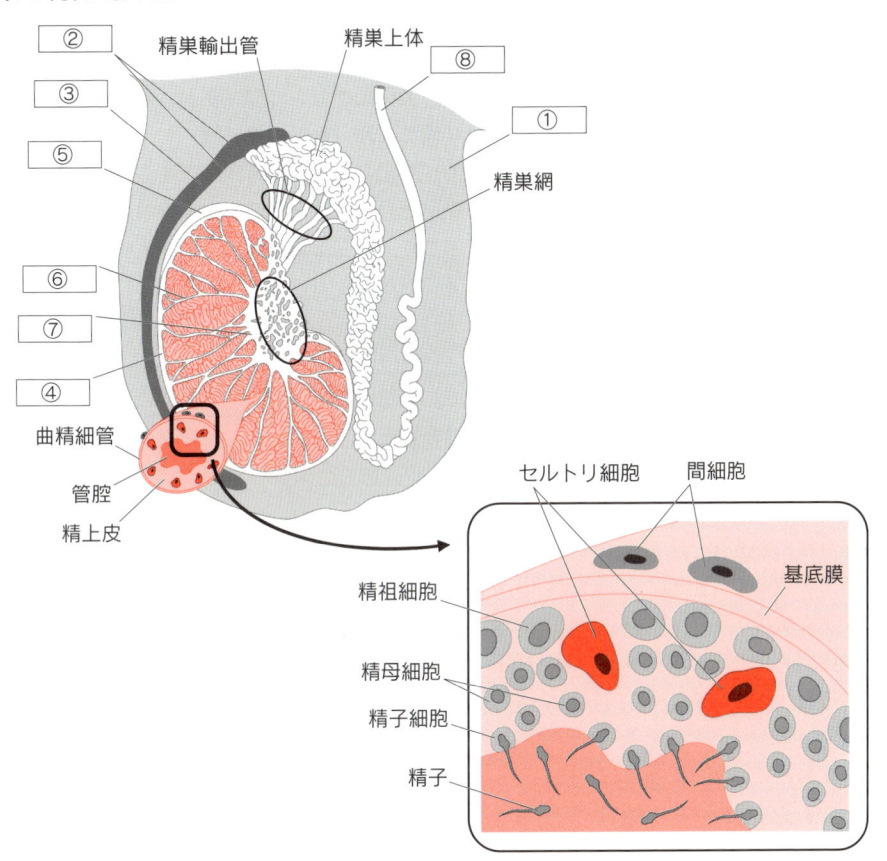

（図中ラベル）
② ／ 精巣輸出管 ／ 精巣上体 ／ ⑧
③
⑤
① ／ 精巣網
⑥
⑦
④
曲精細管
管腔
精上皮

セルトリ細胞 ／ 間細胞 ／ 基底膜
精祖細胞
精母細胞
精子細胞
精子

- 思春期になると精細管の間を埋める間質にある ⑨ から分泌される男性ホルモン（ ⑩ ）の作用により精子が形成される．その際，精上皮内にある ⑪ は精子の形成に有害な物質が精上皮内に侵入するのを防ぐ（血液-精巣関門）と同時に，精細胞の成熟に必要な栄養素を供給している．
- ⑫ の内壁にある ⑬ で産生された精子は， ⑭ → ⑮ → ⑯ を通り ⑰ に送られ，射精されるまで蓄えられる．

理解を深める ワンステップ 1　膀胱三角はなぜ平滑か？

・膀胱壁の表面は移行上皮で被われ，膀胱の容量変化にともない細胞の形を変化させる．膀胱内腔の粘膜層は膀胱収縮時には多数のヒダをなしているが，膀胱三角では常に平滑である．これは，膀胱三角の表層が他の粘膜層とは異なった構造（尿管と似た構造）であり，粘膜と筋層の結合が強いためである．

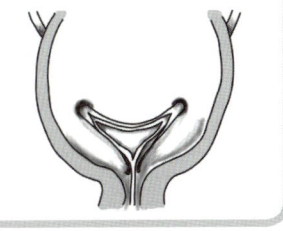

4）精嚢
- 膀胱後面の精管膨大部の下外方にある左右1対の外分泌腺で，導管は精管と合流し射精管となる
- 精嚢液：精子のエネルギー源となる果糖を含む外分泌液

5）前立腺
- 膀胱底と尿生殖隔膜の間にある外分泌腺で，尖（前下方）と底（底面）がある
- 前立腺液：特有の臭いをもった弱アルカリ性で，乳白色の外分泌液
- 前立腺管：前立腺液を分泌する際の導管で，精丘の両側で尿道に開口する
- 内腺，外腺：尿道粘膜下にある小腺を内腺，その外側にある前立腺本来の腺組織を外腺という
  - 注）前立腺肥大は内腺の増殖によって起こり，前立腺癌は外腺から発生する
- 前立腺は肛門から指を入れると直腸の前方に触診できる

6）尿道球腺／カウパー腺
- 尿生殖隔膜中にある左右1対の外分泌腺で，導管は尿道海綿体部の後壁に開口する
- 尿道球腺液：アルカリ性の透明で粘稠な外分泌液

7）陰茎
- 陰茎根，陰茎体，陰茎亀頭に区分され，上面を陰茎背，下面を尿道面という
- 亀頭の後縁を亀頭冠といい，その後方に亀頭頸，先端には外尿道口がある
- 陰茎海綿体：左右1対あり，白膜に被われる
  - 注）正中部の白膜は厚く，陰茎中隔をつくる
- 尿道海綿体：1個のみで，先端では亀頭と呼ばれる膨大部を，陰茎根部では尿道球というふくらみをつくる
  - 注）勃起の際は陰茎海綿体内の陰茎深動脈が主動脈となる

8）陰嚢
- 陰嚢中隔：陰嚢内部を左右に区分する仕切りで，皮膚表面での陰嚢縫線に一致する
- 皮下には肉様膜（平滑筋）があり，皮膚表面のしわをつくる

理解を深める ワンステップ 2　勃起の話（反射性勃起と性的勃起）

- 勃起のメカニズムは視覚や聴覚からの性的刺激によって，視床下部から下行性に仙髄の勃起中枢に刺激が送られ，骨盤神経を経て陰茎海綿体に作用する．骨盤神経からの興奮が伝わるとラセン動脈の平滑筋が弛緩し，陰茎深動脈からラセン動脈，さらに海綿体洞内へと血液が流入し性的勃起が起こる．通常時ラセン動脈の平滑筋は収縮し海綿体への血液は制限されているが，勃起のメカニズムが働くことによってラセン動脈から海綿体洞への血流が海綿体を拡張させる．
- また，勃起中枢は陰部神経からの求心性刺激（性器，前立腺，膀胱充満時などの刺激）によって興奮し反射性勃起を引起こす．

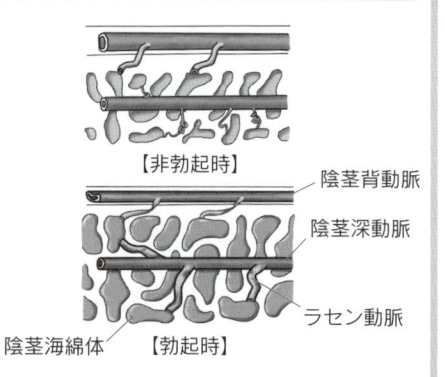

【非勃起時】
【勃起時】
陰茎背動脈
陰茎深動脈
ラセン動脈
陰茎海綿体

2 男性の内生殖器の特徴的部位

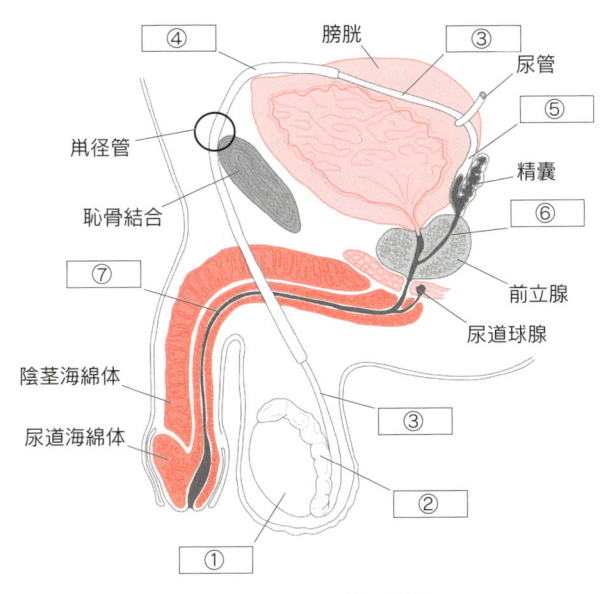

- 男性の内生殖器には3種類の外分泌腺がある．⑧　からは精子のエネルギー源となる果糖を含んだ液，⑨　からは酸性環境にある膣内での精子の活動を助けるためのアルカリ性の液，⑩　からは挿入時の陰茎と膣の摩擦を軽減するための粘稠な液がそれぞれ分泌され，それらが精子と混合することで精液となる．

3 男性の外生殖器の特徴的部位

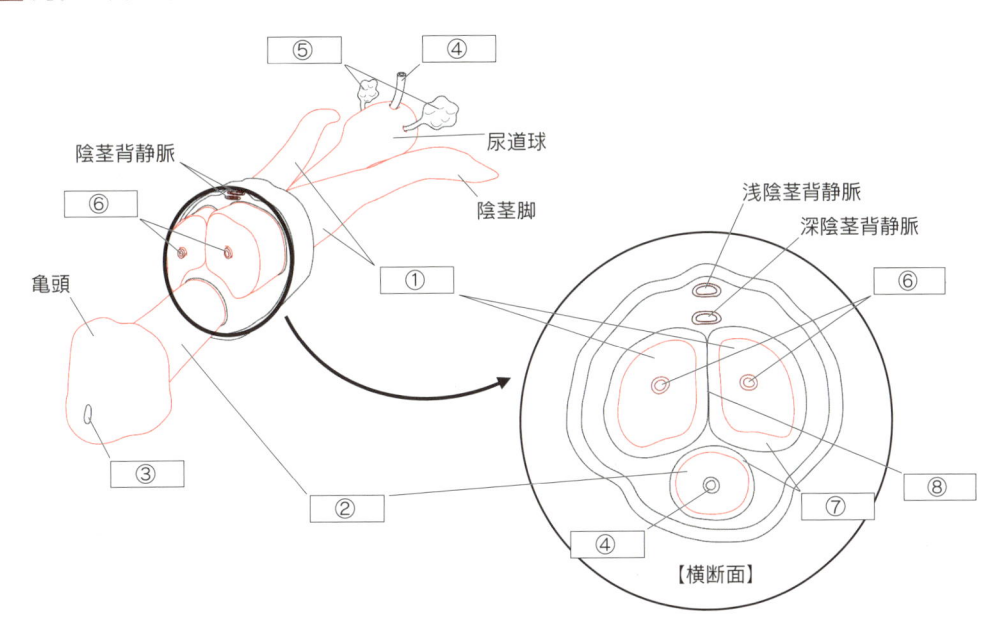

2 女性生殖器

- 女性の生殖器には卵巣，卵管，子宮，腟などの"内生殖器"，ならびに，陰唇，陰核，大前庭腺／バルトリン腺などの"外生殖器"がある．

1) 卵巣
- 左右1対ある実質性器官で，骨盤側壁の卵巣窩におさまっている
- 卵巣の表面は胚芽上皮（腹膜上皮）に被われ，その下層に白膜がある
- 卵巣門：卵巣に分布する血管や神経が出入りする部分
- 皮質と髄質：皮質には卵胞があり，髄質には卵巣門から出入りする血管や神経が存在する

卵巣の固定
- 卵巣間膜：卵巣を包む腹膜で，子宮広間膜の後葉にあたる
- 卵巣提索：卵巣と骨盤側壁を結ぶ結合組織性の線維索
- 固有卵巣索：卵巣と子宮底を結ぶ結合組織性の線維索

卵子の形成
- 卵祖細胞→卵母細胞→原始卵胞となり，出生時には約40万個が存在する
- 一次卵胞→二次卵胞→胞状卵胞→成熟卵胞／グラーフ卵胞となり，腹腔に卵子を放出する【排卵】
- 閉鎖卵胞：原始卵胞のうち，成熟し排卵するのは約400個で，残りの大部分は退化する
- 排卵後の卵胞は赤体→黄体となり，
  - 受精しない場合：月経黄体→白体→消失
  - 受精した場合：妊娠黄体
- 黄体（ルテイン細胞）：黄体ホルモン（プロジェステロン）を分泌する
- 卵巣周期：卵胞の成熟から白体形成までの一連の過程

卵胞ホルモン（エストロジェン）
- 作用：第二次性徴（乳房の隆起，腋毛や陰毛の発生，皮下脂肪の沈着など）を発現する．卵胞発育を促進する．子宮内膜増殖を促進する．骨形成を促進する

黄体ホルモン（プロジェステロン）
- 作用：妊娠を維持する．排卵を抑制する．基礎体温を上昇させる

2) 卵管
- 子宮広間膜の上縁に沿って横走する中腔性器官
- 外側端を卵管腹腔口といい，腹腔に開口する
  - 注）卵巣と卵管は直接連結していない
- 内側端を卵管子宮口といい，子宮底に開口する
- 卵管壁は内側から粘膜（線毛上皮）→筋層→漿膜の構造

区分
- 漏斗：卵管腹腔口を漏斗状に取り囲む部分で，卵管采（卵巣采）がある
- 膨大部：卵管全体の2/3近くを占め，受精が行われる場所である
- 峡部：子宮壁に至る直線部分
- 子宮部：子宮壁中の部分

4 卵巣の構造と卵巣周期

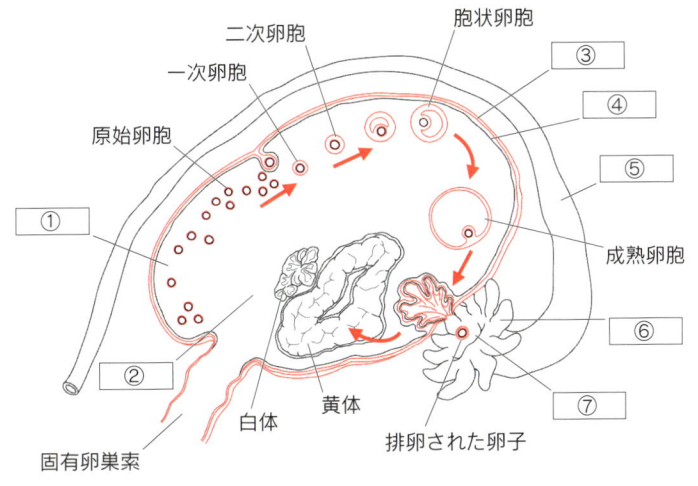

【縦断面】

- 卵胞の成熟に伴い排卵から次の排卵までを1周期とした女性の性周期を ⑧ といい，3期に区分される．卵胞期には卵胞の発育が進み ⑨ へと成長すると，排卵が起こる（排卵期）．排卵後，黄体期に入ると卵胞は ⑩ → ⑪ となり，黄体ホルモン（プロジェステロン）の分泌が顕著となる．妊娠している場合は妊娠黄体として維持されるが，妊娠していない場合には ⑪ は ⑫ となり退化するため，黄体ホルモンの分泌が低下し，⑬ の脱落（月経）が起こる．

5 女性の内生殖器の特徴的部位

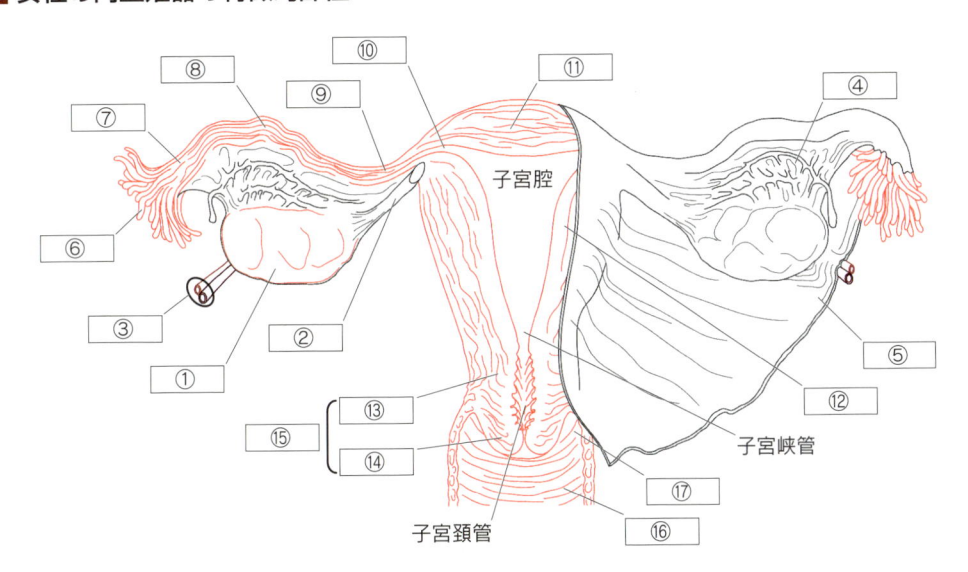

3) 子宮
- 膀胱と直腸の間にある西洋梨状をした中腔性器官
- 子宮体（上2/3）と子宮頸（下1/3）に区分される
- 子宮体から子宮頸への移行部を子宮峡部という
- 子宮底：子宮体の上部で，ここに卵管が開口する
- 子宮頸：膣上部＋膣部からなり，膣部は膣内部に突き出している
- 内部は子宮腔（子宮体の内腔），子宮峡管（子宮峡部），子宮頸管（子宮頸）と呼ばれ，膣への開口部を子宮口という

子宮の角度
- 子宮頸と膣：約90°傾斜（前傾），子宮頸と子宮体：約10°屈曲（前屈）

子宮の固定
- 子宮広間膜：子宮の前面と後面を被う腹膜
- 子宮頸横靱帯（基靱帯）：左右の骨盤側壁と子宮頸の間の靱帯
- 仙骨頸靱帯：仙骨下部と子宮頸の間の靱帯
- 恥骨頸靱帯：恥骨後面と子宮頸の間の靱帯
- 子宮円索：子宮の上外側部から鼠径管を通り外陰部の皮下に付着する
- 肛門挙筋：下方から子宮や膣の下垂を防ぐ

子宮壁の構造
◎粘膜（子宮内膜）
- 腺上皮，線毛上皮，重層扁平上皮（子宮頸の膣部）
- 機能層（表層）と基底層（深層）に区分され，月経時には機能層が脱落する

◎筋層
- 3層（内縦層，中輪層，外縦層）の平滑筋

◎漿膜（子宮外膜）

4) 膣
- 膣円蓋：膣の上端で子宮頸の膣部を包む部分

5) 外陰部
- 恥丘：恥骨結合の前面で，皮膚が丸く盛りあがっている部位
- 大陰唇：外陰部の外側の皮膚の高まり（男性の陰嚢に相当）
- 小陰唇：大陰唇のすぐ内側にあるヒダ
- 膣前庭：左右の小陰唇の間にある裂隙で，外尿道口，膣口，大前庭腺の導管が開口する
- 大前庭腺／バルトリン腺：膣口後壁の左右両側の深部に左右1対ある（男性の尿道球腺に相当）
- 陰核：前陰唇交連の後方にあり，海綿体組織をもち勃起する（男性の陰茎背側部に相当）
- 前庭球：膣前庭の左右両側にある海綿体組織（男性の尿道海綿体に相当）

6) 会陰
- 恥骨結合と左右の坐骨結節，尾骨を結んでできる菱形部
- 尿生殖三角：会陰の上部で，外尿道口と膣口がある
- 肛門三角：会陰の下部で，肛門がある

2. 生殖器　161

テキスト ＆ ワーク

6 子宮の固定と前傾前屈

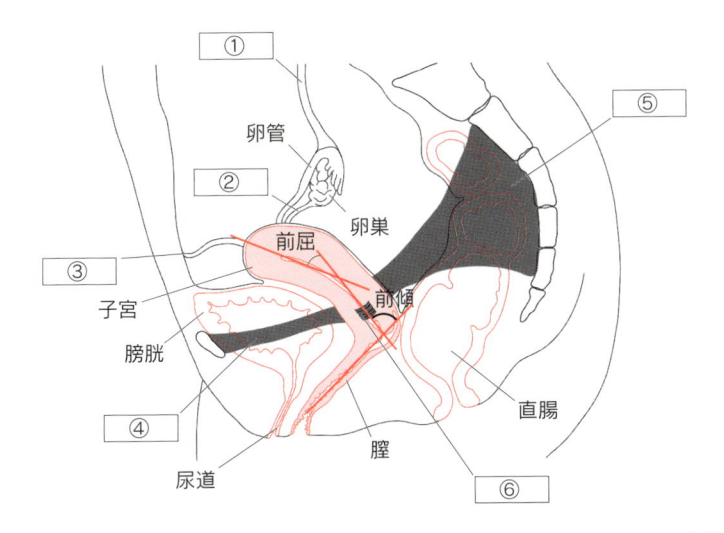

卵管
卵巣
前屈
子宮
膀胱
前傾
直腸
尿道
膣

① ② ③ ④ ⑤ ⑥

- ⑦ の長軸は ⑧ の長軸に対して約 ⑨ 前方に傾斜している（ ⑩ ）．さらに，⑪ の長軸は ⑦ の長軸に対して約 ⑫ 前方に屈曲している（ ⑬ ）．

7 女性の外陰部の特徴的部位

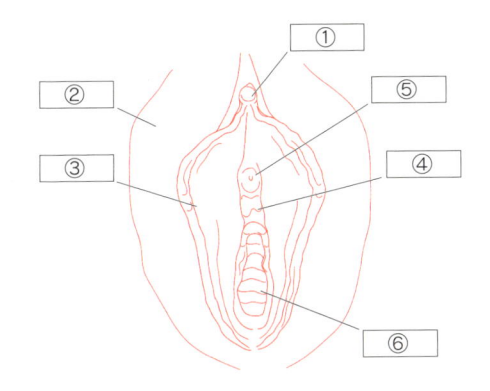

① ② ③ ④ ⑤ ⑥

理解を深めるワンステップ 3　女性は男性より膀胱炎になりやすい

・女性の尿道は男性と比較すると短いため，膀胱炎になりやすい．細菌は外尿道口から尿路へと進入し上行性に尿路感染症を引き起こす．
また，肛門と外尿道口の距離が男性より近いことも，感染しやすい要因となっている．

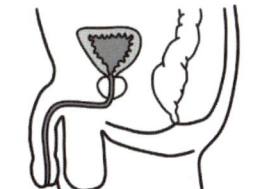

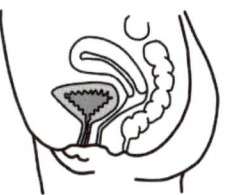

演習問題

1) 腎臓の固定に関与しないのはどれか.
   1. 線維被膜
   2. 脂肪被膜
   3. ゲロータ筋膜
   4. 腎動・静脈

2) 腎臓について誤っているのはどれか.
   1. 腎小体は糸球体とボーマン嚢からなる.
   2. ボーマン嚢の血管極から輸入・輸出細動脈が出入りする.
   3. 腎小体とそれに続く尿細管を合わせてネフロンと呼ぶ.
   4. 遠位尿細管の壁にある緻密斑からレニンが分泌される.

3) 尿路の順として正しいのはどれか.
   1. 近位尿細管→ヘンレのワナ（上行脚）
   2. ヘンレのワナ（下行脚）→遠位尿細管
   3. 腎乳頭→腎杯
   4. 膀胱→尿管

4) 誤っているのはどれか.
   1. 尿管と膀胱の粘膜はともに移行上皮である.
   2. 尿管の第2狭窄部は総腸骨動・静脈との交叉により生じる.
   3. 左右の尿管口は膀胱底に開口する.
   4. 膀胱壁の筋層のうち内層の縦走筋が膀胱括約筋をつくる.

5) 尿道について正しいのはどれか.
   1. 女性の尿道は男性の約半分の長さである.
   2. 男性では海綿体部で射精管が合流する.
   3. 女性では外尿道口が膣口の後方にある.
   4. 男女ともに隔膜部に尿道括約筋がある.

6) 精巣について誤っている組合せはどれか.
   1. 精巣鞘膜 － 腹膜由来
   2. 精巣中隔 － 精巣小葉に区分
   3. 精上皮 － 精子産生
   4. セルトリ細胞 － テストステロン分泌

7) 男性生殖器について正しいのはどれか.
   1. 精管膨大部は精索内にある.
   2. 精嚢液はアルカリ性で乳白色の液体である.
   3. 前立腺は直腸指診で後方に触れることができる.
   4. 陰茎海綿体は左右1対あり，陰茎中隔により隔てられる.

8) 卵巣について誤っている組合せはどれか.
   1. 卵巣提索 － 卵巣の固定
   2. 髄質 － 卵胞の発育
   3. 黄体 － プロジェステロンの分泌
   4. 白体 － 月経の開始

9) 女性生殖器について正しいのはどれか.
   1. 卵管の外側端は卵巣門に開口する.
   2. 子宮は後面のみ腹膜に被われる.
   3. 月経時，子宮内膜の基底層が脱落する.
   4. 膣の上端は子宮頚の膣部を包んでいる.

10) 男女の生殖器で，相当する組合せとして誤っているのはどれか.
    1. 尿道球腺 － 大前庭腺
    2. 陰嚢 － 大陰唇
    3. 尿道海綿体 － 小陰唇
    4. 陰茎背側部 － 陰核

第9章 内分泌器系

学習のポイントとキーワード

1. 内分泌器（★★）

● 下垂体の区分とその構造的特徴を理解する．

> **キーワード▶** 蝶形骨トルコ鞍［下垂体窩］，腺性下垂体，神経性下垂体，下垂体門脈，下垂体前葉ホルモン［成長ホルモン，プロラクチン，甲状腺刺激ホルモン，副腎皮質刺激ホルモン，卵胞刺激ホルモン，黄体形成ホルモン］，下垂体後葉ホルモン［オキシトシン，バソプレシン／抗利尿ホルモン］

● 松果体の構造的特徴を理解する．

> **キーワード▶** 間脳［視床上部］，脳砂，メラトニン

● 甲状腺と上皮小体の構造的特徴を理解する．

> **キーワード▶** 濾胞［濾胞細胞，濾胞腔］，傍濾胞細胞，甲状腺ホルモン［サイロキシン，トリヨードサイロニン］，カルシトニン，上皮小体ホルモン／パラソルモン

● 副腎の構造的特徴を理解する．

> **キーワード▶** 副腎皮質［中胚葉性，球状層，束状層，網状層］，副腎髄質［外胚葉性，クロム親和性細胞］，電解質コルチコイド［アルドステロン］，糖質コルチコイド［コルチゾル］，カテコールアミン［アドレナリン，ノルアドレナリン］

● 膵臓における内分泌腺の構造的特徴を理解する．

> **キーワード▶** 膵島／ランゲルハンス島，A／α細胞，B／β細胞，D／δ細胞，インスリン，グルカゴン，ソマトスタチン

1. 内分泌器

- ホルモンとは内分泌器にある内分泌細胞から直接血管内に分泌され，それを受け取る受容体をもった標的器官に対して特異的な効果を及ぼす物質のことである．内分泌器には下垂体，松果体，甲状腺，上皮小体／副甲状腺，副腎（皮質・髄質），膵臓（膵島），生殖腺（精巣，卵巣）などがある．

1 内分泌器の種類

- 内分泌器はそこから分泌されるホルモンの化学的組成の違いにより，次の３種類に分類できる．
  - ペプチド系：数個から数百個のアミノ酸からなる水溶性のホルモンを分泌する
    - 器官）下垂体，上皮小体／副甲状腺，膵島など
  - ステロイド系：コレステロールから生成された脂溶性のホルモンを分泌する
    - 器官）副腎皮質，生殖腺（精巣，卵巣）
  - アミン系：チロシン（アミノ酸の一種）より生成されるホルモンを分泌する
    - 器官）副腎髄質（水溶性のホルモンを分泌），甲状腺（脂溶性のホルモンを分泌）

2 下垂体

- 下垂体は頭蓋底にある蝶形骨のトルコ鞍の中の下垂体窩に位置する直径が約 1 cm の小体である．下垂体は腺性下垂体と神経性下垂体とからなり，前者は下垂体門脈系によって視床下部と連絡し，後者には視床下部から神経線維が入り込んでいる．

1）腺性下垂体
1．下垂体前葉ホルモン

成長ホルモン［GH］
- 分泌：酸好性細胞（a 細胞）
- 作用：骨端軟骨に作用して骨の成長を促進する
- 亢進症：巨人症／末端肥大症．低下症：低身長症

プロラクチン［PRL］
- 分泌：酸好性細胞（ε 細胞）
- 作用：乳腺の発達と乳汁の分泌を促進する．排卵を抑制する

甲状腺刺激ホルモン［TSH］
- 分泌：塩基好性細胞（β 細胞）
- 作用：甲状腺の分泌機能を促進する

副腎皮質刺激ホルモン［ACTH］
- 分泌：色素嫌性細胞（γ 細胞）
- 作用：副腎皮質の分泌機能を促進する

卵胞刺激ホルモン［FSH］
- 分泌：塩基好性細胞（δ 細胞）
- 作用：女性）卵胞の成熟を促進する．男性）精子の形成や精細管発育を促進する

1. 内分泌器

1 視床下部と下垂体の連絡構造

- 第一次毛細血管網に分泌された ① は，② を通り下垂体前葉にある第二次毛細血管網に到達すると，その周囲にある内分泌細胞に作用して ③ の産生と分泌を調節する．
- 視床下部の視索上核と室傍核で産生されたホルモン（ ④ と ⑤ ）は，神経細胞の軸索内を通って下垂体後葉の毛細血管網に神経分泌される．

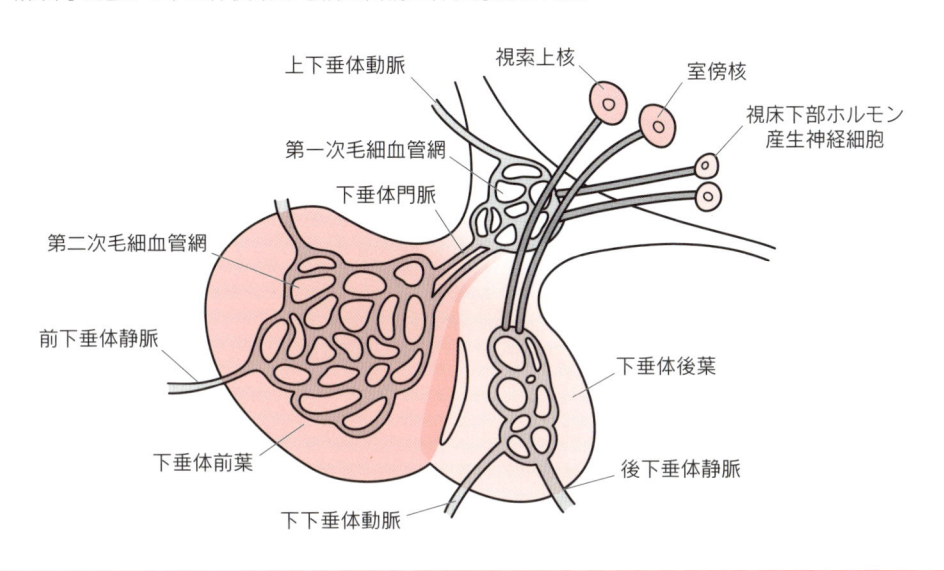

黄体形成ホルモン［LH］
- 分泌：塩基好性細胞（δ細胞）
- 作用：**女性**）排卵を誘発する．黄体の形成を促進する．**男性**）アンドロジェン生成を促進する

2. 中間葉（隆起部）のホルモン
- メラニン細胞刺激ホルモン［MSH］：皮膚のメラニン細胞におけるメラニン形成を促進する

3. 下垂体門脈系と視床下部ホルモン
- 視床下部：視床下部ホルモンが第一次毛細血管網へ分泌→下垂体門脈を通り下垂体前葉へ
- 下垂体前葉：下垂体前葉ホルモンが第二次毛細血管網へ分泌→全身へ

視床下部ホルモン→下垂体前葉ホルモン
- 成長ホルモン放出ホルモン［GRH］ ┐
- 成長ホルモン抑制ホルモン［GIH］／ソマトスタチン［SS］ ┘ → 成長ホルモン［GH］
- プロラクチン放出ホルモン［PRH］ ┐
- プロラクチン抑制ホルモン［PIH］ ┘ → プロラクチン［PRL］
- 甲状腺刺激ホルモン放出ホルモン［TRH］ → 甲状腺刺激ホルモン［TSH］
- 副腎皮質刺激ホルモン放出ホルモン［CRH］ → 副腎皮質刺激ホルモン［ACTH］
- 性腺刺激ホルモン放出ホルモン［GnRH］ → 性腺刺激ホルモン（ゴナドトロピン）
  - 卵胞刺激ホルモン［FSH］
  - 黄体形成ホルモン［LH］

2）神経性下垂体
◎下垂体後葉ホルモン（視床下部—下垂体路）
- 視床下部（視索上核，室傍核）で産生され，神経性分泌により後葉で分泌される

オキシトシン［OXY］
- 産生：室傍核，視索上核
- 作用：子宮筋の収縮，乳汁射出

バソプレシン［VP］／抗利尿ホルモン［ADH］
- 産生：室傍核，視索上核
- 作用：腎集合管での水の再吸収を促進する（抗利尿作用）
- 低下症：下垂体性尿崩症

3 松果体

- 松果体は間脳の視床上部にある（正中線上に1個）長さが約1cmの小体で，思春期ころから退縮が始まり，脳砂（リン酸カルシウムなど）の沈着が生じる．

メラトニン
- セロトニンより生成され，夜間に分泌が増加し昼間低下する概日リズム（日周性）がある
- 光刺激による内分泌調節（生体時計）に関与していると考えられている

4 甲状腺と上皮小体／副甲状腺

- 甲状腺は甲状軟骨の下方で気管の前に位置する重さが約20gの内分泌器で，左・右葉とそれをつなぐ峡部からなる．甲状腺の内部には1層の濾胞細胞（単層立方上皮）とコロイド様の液体で満たされた濾胞腔からなる球形をした濾胞が多数存在する．濾胞の周囲の結合組織内には傍濾胞細胞や毛細血管などがみられる．また，甲状腺の両葉の後面には褐色の米粒大の小体が上下左右に2対（計4個）あり，上皮小体（または副甲状腺）と呼ばれている．

1）甲状腺
甲状腺ホルモン（サイロキシン［T_4］，トリヨードサイロニン［T_3］）
- 分泌：濾胞細胞
- 作用：基礎代謝を亢進する．成長ホルモンの働きを助け発育を促進する．精神機能を刺激する
- 亢進症：バセドウ病／グレーブス病．低下症：クレチン病，粘液水腫

カルシトニン
- 分泌：傍濾胞細胞（C細胞）
- 作用：破骨細胞の骨吸収作用を抑制する（血中カルシウム濃度の低下）

2）上皮小体
上皮小体ホルモン（パラソルモン［PTH］）
- 分泌：主細胞（色素嫌性細胞）
- 作用：骨吸収や腎臓でのカルシウム再吸収を促進する．ビタミンD活性化を促進する（血中カルシウム濃度の上昇）
- 亢進症：骨粗鬆症．低下症：低カルシウム血症（テタニー）

2 甲状腺の形態と内部構造

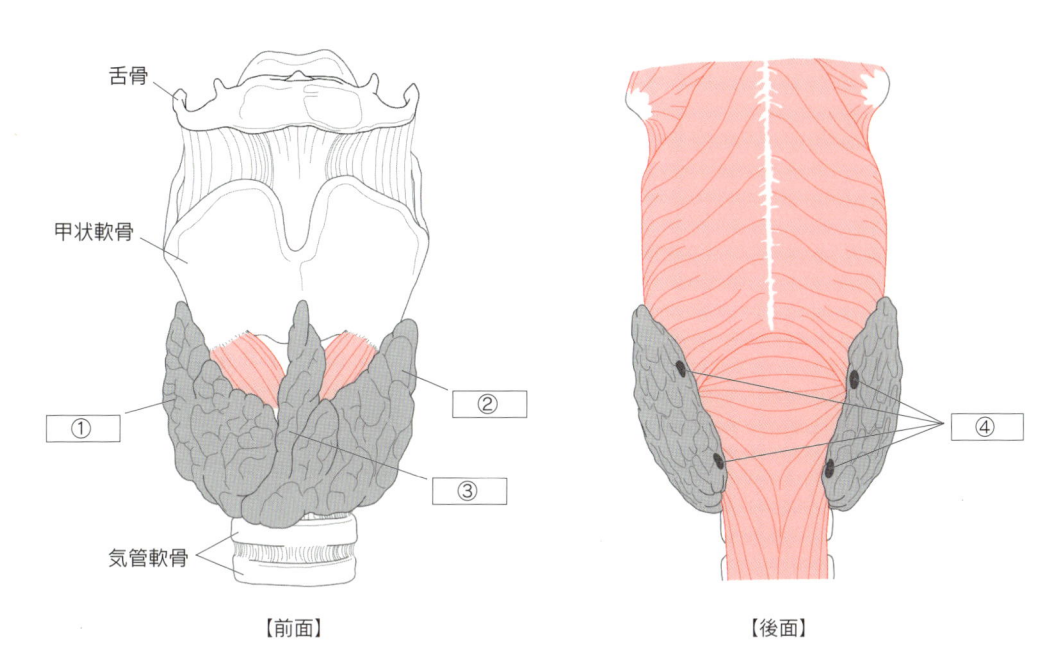

舌骨
甲状軟骨
① ② ③
気管軟骨

【前面】

④

【後面】

- ⑤ 内の粗面小胞体で ⑥ が合成され，⑦ 内に分泌されるとそこで ⑧ と結合し，甲状腺ホルモンが合成される．その複合体は，結合したまま再び ⑤ 内に取り込まれ加水分解されると，甲状腺ホルモンが遊離して血管内に分泌される．

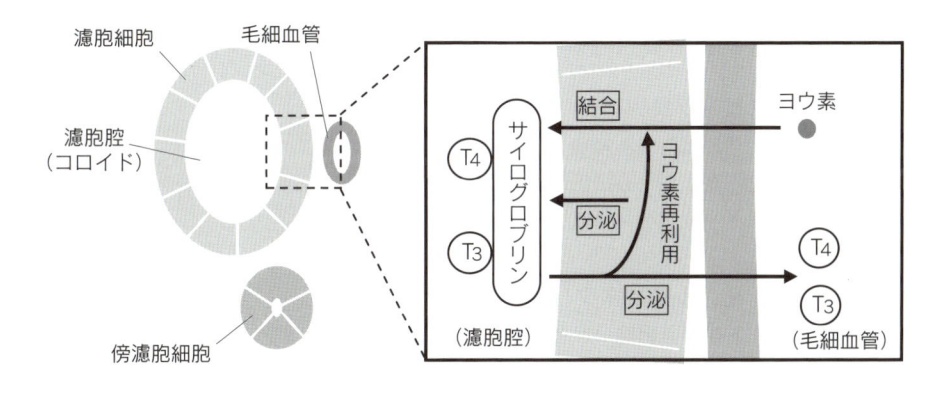

濾胞細胞
毛細血管
濾胞腔（コロイド）
傍濾胞細胞

結合　ヨウ素
サイログロブリン
T4
ヨウ素再利用
T3　分泌
分泌　T4
T3
（濾胞腔）　（毛細血管）

5 副腎

- 副腎は腎臓の上端に位置する左右1対の扁平な三角形の小器官で，腎臓とともに脂肪被膜の中にある．内部は表層の皮質と深部の髄質に区分されるが，両者はその発生と機能において異質なものである．皮質はその発生が中胚葉性であり，3層（表層から順に球状層，束状層，網状層）からそれぞれ異なるステロイドホルモンを分泌する．一方，髄質はその発生が外胚葉性であり，組織的には交感神経節と同等で多量の交感神経節前線維が入り込んでいる．また，髄質には2種類の髄質細胞（クロム親和性細胞）があり，カテコールアミン（主にアドレナリンとノルアドレナリン）を分泌する．

1）副腎皮質

電解質コルチコイド／ミネラルコルチコイド（アルドステロン，デオキシコルチコステロンなど）
- ・分泌：球状層
- ・作用：腎臓でのナトリウム再吸収とカリウム分泌を促進する（血圧の上昇）
- ・過剰症：アルドステロン症．低下症：アジソン病

糖質コルチコイド／グルココルチコイド（コルチゾル，コルチコステロンなど）
- ・分泌：束状層
- ・作用：肝臓での糖新生を促進する（血糖値の上昇），炎症やアレルギー症状を抑制するカテコールアミンの作用発現に関与する（許容作用）
- ・過剰症：クッシング症候群．低下症：アジソン病

性ホルモン（アンドロジェンなど）
- ・分泌：網状層

2）副腎髄質

アドレナリン／エピネフリン
- ・分泌：アドレナリン細胞［A細胞］
- ・作用：心機能を亢進する（心拍出量や心拍数の増加）
　　　　肝臓でのグリコーゲン分解を促進する（血糖値の上昇）

ノルアドレナリン／ノルエピネフリン
- ・分泌：ノルアドレナリン細胞［N細胞］
- ・作用：末梢血管を収縮する（血圧の上昇）

6 膵臓

- 膵臓には膵液を分泌する外分泌腺に混じって膵島／ランゲルハンス島と呼ばれる内分泌細胞が散在している．膵島は膵尾側に多く，100万～200万個存在するが，その容積は膵臓全体の1～3％程度である．膵島の細胞は分泌顆粒を含み，A／α細胞（約20％），B／β細胞（約70％），D／δ細胞（約10％）の3種類に分類される．

グルカゴン
- ・分泌：A／α細胞
- ・作用：肝臓でのグリコーゲン分解や糖新生を促進する（血糖値の上昇）

1. 内分泌器

テキスト & ワーク

3 副腎皮質の内部構造

● 副腎皮質は表層から ① , ② , ③ に区分されるが，その中でも特に ④ を分泌する ② が最も厚くなっている．

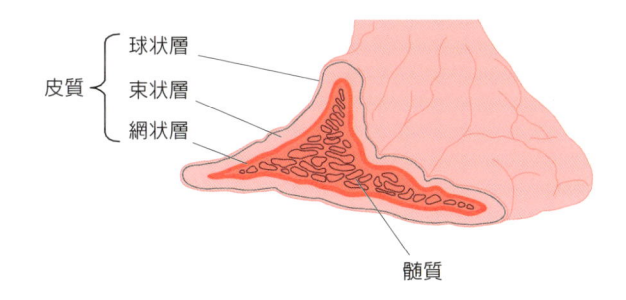

皮質 ｛ 球状層 / 束状層 / 網状層 ｝
髄質

4 膵島における内分泌細胞の配列

● 膵島内において内分泌細胞はその外層に ① が多く， ② は中心に集まっていて， ③ はその中の所々に点在するような配列となっている．

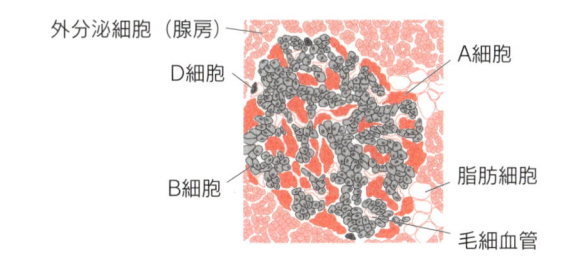

外分泌細胞（腺房）
D細胞
B細胞
A細胞
脂肪細胞
毛細血管

インスリン
・分泌：B／β細胞
・作用：細胞内へのグルコース取り込みを促し，グリコーゲンや脂肪合成を促進する
　　　　糖新生を抑制する（血糖値の低下）
・低下症：糖尿病

ソマトスタチン
・分泌：D／δ細胞
・作用：グルカゴンやインスリンなどの分泌を抑制する

理解を深める ワンステップ 1　アドレナリンとエピネフリン

・アドレナリンはエピネフリンという別名をもち，国内での医薬品の規格基準書である日本薬局方では，平成18年の改正まで「エピネフリン (epinephrine)」とされていた．アドレナリンは1901年に高峰譲吉が上中啓三と結晶化に成功した．同時期にアメリカ合衆国の薬理学者ジョン・ジェイコブ・エイベルは羊の副腎から抽出した物質に「エピネフリン」と名付けた．アドレナリンとは微妙に違う物質であったが，エイベルが高峰の盗作疑惑を主張し排日感情も後押しした形で，アメリカでアドレナリンはエピネフリン名義である．ノルアドレナリンも同じくノルエピネフリンの別名をもっている．

演習問題

1) 脂溶性ホルモンを分泌する内分泌器でないのはどれか．
   1. 甲状腺
   2. 副腎皮質
   3. 副腎髄質
   4. 生殖腺（精巣，卵巣）

2) 下垂体について誤っているのはどれか．
   1. 蝶形骨のトルコ鞍の中に位置する．
   2. 前葉は神経性下垂体と呼ばれる．
   3. 中間葉は前葉と後葉の間にある．
   4. 後葉ホルモン産生細胞は視床下部にある．

3) 下垂体門脈系について誤っているのはどれか．
   1. 第一次毛細血管網に視床下部ホルモンが分泌される．
   2. 視床下部ホルモンには放出系と抑制系がある．
   3. 第二次毛細血管網の周囲に下垂体前葉ホルモン産生細胞がある．
   4. 下垂体前葉ホルモンは下垂体門脈を通じて全身へと送られる．

4) 視床下部で産生されるホルモンでないのはどれか．
   1. 成長ホルモン抑制ホルモン
   2. 抗利尿ホルモン
   3. 副腎皮質刺激ホルモン放出ホルモン
   4. 甲状腺刺激ホルモン

5) 松果体について正しいのはどれか．
   1. 間脳の視床上部に左右1対ある．
   2. 老年期になると退縮が起こり，脳砂の沈着がみられる．
   3. メラニン細胞刺激ホルモンを分泌する．
   4. ホルモンの分泌に概日リズムがある．

6) 甲状腺について誤っているのはどれか．
   1. 甲状軟骨の下方に位置する．
   2. 右葉と左葉の後面の上下に上皮小体が存在する．
   3. 内部には多数の濾胞があり，導管を通じて甲状腺ホルモンが分泌される．
   4. カルシトニンは傍濾胞細胞から分泌される．

7) 副腎について誤っているのはどれか．
   1. 腎臓の上方に左右1対ある．
   2. 皮質と髄質に区分される．
   3. 皮質からはステロイドホルモンが分泌される．
   4. 髄質には交感神経の節後線維が入り込んでいる．

8) 糖質コルチコイドを分泌する副腎の部位はどれか．
   1. 皮質球状層
   2. 皮質束状層
   3. 皮質網状層
   4. 髄質

9) 膵島（ランゲルハンス島）について正しいのはどれか．
   1. 膵尾側に多く分布する．
   2. A細胞の割合が最も高い．
   3. 内部の外層にはB細胞が多く集まっている．
   4. 内分泌細胞と外分泌細胞の割合は同程度である．

10) 内分泌器と分泌されるホルモンの組合せで正しいのはどれか．
    1. 下垂体前葉 － オキシトシン
    2. 甲状腺 － パラソルモン
    3. 副腎髄質 － アルドステロン
    4. 膵　臓 － ソマトスタチン

第10章 中枢神経系

学習のポイントとキーワード

1. 中枢神経の基本構造（★）

- 脳室系と，髄膜の種類とその特徴を理解する．

> **キーワード** 脳室系［側脳室，室間孔，第3脳室，中脳水道，第4脳室，中心管］，髄膜［硬膜（大脳鎌，小脳テント，硬膜静脈洞），クモ膜，軟膜］，脳脊髄液［脈絡叢，クモ膜下腔，クモ膜顆粒］

2. 脳（★★★）

- 大脳半球の構造的特徴を理解する．

> **キーワード** 中心溝，外側溝，頭頂後頭溝，前頭葉，頭頂葉，側頭葉，後頭葉，大脳皮質［大脳辺縁系（帯状回，海馬，扁桃体），運動野（中心前回），体性感覚野（中心後回），味覚野，聴覚野（横側頭回），嗅覚野，視覚野（鳥距溝），運動性言語中枢／ブローカ中枢，感覚性言語中枢／ウェルニッケ中枢］，大脳白質［連合線維，交連線維（脳梁），投射線維（内包）］，大脳基底核［尾状核，レンズ核（被殻，淡蒼球），線条体］

- 間脳，脳幹，小脳の構造的特徴を理解する．

> **キーワード** 間脳［視床，視床下部］，中脳［四丘体（上丘，下丘），動眼神経核，滑車神経核，赤核，黒質，大脳脚］，橋［三叉神経核，外転神経核，顔面神経核，内耳神経核，橋核］，延髄［舌咽神経核，迷走神経核，舌下神経核，オリーブ核，後索核（薄束核，楔状束核），錐体（錐体交叉）］，小脳［小脳脚，小脳皮質（分子層，プルキンエ細胞層，顆粒層），小脳髄質（小脳核）］

3. 脊髄（★★）

- 脊髄の構造的特徴を理解する．

> **キーワード** 頚髄，胸髄，腰髄，仙髄，尾髄，頚膨大，腰膨大，脊髄円錐，馬尾，灰白質［前角，側角，後角］，白質［前索，側索，後索］，前根，後根，脊髄神経節，上行性伝導路［脊髄視床路，後索路，三叉神経視床路］，下行性伝導路［錐体路（皮質脊髄路，皮質核路），錐体外路］

1. 中枢神経の基本構造

● 中枢神経は脊髄と脳からなり，脳はさらに大脳半球／終脳，間脳，中脳，橋，延髄，小脳に区分できる．これらの器官は脳脊髄液の中に浮かんだ状態で椎骨や頭蓋骨の中に収められている．中枢神経の横断面をみると灰白色の部分と白色の部分があり，前者を灰白質，後者を白質という．また，その周囲は3層の髄膜（硬膜，クモ膜，軟膜）で被われており，クモ膜下腔は脳室系から流出した脳脊髄液によって満たされている．

1）灰白質と白質，核
- 灰白質：神経細胞の細胞体が集合した部分で，樹状突起を介して多数のシナプスがつくられている
- 白質：有髄神経線維が束になって走っている部分で，髄鞘により白くみえる（ただし，神経線維が横断された場合は灰白色にみえる）．
- 核：中枢神経内にある同じ機能をもつ神経細胞体の集団のこと

灰白質と白質の分布
- 大脳や小脳：灰白質は表層部分（皮質）にあり，白質はその内部にある
- 脊髄：灰白質は中心に位置し，その周囲を白質が取り囲む
- 脳幹：灰白質と白質の分布は様々である

2）脳室系
- 側脳室：左右の大脳半球の内部にある
- 第3脳室：左右の間脳の間にある
- 第4脳室：橋および延髄と小脳の間にある
- 中心管：脊髄の中心部にある

  - 室間孔：側脳室と第3脳室をつなぐ通路
  - 中脳水道：第3脳室と第4脳室をつなぐ通路

3）髄膜

硬膜
- 脳硬膜：内外2葉からなるが，大部分は密着している
  - 外葉：頭蓋骨の骨膜に相当する
  - 内葉：大脳鎌（左右の大脳半球を分ける大脳縦裂の中）や小脳テント（大脳と小脳の間）をつくる
  - 硬膜静脈洞：内外2葉が合わさらない部分や2枚の内葉の間に発達していて，内頸静脈に流入する
- 脊髄硬膜：内外2葉が完全に分離していて間で椎骨静脈叢が入る

クモ膜
- 硬膜の下にある薄い膜
- クモ膜と軟膜の間をクモ膜下腔といい，脳脊髄液で満たされる

軟膜
- 脳や脊髄の表面に密着している

4）脳脊髄液
- 分泌：脈絡叢（側脳室，第3脳室，第4脳室）
- 経路：第4脳室（正中口，外側口）→クモ膜下腔→クモ膜顆粒→硬膜静脈洞→内頸静脈へ

1. 中枢神経の基本構造

1 灰白質と白質

● ① は多くのニューロン（神経細胞）の有髄の突起（ ② ）からなっていて，その名称は ③ の白っぽい色に由来している．一方， ④ はニューロンの ⑤ ， ⑥ ，軸索終末，無髄の軸索，支持細胞からなっており，この領域には ③ がほとんどないことから灰色がかってみえるのである．

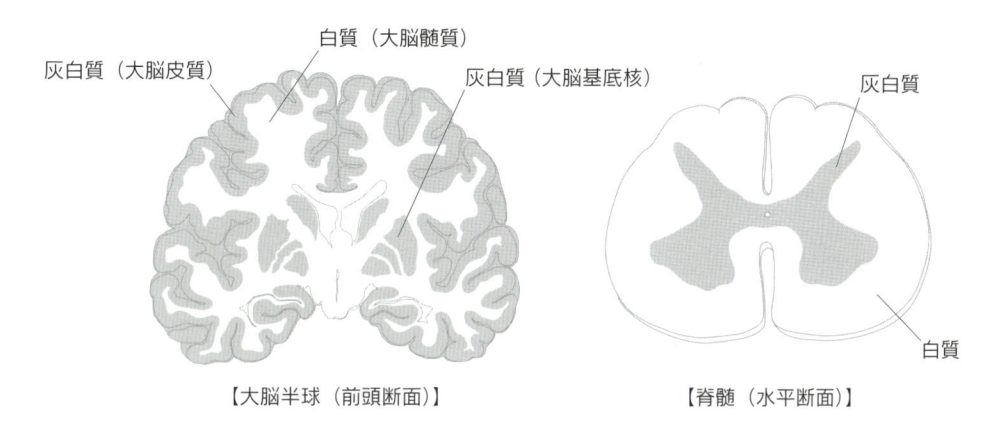

灰白質（大脳皮質）　白質（大脳髄質）　灰白質（大脳基底核）　灰白質　白質

【大脳半球（前頭断面）】　【脊髄（水平断面）】

2 髄膜と脳室系

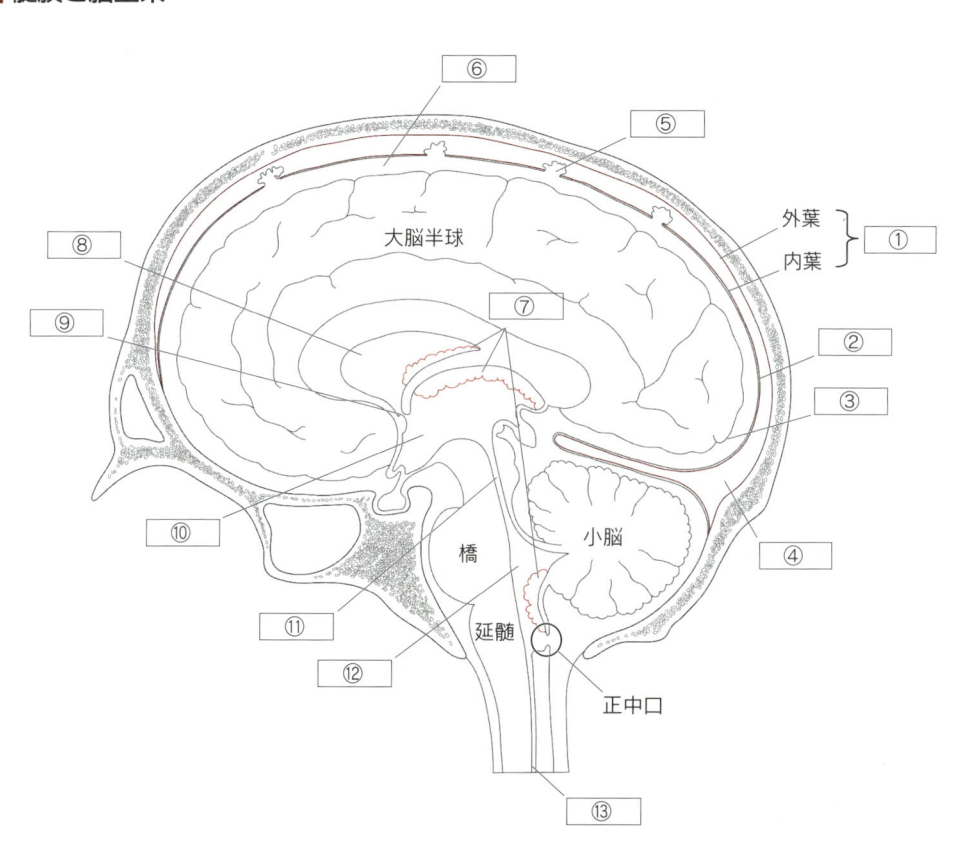

大脳半球　外葉　内葉　①　②　③　④　⑤　⑥　⑦　⑧　⑨　⑩　⑪　⑫　⑬　橋　小脳　延髄　正中口

2. 脳

- 日本人の脳重量は，成人男性で約1,400 g，女性で約1,250 gである．その中でも頭蓋腔の前上方に位置する左右の"大脳半球"は半球状に大きく発達した構造をしている．また，中脳，橋，延髄は全体としてほぼ円柱形をしていることから"脳幹"と呼ばれ（間脳を含める場合もある），下方では大後頭孔を通して脊髄へと続いている．さらに，橋の背側にはにぎり拳大の"小脳"がある．

1 大脳半球／終脳

- 大脳半球は脳重量の約80％を占め，大脳皮質，大脳白質（大脳髄質），大脳基底核／大脳核からなっている．左右の大脳半球は大脳縦裂と呼ばれる深い溝により分けられている．また，大脳半球の表面には多数の曲がりくねった溝（大脳溝）と，それによってできた高まり（大脳回）がある．その中でも特に深く大きい溝として中心溝，外側溝，頭頂後頭溝があり，これらの溝は大脳半球の表面を前頭葉，頭頂葉，側頭葉，後頭葉の4つに区分する境となっている．

1）大脳皮質

新皮質と大脳辺縁系

- 新皮質：表面を被う灰白質のことで，発生の途中で6層を形成する特徴をもつ（同種皮質）
  - 同型皮質：6層がそのまま残る部分（連合野）
  - 異型皮質：6層が不明瞭となる部分（運動野，感覚野）
    注）6層は表層から順に，分子層，外顆粒層，外錐体細胞層，内顆粒層，内錐体細胞層，多型細胞層が区別できる

- 大脳辺縁系：脳梁を取り囲む皮質（帯状回，海馬傍回）と，その深部にある海馬，扁桃体からなる
   発生のどの時期においても6層を形成しない（異種皮質）
   本能的行動（性行動，摂食行動）や情動（快感，不快感，恐れ，怒りなど）に関わる

大脳皮質の機能局在

◎前頭葉
- 運動野：中心溝の前方（中心前回）に存在する反対側半身の随意運動を司る領域で，ここから錐体路（随意運動の伝導路）が出る
- 運動性言語中枢／ブローカ中枢：左半球外側面の前頭葉下後部に存在し，この部位が損傷されると運動性失語症となる
- 前頭連合野：前方部分にあり，知的機能（意欲，思考，計画性など）に関与する

◎頭頂葉
- 体性感覚野：中心溝の後方（中心後回）に存在し，反対側半身の体性感覚（触覚，温度覚，痛覚，深部感覚）がこの領域に入る
- 視覚性言語中枢：左半球の下後部に存在し，この部位が損傷されると失読症となる
- 味覚野：体性感覚野の下方部に存在する

◎側頭葉
- 聴覚野：外側溝に面する部分（横側頭回）に存在する
- 感覚性言語中枢／ウェルニッケ中枢：左半球の上後部に存在し，この部位が損傷されると感覚性失語症となる
- 嗅覚野：内側面の前方部に存在する

◎後頭葉
- 視覚野：半球内側面にある鳥距溝の周囲に存在する

2. 脳

1 大脳辺縁系の構造

- 大脳辺縁系は大脳皮質内側面の ① ，側頭葉の深部にある ② ，大脳皮質下にある ③ など，脳幹を取り巻く一群の構造の総称である．これらの部位は間脳（視床下部）と密接につながっており， ④ や ⑤ に重要な役割を果たしている．また，大脳の様々な部位とともに ⑥ にも関与している．

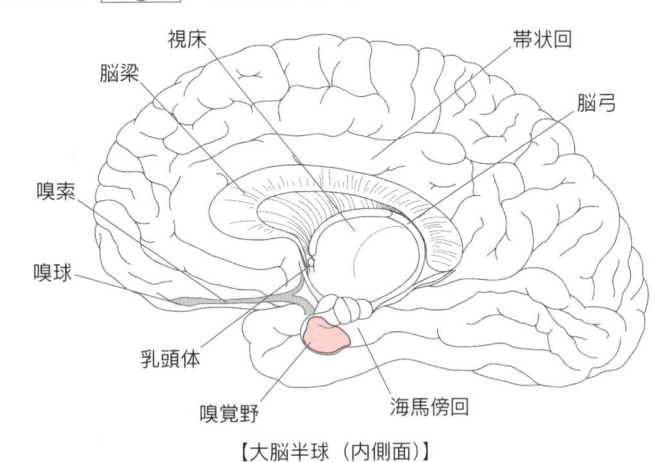

【大脳半球（内側面）】

2 大脳皮質の機能局在

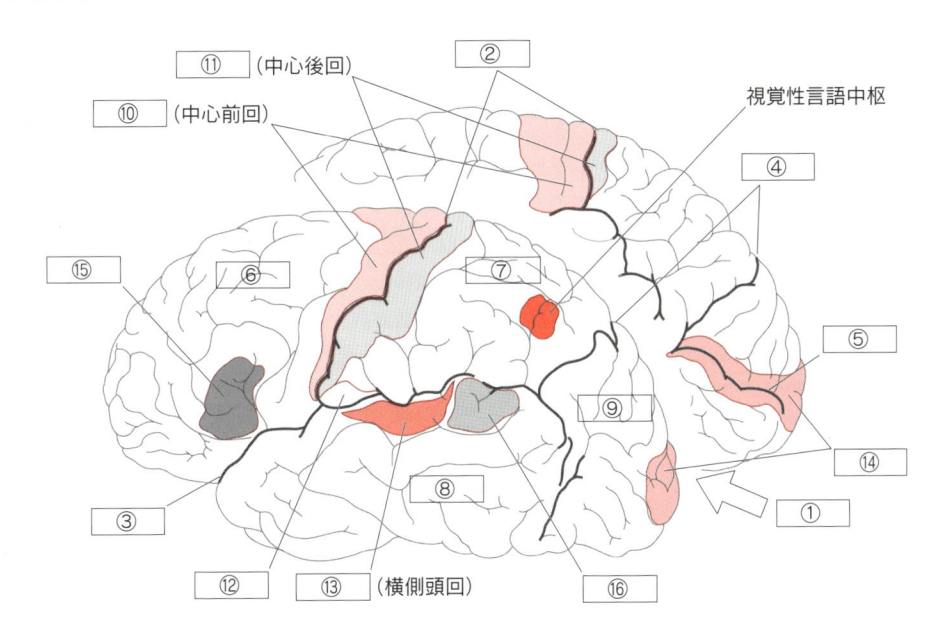

2）大脳白質
- 大脳髄質（大脳皮質の内部）にあり，皮質に出入りする多くの神経線維からなる

神経線維の分類
- **連合線維**：同一半球間を結合する線維
- **交連線維**：左右の半球を結ぶ線維
    - 注）脳梁：強大な交連線維束で，大脳縦裂の底部に存在する
- **投射線維**：大脳皮質と脳幹，脊髄などを結ぶ線維
    - 注）内包：尾状核，レンズ核，視床に囲まれて存在し，錐体路や体性感覚伝導路が走行する

3）大脳基底核／大脳核
- 大脳髄質中にある灰白質で，視床の前外側に位置する
- **尾状核**と**レンズ核（被殻，淡蒼球）**に区分される
    - 注）尾状核＋被殻＝**線条体**
- 中脳の黒質，視床，大脳皮質運動野と連絡しており，骨格筋の筋緊張や運動を調節している
- 大脳基底核の損傷では筋緊張の異常や不随意運動がみられる（パーキンソン病など）

2 間脳

● 間脳は左右の大脳半球に挟まれて存在する灰白質で，"**視床**"と"**視床下部**"に区分される．視床は第3脳室の両側に位置する卵形をした部分で，感覚や意識などにおいて重要な役割を担っている．また，視床下部は第3脳室の底部に位置し，その下からは下垂体が垂れ下がるように突出していて，内部には自律神経系や内分泌系に関わる神経核が多数存在している．

1）視床
機能
- 感覚伝導路の中継核：すべての感覚伝導路（嗅覚を除く）は視床でニューロンを交代した後，大脳皮質に投射される
- 運動系の中継核：小脳や大脳基底核から受け取った運動情報は視床を経てから大脳皮質運動野に送られ，運動の調節や姿勢の制御などに作用する
- 意識水準の調節：脳幹網様体にはあらゆる感覚刺激が収束するため，その情報の特殊性が失われ「非特殊投射系」として視床に入力された後，大脳皮質を賦活化する（覚醒）

2）視床下部
機能
- **自律神経系の最高中枢**：体温調節，摂食（空腹と満腹），飲水，性行動や情動行動などを調節する中枢がある
- 内分泌機能：視床下部ホルモンを分泌し，下垂体ホルモンの分泌を調節する

3 大脳髄質内における大脳基底核と間脳

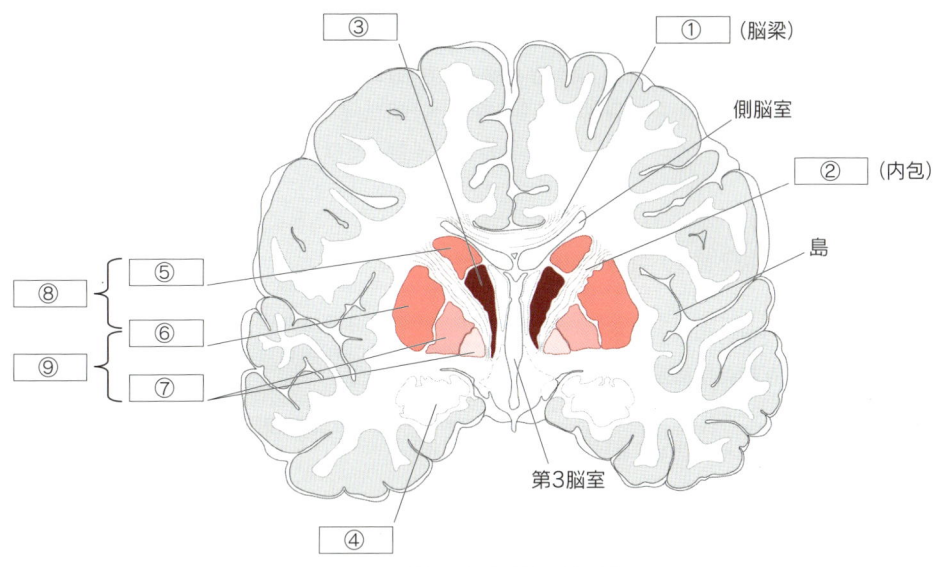

③　　　① (脳梁)
側脳室
② (内包)
島
⑧ { ⑤
⑥
⑨ { ⑦
第3脳室
④

【大脳半球（前頭断面）】

4 間脳，脳幹，小脳

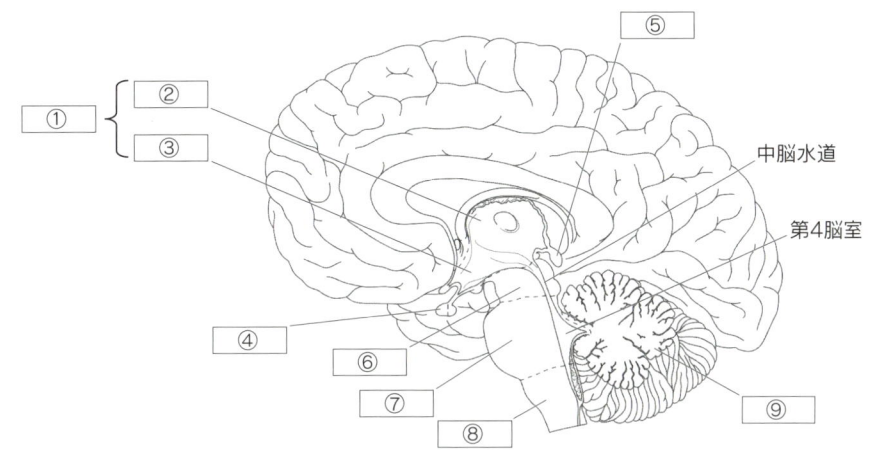

⑤
① { ②
③
中脳水道
第4脳室
④
⑥
⑦
⑧
⑨

【大脳半球（内側面）と脳幹】

理解を深める　ワンステップ 1　大脳基底核を構成する核の名称

・大脳基底核を構成する核は，肉眼的な特徴よりその名称がつけられている．たとえば，尾状核は勾玉状で"尾"をもっていることから，淡蒼球は多くの有髄線維が通過し"青白く"みえることから，黒質はドーパミン作動性線維がメラニン色素を多く含み"黒く"みえることから，線条体は尾状核と被殻とが部分的につながっているところが"線条"としてみえること（よって線状体ではない）などから，命名された．また，被殻と淡蒼球は隣り合っており，両者を合わせたものが"レンズ豆"の形をしていることから，レンズ核と呼んでいる．

テキスト & ワーク

3 中脳，橋，延髄（脳幹）

- 中脳，橋，延髄はまとめて脳幹とも呼ぶ．ここには第Ⅰ（嗅神経）・第Ⅱ（視神経）脳神経を除いた残り10対の脳神経の起始核や終止核が存在する．さらに，末梢からの感覚を大脳皮質へと伝える"上行性伝導路"や大脳皮質からの運動の命令を末梢へと伝える"下行性伝導路"，小脳との間の伝導路などがその中を通っている．また，覚醒や骨格筋の運動調節などに関わる"脳幹網様体"も存在する．

1) 中脳
- 間脳の下方に続く部で，背側には中脳水道がある
- ◎中脳蓋／四丘体
  - 上丘：視覚反射の中枢がある
  - 下丘：聴覚反射の中枢がある
- ◎中脳被蓋
  - 脳神経核：動眼神経核（第Ⅲ），滑車神経核（第Ⅳ）
  - 赤核，黒質：錐体外路系の神経核
  - 中脳網様体：意識の覚醒に働く
- ◎大脳脚：内包に続く白質で，中央部を錐体路が通る

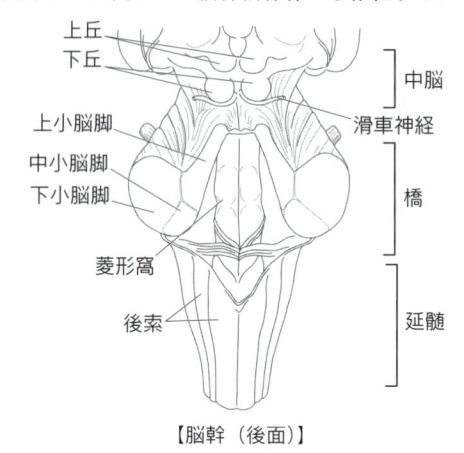

【脳幹（後面）】

2) 橋
- 背面には菱形窩があり，第4脳室の底をつくる
- ◎橋背部／橋被蓋
  - 脳神経核：三叉神経核（第Ⅴ），外転神経核（第Ⅵ）
    顔面神経核（第Ⅶ），内耳神経核（第Ⅷ）
    注）三叉神経や内耳神経の核の一部は橋〜延髄に続いている
  - 橋網様体：覚醒の維持や骨格筋の緊張を調節する
- ◎橋腹側部
  - 橋核：大脳皮質からの神経線維を受け，小脳半球へと神経線維を出す
  - 中央部を錐体路が通る

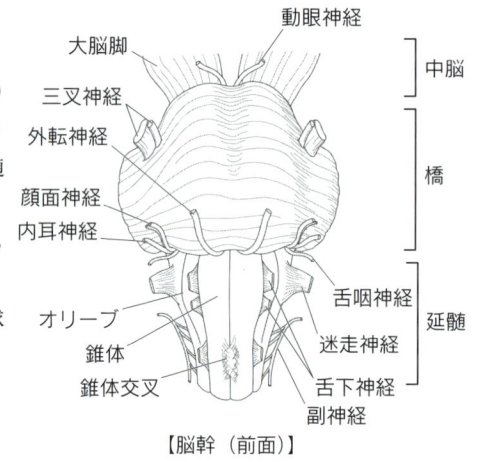

【脳幹（前面）】

3) 延髄
- 脳神経核：舌咽神経核（第Ⅸ），迷走神経核（第Ⅹ），舌下神経核（第Ⅻ）
  注）副神経（第Ⅺ）の主体である核は第1〜5頸髄にある
- オリーブ核：錐体外路系の神経核
- 後索核（薄束核，楔状束核）：触圧覚の一部（識別性）と深部感覚の中継核

理解を深める ワンステップ 2　球麻痺について

- 延髄は脊髄に続く脳幹の一部で，肥大し太いしこりの様な外観から「球」と呼ばれていた．球麻痺とは延髄に存在する運動核の障害による麻痺のことで，舌，咽頭，口蓋，喉頭などの筋運動が麻痺する．延髄の損傷では咀嚼，嚥下，構音障害をきたす．ギランバレー症候群などでみられる．

5 脳幹の断面

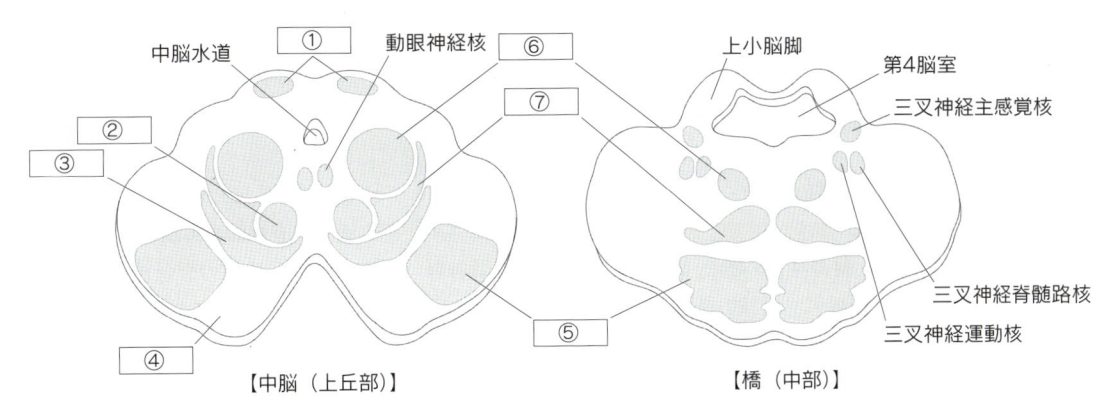

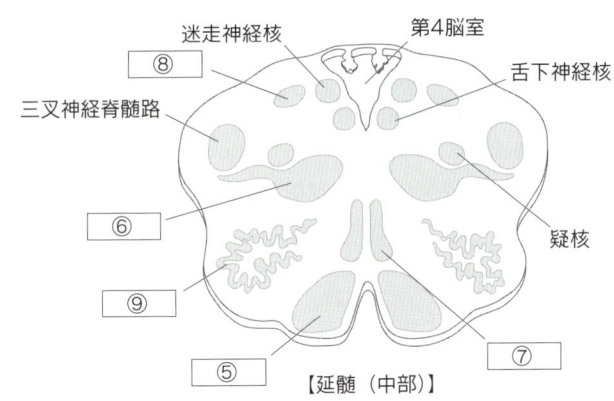

【中脳（上丘部）】
中脳水道／①／動眼神経核／⑥／⑦／②／③／④／⑤

【橋（中部）】
上小脳脚／第4脳室／三叉神経主感覚核／三叉神経脊髄路核／三叉神経運動核

【延髄（中部）】
迷走神経核／⑧／第4脳室／舌下神経核／三叉神経脊髄路／⑥／⑨／⑤／⑦／疑核

- 延髄網様体：覚醒の維持や骨格筋の緊張を調節する．心臓血管中枢や呼吸中枢がある
- 錐体：錐体路が通り，下端では反対側に交叉する（錐体交叉）

4 小脳

- 後頭蓋窩中にあって，橋と延髄の背側に位置する．重さ130〜150gのにぎり拳大で，左右1対の小脳半球とそれをつなぐ虫部からなっている．3対の小脳脚（上小脳脚，中小脳脚，下小脳脚）により，中脳，橋，延髄と連絡している．

構造
- 表面構造：小脳回，小脳溝が走る
- 内部構造
  - 小脳皮質（灰白質）：分子層，プルキンエ細胞層（求心性情報の入力），顆粒層からなる
  - 小脳髄質（白質）：小脳核（歯状核，栓状核，球状核，室頂核）から遠心性情報が出力される

機能
- 骨格筋の協調運動の調節
- 身体平衡や姿勢の保持
- 運動計画の修正
- 運動の記憶と学習

3. 脊髄

1 脊髄の構造

- 脊髄は脊柱管の中にある神経細胞の集まりで，成人で長さ40〜45 cm，太さ約1 cmの細長い円柱状の器官である．上部は環椎上縁の高さから始まり，下部は脊髄円錐として第1・2腰椎の高さで終わり，それ以下は神経が束となり，髪が垂れるように脊柱管を下行するため馬尾と呼ばれる．脊髄からは上方から頚髄，胸髄，腰髄，仙髄，尾髄の5部に区分され，それぞれの脊髄節から頚神経（8対），胸神経（12対），腰神経（5対），仙骨神経（5対），尾骨神経（1対）の合計31対の脊髄神経が出る．また，脊髄には頚膨大（頚髄の下半）や腰膨大（腰髄）と呼ばれる部位があり，そこは上肢と下肢を支配する神経細胞が多く集まっているため周囲よりも太くなっている．

1）前根と後根

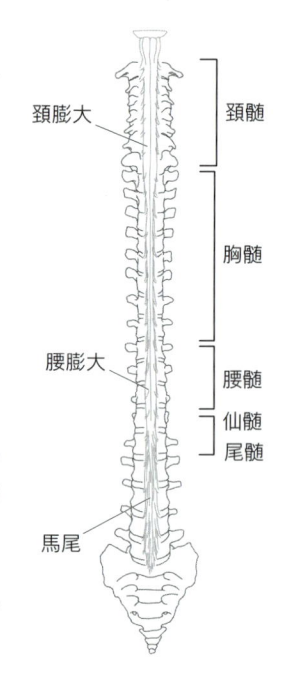

- 前根：遠心性神経線維（運動神経，交感神経・副交感神経）のみを通し，骨格筋，平滑筋，心筋，分泌腺を支配する
- 後根：求心性神経線維（感覚神経，内臓求心性神経）のみを通し，感覚受容器からの情報を脊髄に伝える
  - 注）求心性神経の細胞体は後根に連なる脊髄神経節に存在する

2）内部構造

灰白質と白質

◎灰白質：H字形をしており，前角，後角，中間質（側角）に分けられる

- 前角：運動神経（α運動神経，γ運動神経）の神経細胞がある
  - α運動神経細胞：大型の神経細胞で，軸索は前根を通って骨格筋の筋線維（錘外筋線維）に至り，運動終板（神経筋接合部）をつくる
    機能）骨格筋を収縮させる
  - γ運動神経細胞：小型の神経細胞で，軸索は前根を通って骨格筋の筋紡錘を含む筋線維（錘内筋線維）を支配する
    機能）筋紡錘の感度を制御する
- 後角：脊髄後根から進入する求心性神経線維を受ける神経細胞が集まっている
    機能）感覚情報を脊髄内のほかの神経細胞や脳へ伝える
- 側角：第1胸髄〜第2腰髄で発達しており，交感神経の神経細胞を含んでいて，その軸索（節前線維）は前根を通って交感神経幹の神経節などに至る
    注）第2〜第4仙髄の側角からは副交感神経仙骨部の節前線維が出る

◎白質：前正中裂，前外側溝，後外側溝，後正中溝により前索，側索，後索に分けられ，その内部を神経線維が走行する

- 上行性伝導路／感覚性伝導路：求心性情報を脳に伝える伝導路
- 下行性伝導路／運動性伝導路：脳からの遠心性情報を脊髄に伝える伝導路

テキスト & ワーク

3. 脊髄

1 脊髄の構造

●脊髄は深い ① と浅い ② の2つの溝によって右半側と左半側に分かれている．中央部にはH形をした ③ があり，その周囲を ④ が囲んでいる． ③ は両側とも3つの角に区分され，それぞれの相対的位置関係から ⑤ ， ⑥ ， ⑦ と呼ばれている． ③ は主としてインパルスの中継所の役割を果たしている介在ニューロンおよび遠心性神経の神経細胞からなっている．一方， ④ は前外側溝と後外側溝によって ⑧ ， ⑨ ， ⑩ の3つの索に区分される． ④ は脊髄から脳へ情報を伝える上行性，および脳から脊髄へ命令を伝える下行性の伝導路を構成する有髄または無髄の神経軸索からなる．また，脊髄は根と呼ばれる2つの部位で脊髄神経とつながっている． ⑪ には遠心性神経の軸索があり， ⑫ には求心性神経の軸索がある．

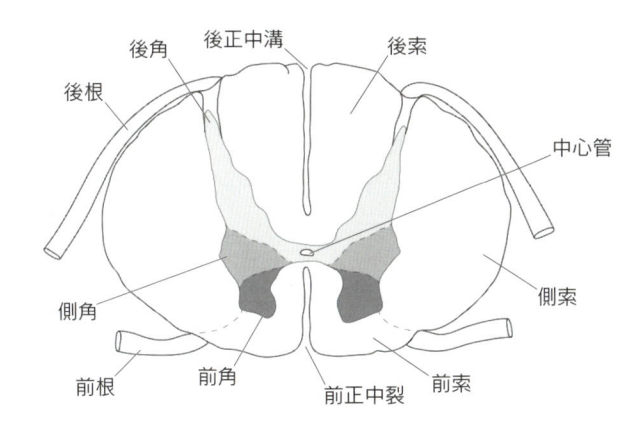

（図：脊髄の横断面　後角，後正中溝，後索，後根，中心管，側索，側角，前根，前角，前正中裂，前索）

理解を深める ワンステップ 3　中枢神経の系統発生

・アメーバのような単細胞動物では神経組織をもたず，系統学的にはじめて神経組織が出現するのは腔腸動物（イソギンチャクなど）からである．この動物では感覚細胞と筋とが分化しており，その間には両者を連結している介在細胞があって，これが神経細胞の原型である．その後の代表的な無脊椎動物における神経系の発達は以下の通りである．

【扁形動物（プラナリアなど），環形動物（ミミズなど）】：体軸に沿って左右対称的に神経細胞が集団で神経節をつくっている．特に，この中で頭部のものはよく発達していて，脳神経節と呼ばれる．

【軟体動物（タコなど）】：神経節の数は少なくなり，脳神経節，足神経節，内臓神経節が中心となり，互いに神経で連結されている．

【節足動物（昆虫など）】：頭，胸，腹の区分が明瞭となり，分化が進んだ感覚器の情報は脳神経節で統合され，そこから体の長軸に沿った神経節へと運動命令が伝えられる．

【脊索動物（ナメクジウオなど）】：脊索の背側に神経管がはじめて現れるが，脳と脊髄の区別は明確ではない．そして，脊椎動物の最下等である円口類（ヤツメウナギなど）になると，脳と脊髄の区別が明らかとなり，その後は高等な動物ほど脳の発達分化が著明となって，全体としての統合機能が終脳（大脳半球）に集中する傾向をもつようになる．

2 伝導路

- 脊髄を走行する神経の伝導路には，感覚の情報を脳に伝える"上行性伝導路"と運動の命令を運動神経細胞に伝える"下行性伝導路"がある．前者には体性感覚（皮膚感覚，深部感覚）の伝導路と特殊感覚（視覚，聴覚，平衡覚，味覚，嗅覚）の伝導路がある．また，後者は錐体路と錐体外路に分けることができる．

1）上行性伝導路／感覚性伝導路

脊髄視床路と三叉神経視床路

◎**脊髄視床路**：体幹や体肢からの温度覚と痛覚（外側脊髄視床路），識別性のない触圧覚（前脊髄視床路）を伝える伝導路
- 【一次ニューロン】受容器→脊髄神経節→後角
- 【二次ニューロン】反対側に交叉→前索および前側索→視床
- 【三次ニューロン】内包→大脳皮質の体性感覚野（中心後回）

◎**三叉神経視床路**：顔面からの温度覚と痛覚を伝える伝導路
- 【一次ニューロン】受容器→三叉神経→橋と延髄（三叉神経脊髄路核）
- 【二次ニューロン】反対側に交叉→視床
- 【三次ニューロン】内包→大脳皮質の体性感覚野（中心後回）

後索路：体幹や体肢からの識別性のある触圧覚と，意識にのぼる深部感覚（筋，腱，関節などにある深部受容器からの感覚）を伝える伝導路
- 【一次ニューロン】受容器→脊髄神経節→同側の後索→延髄下部の後索核（薄束核，楔状束核）
- 【二次ニューロン】反対側に交叉→内側毛帯→視床
- 【三次ニューロン】内包→大脳皮質の体性感覚野（中心後回）
  - 注）顔面領域からは三叉神経を経て三叉神経主感覚核で二次ニューロンに交代し，その軸索が反対側の内側毛帯に沿って視床まで走る経路（三叉神経毛帯）がある

特殊感覚の伝導路
- ＊「第12章　感覚器」（p.199〜）を参照

2）下行性伝導路／運動性伝導路

錐体路（外側・前皮質脊髄路，皮質核路）

◎**皮質脊髄路**：体肢（外側皮質脊髄路）と体幹（前皮質脊髄路）の骨格筋を支配する伝導路
- 大脳皮質の運動野→大脳髄質（放線冠）→内包→中脳（大脳脚）→橋（腹側部）→延髄（錐体）
  → ┌ 反対側に交叉（錐体交叉）→側索→前角→α運動神経細胞【外側皮質脊髄路】
    └ 同側の前索を下行→順次反対側に交叉→前角→α運動神経細胞【前皮質脊髄路】

◎**皮質核路**：脳神経を介して骨格筋を支配する伝導路
- 動眼神経，滑車神経，外転神経：眼筋（眼球運動）
- 三叉神経：咀嚼筋（咀嚼運動）
- 顔面神経：表情筋（顔面の表情）
- 舌咽神経：咽頭筋（嚥下運動）
- 迷走神経：声帯筋（発声）
- 副神経：僧帽筋，胸鎖乳突筋
- 舌下神経：舌筋（舌運動）

3. 脊髄

テキスト & ワーク

2 上行性伝導路（体性感覚の伝導路）と下行性伝導路（錐体路，錐体外路）

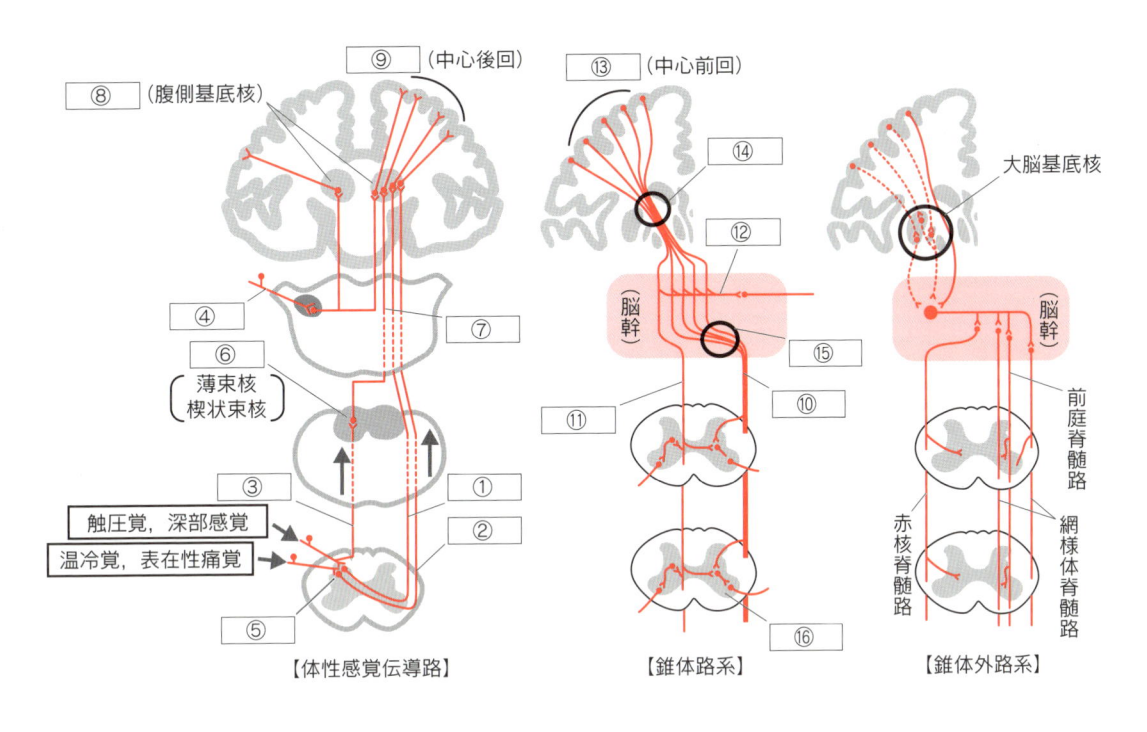

【体性感覚伝導路】
- ⑧（腹側基底核）
- ⑨（中心後回）
- ④
- ⑦
- ⑥ 薄束核 楔状束核
- ③
- ①
- 触圧覚，深部感覚
- ②
- 温冷覚，表在性痛覚
- ⑤

【錐体路系】
- ⑬（中心前回）
- ⑭
- ⑫
- 脳幹
- ⑪
- ⑮
- ⑩
- ⑯

【錐体外路系】
- 大脳基底核
- 脳幹
- 前庭脊髄路
- 赤核脊髄路
- 網様体脊髄路

錐体路以外の下行性伝導路（錐体外路）：姿勢制御や円滑な随意運動の調節に関わる伝導路

- 中脳の赤核から【赤核脊髄路】
- 中脳の上丘（視蓋）から【視蓋脊髄路】
- 橋や延髄の網様体から【網様体脊髄路】
- 延髄の前庭神経核から【前庭脊髄路】

→脊髄の側索や前索を通って下行する

- その他：中脳の黒質，大脳基底核（線条体）など

理解を深める ワンステップ 4　下行性伝導路の修復

・成熟した動物では，脊髄は損傷を受けると，起始ニューロンは萎縮し下行性伝導路は再生しないと考えられてきた．しかし，近年の研究では，中枢神経系でも適当な条件下では末梢神経と同様にその軸索が再生し得ることが示されている．ただし，脊髄の下行性伝導路の軸索再生は，末梢神経の再生に比べて弱く，また成熟した動物では幼若なものよりも再生能が低い．そこで，最近では，ラットの頸髄損傷モデルを用いて，損傷部にラット胎仔由来の神経幹細胞（様々な神経細胞に分化する細胞）を移植すると，機能の一部が回復し，既存の脊髄神経とシナプスを形成することも観察されていて，この分野での研究は大きく進んでいる．

演習問題

1) 脳室系について誤っている組合せはどれか.
   1. 側脳室 － 左右の大脳半球の内部
   2. 第3脳室 － 左右の間脳の間
   3. 第4脳室 － 小脳と大脳半球の間
   4. 中心管 － 脊髄の中心部

2) 脳脊髄液の流れる順で正しいのはどれか.
   1. 第4脳室→クモ膜下腔→クモ膜顆粒→硬膜静脈洞
   2. 第4脳室→クモ膜顆粒→クモ膜下腔→硬膜静脈洞
   3. 硬膜静脈洞→クモ膜下腔→クモ膜顆粒→第4脳室
   4. 硬膜静脈洞→クモ膜顆粒→クモ膜下腔→第4脳室

3) 大脳辺縁系に属さないのはどれか.
   1. 帯状回
   2. 海馬
   3. 線条体
   4. 扁桃体

4) 大脳皮質の機能局在について誤っている組合せはどれか.
   1. 運動野 － 前頭葉
   2. 体性感覚野 － 頭頂葉
   3. 味覚野 － 側頭葉
   4. 視覚野 － 後頭葉

5) 大脳基底核について誤っているのはどれか.
   1. 大脳髄質中にある灰白質である.
   2. 被殻と淡蒼球をあわせてレンズ核という.
   3. 尾状核とレンズ核の間を投射線維の束である脳梁が通過する.
   4. この部位の障害では筋緊張の異常や不随意運動がみられる.

6) 間脳について誤っているのはどれか.
   1. 視覚を除くすべての感覚は視床でニューロンを交代する.
   2. 脳幹網様体から視床に入力された感覚情報は覚醒に関与する.
   3. 視床下部は自律神経系の最高中枢と呼ばれる.
   4. 視床下部から分泌されたホルモンは下垂体前葉ホルモンの分泌を調節する.

7) 脳幹と小脳について正しい組合せはどれか.
   1. 中脳 － 孤束核
   2. 橋 － 赤核
   3. 延髄 － 後索核
   4. 小脳 － オリーブ核

8) 脊髄について正しい組合せはどれか.
   1. 前角 － γ運動神経の細胞体
   2. 後角 － 感覚神経の細胞体
   3. 前索 － 皮質核路
   4. 後索 － 脊髄視床路

9) 錐体路が通過する部位でないのはどれか.
   1. 内包
   2. 内側毛帯
   3. 大脳脚
   4. 前角

10) 体性感覚の伝導路について誤っている組合せはどれか.
    1. 外側脊髄視床路 － 体肢の温度覚
    2. 前脊髄視床路 － 体肢の触圧覚
    3. 三叉神経視床路 － 顔面の痛覚
    4. 後索路 － 顔面の深部感覚

第11章　末梢神経系

学習のポイントとキーワード

1. 脳神経（★★★）

- 脳神経の分類とそこに含まれる神経線維の種類と効果器を理解する．

> **キーワード▶** 嗅神経［篩板］，視神経［視神経管］，動眼神経［上眼窩裂，眼筋，上眼瞼挙筋，瞳孔括約筋，毛様体筋］，滑車神経［上眼窩裂，上斜筋］，三叉神経［眼神経（上眼窩裂），上顎神経（正円孔），下顎神経（卵円孔，舌神経，咀嚼筋）］，外転神経［上眼窩裂，外側直筋］，顔面神経［内耳孔，舌神経，鼓索神経，表情筋，顎下腺，舌下腺，涙腺］，内耳神経［内耳孔，前庭神経，蝸牛神経］，舌咽神経［頚静脈孔，頚動脈体，頚動脈洞，咽頭筋，耳下腺］，迷走神経［頚静脈孔，大動脈体，大動脈弓，食道裂孔，声帯筋，反回神経］，副神経［頚静脈孔，胸鎖乳突筋，僧帽筋］，舌下神経［舌下神経管，舌］

2. 脊髄神経（★★★）

- 各脊髄神経叢から分枝する神経の種類とその支配領域を理解する．

> **キーワード▶** 大後頭神経，頚神経叢［頚神経ワナ，横隔神経，鎖骨上神経，横隔膜，胸鎖乳突筋，僧帽筋］，腕神経叢［肩甲背神経（菱形筋，肩甲挙筋），長胸神経（前鋸筋），肩甲上神経（肩甲切痕，棘上筋，棘下筋），肩甲下神経（肩甲下筋，大円筋），胸背神経（広背筋），内側・外側胸筋神経（大・小胸筋），筋皮神経（烏口腕筋，上腕二頭筋，上腕筋），正中神経（手根管，深指屈筋，短母指屈筋，虫様筋），尺骨神経（尺骨神経溝，肘部管，尺骨神経管，深指屈筋，短母指屈筋，母指内転筋，虫様筋），橈骨神経（橈骨神経溝，腕橈骨筋），腋窩神経（外側腋窩隙，小円筋，三角筋）］，胸神経［肋間神経，肋間筋，腹直筋］，腰神経叢［腸骨下腹神経，腸骨鼠径神経，陰部大腿神経，外側大腿皮神経，閉鎖神経（閉鎖管，恥骨筋，大内転筋），大腿神経（筋裂孔，恥骨筋，腸腰筋，縫工筋，大腿四頭筋，伏在神経）］，仙骨神経叢［上殿神経（梨状筋上孔，中・小殿筋，大腿筋膜張筋），下殿神経（梨状筋下孔，大殿筋），後大腿皮神経，坐骨神経（梨状筋下孔，大内転筋，大腿二頭筋，半腱様筋，半膜様筋），総腓骨神経（浅・深腓骨神経），脛骨神経（内側・外側足底神経），腓腹神経］，陰部神経叢［陰部神経（大・小坐骨孔）］

3. 自律神経系（★★）

- 交感神経・副交感神経の走行経路の特徴を理解する．

> **キーワード▶** 交感神経［胸髄・腰髄，交感神経幹，星状神経節，大内臓神経，腹腔神経節，上・下腸間膜神経節，副腎髄質］，副交感神経［脳幹・仙髄，動眼神経，毛様体神経節，顔面神経，翼口蓋神経節，顎下神経節，舌咽神経，耳神経節，迷走神経，骨盤内臓神経］

1. 脳神経

- 脳神経は脳に出入りする左右12対の末梢神経の総称．脳から出る位置によって前から順にⅠ～Ⅻの番号が付けられている．そのうち第Ⅰ・Ⅱ・Ⅷ脳神経は感覚神経のみ，第Ⅳ・Ⅵ・Ⅺ・Ⅻ脳神経は運動神経のみで構成される．その他は混合性であり，特に第Ⅲ・Ⅶ・Ⅸ・Ⅹ脳神経には副交感神経も含まれる．

1) 嗅神経（Ⅰ：感覚）
◎嗅球←篩骨（篩板）←嗅細胞
- 感覚神経：嗅覚

2) 視神経（Ⅱ：感覚）
◎視床←視索←視交叉←蝶形骨（視神経管）←網膜神経節細胞
- 感覚神経：視覚

3) 動眼神経（Ⅲ：運動，副交感）
◎中脳→蝶形骨（上眼窩裂）
- 運動神経：眼球運動
  →眼筋（上直筋，内側直筋，下直筋，下斜筋），上眼瞼挙筋
- 副交感神経：瞳孔反射，近距離視
  →毛様体神経節→瞳孔括約筋，毛様体筋

4) 滑車神経（Ⅳ：運動）
◎中脳→蝶形骨（上眼窩裂）→眼筋（上斜筋）
- 運動神経：眼球運動

5) 三叉神経（Ⅴ：感覚，運動）
◎橋→三叉神経節→眼神経，上顎神経，下顎神経
- 感覚神経：顔面の体性感覚
  【眼神経（第1枝）】三叉神経節←蝶形骨（上眼窩裂）←眼球，前頭部の皮膚
  【上顎神経（第2枝）】三叉神経節←蝶形骨（正円孔）←上歯列弓の歯髄，上顎部と頬部の皮膚，鼻腔粘膜
  【下顎神経（第3枝）】三叉神経節←蝶形骨（卵円孔）←下顎部の皮膚，頬粘膜，舌の前2/3【舌神経】，下歯列弓の歯髄
- 運動神経：咀嚼運動など
  【下顎神経】三叉神経節→蝶形骨（卵円孔）→咀嚼筋（咬筋，側頭筋，外側・内側翼突筋），舌骨上筋群の一部，鼓膜張筋

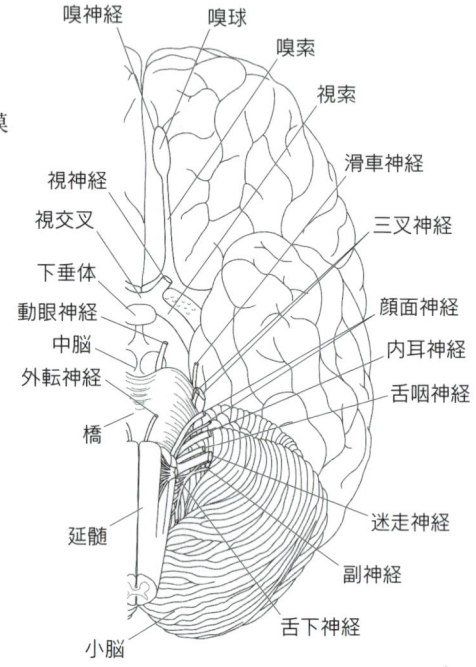

1. 脳神経

1 動眼・滑車・外転神経の分布

- ① は中脳に起始し ② を出た後，運動神経は ③ と大部分の眼筋（ ④ ， ⑤ ， ⑥ ， ⑦ ）を，副交感神経は ⑧ でニューロンを交代した後， ⑨ と ⑩ を支配する．その他， ⑪ と ⑫ も ② を通過し，それぞれ ⑬ と ⑭ に至る．

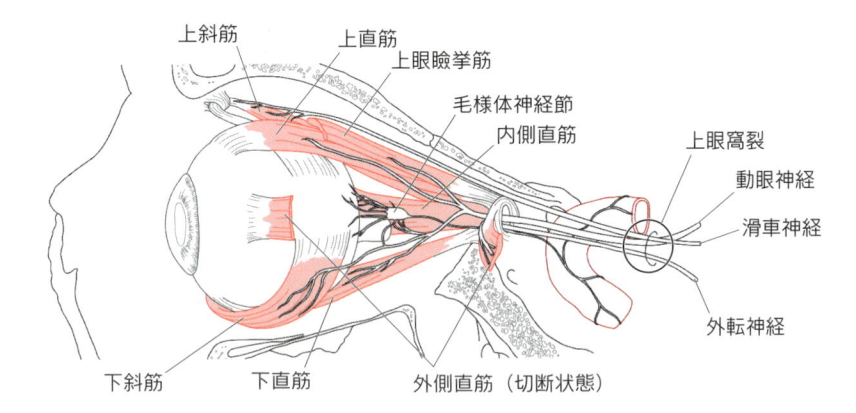

2 三叉神経（感覚神経）の分布

- 三叉神経は ① ， ② ， ③ の3つの枝からなり，感覚神経はそれぞれ ④ ， ⑤ ， ⑥ を通過して橋（一部は延髄）に終止する． ① は主に眼球や前頭部， ② は上顎部や鼻腔， ③ は下顎部や ⑦ の前2/3の領域に分布しその知覚を感受している．また， ③ には ⑧ などを支配する運動神経も含まれている．

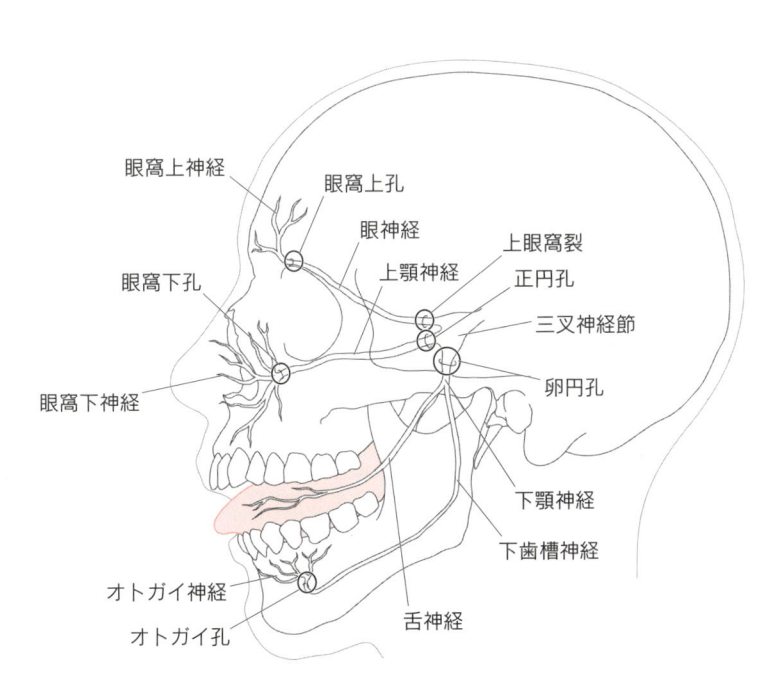

6) 外転神経（Ⅵ：運動）

◎橋→蝶形骨（上眼窩裂）→眼筋（外側直筋）
- 運動神経：眼球運動

7) 顔面神経（Ⅶ：感覚，運動，副交感）

◎橋→側頭骨（内耳孔）→（顔面神経管）
- 感覚神経：味覚
  ←膝神経節←【舌神経】←舌の前2/3の味蕾【鼓索神経】
- 運動神経：顔面の表情など
  →耳下腺神経叢→すべての表情筋，舌骨上筋群の一部，アブミ骨筋
- 副交感神経：外分泌（唾液，涙など）
  ┌【舌神経】→顎下神経節→顎下腺，舌下腺
  └ 翼口蓋神経節→涙腺，口蓋腺，鼻腔の粘膜腺

8) 内耳神経（Ⅷ：感覚）

◎橋→側頭骨（内耳孔）→前庭神経，蝸牛神経
- 感覚神経：平衡覚，聴覚
  【前庭神経】前庭神経節←前庭器官，半規管
  【蝸牛神経】ラセン神経節←ラセン器／コルチ器

9) 舌咽神経（Ⅸ：感覚，運動，副交感）

◎延髄→側頭骨と後頭骨の間（頸静脈孔）
- 感覚神経：味覚，化学受容器反射，圧受容器反射
  ←上・下神経節←舌の後1/3の味蕾，咽頭の一部，頸動脈体，頸動脈洞
- 運動神経：嚥下運動→咽頭筋
- 副交感神経：唾液分泌→耳神経節→耳下腺

10) 迷走神経（Ⅹ：感覚，運動，副交感）

◎延髄→側頭骨と後頭骨の間（頸静脈孔）
- 感覚神経：内臓感覚，化学受容器反射，圧受容器反射
  ←上・下神経節←胸腔臓器，大動脈体，大動脈弓←横隔膜（食道裂孔）←腹腔臓器
- 運動神経：発声
  →咽頭筋，喉頭筋，声帯筋【反回神経】
- 副交感神経：内臓反射
  →胸腔臓器→横隔膜（食道裂孔）→腹腔臓器

11) 副神経（Ⅺ：運動）

◎延髄根，脊髄根（第1～5頸髄）→側頭骨と後頭骨の間（頸静脈孔）→胸鎖乳突筋，僧帽筋
- 運動神経：胸鎖乳突筋，僧帽筋（頸神経との二重支配）

12) 舌下神経（Ⅻ：運動）

◎延髄→後頭骨（舌下神経管）→舌筋
- 運動神経：舌運動

3 顔面神経の分布

- ① の前 2/3 の味蕾から起こった感覚神経は舌神経内を通り，次いで ② となって顔面神経管に入り ③ を通って橋に終止する．副交感神経には２つの経路があり，１つは顔面神経管を出た後， ④ でニューロンを交代して涙腺や鼻粘膜の腺へ向かうもの，もう１つは ② から舌神経内を通り， ⑤ でシナプスしてから唾液腺（ ⑥ ， ⑦ ）に向かうものがある．また，運動神経は茎乳突孔から脳外へ出ると， ⑧ の中を貫通しながら枝分かれしその後，顔面の ⑨ を支配する．

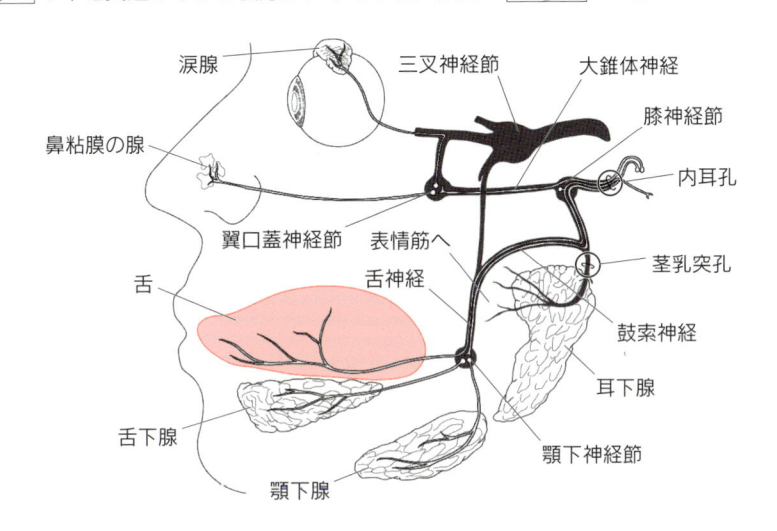

4 舌咽神経の分布

- ① の後 1/3（体性感覚と味覚）， ② （化学受容器）， ③ （圧受容器）などから起こった感覚神経は ④ を通って延髄に終止する．また，運動神経と副交感神経は ④ を出た後，前者は ⑤ を支配し，後者は ⑥ でニューロンを交代した後， ⑦ に至る．

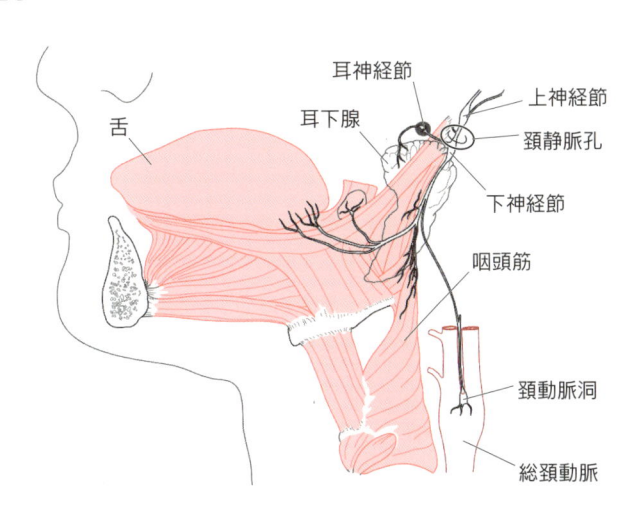

2. 脊髄神経

- 脊髄神経は左右31対あり，頸神経（8対，$C_1 \sim C_8$），胸神経（12対，$T_1 \sim T_{12}$），腰神経（5対，$L_1 \sim L_5$），仙骨神経（5対，$S_1 \sim S_5$），尾骨神経（1対，C_o）からなる．

1）脊髄神経の起始部

- 脊髄へは前根と後根を通り出入りする【ベル・マジャンディーの法則】
  - 前根：遠心性神経線維（運動神経，交感神経・副交感神経）を通す
  - 後根：求心性神経線維（感覚神経，内臓求心性神経）を通す
- 脊柱管の外で前枝と後枝に分かれる
  - 前枝：体幹の前壁や側壁と上下肢の筋や皮膚に分布する
    - 注）一部は脊髄神経叢（頸神経叢，腕神経叢，腰神経叢，仙骨神経叢）を形成する
  - 後枝：主に脊柱起立筋などの固有背筋と背部の皮膚に分布する
    - 注）一般に前枝より細く分布領域も狭い
    - 例外）第2頸神経後枝（大後頭神経）：後頭部の皮膚に広く分布する

2）頸神経叢：第1～4頸神経（$C_1 \sim C_4$）の前枝により形成される

筋枝
- 頸神経ワナ：舌骨下筋群，オトガイ舌骨筋
- 横隔神経（$C_3 \sim C_5$）：横隔膜
- その他：胸鎖乳突筋，僧帽筋，椎前筋群，斜角筋群など

皮枝
- 小後頭神経，大耳介神経，頸横神経，鎖骨上神経：頸部から肩に至る皮膚

理解を深めるワンステップ 1　末梢神経の種類

- 末梢神経には，末梢の情報を中枢に運ぶ求心性（感覚性）神経と，中枢から末梢へと命令を伝える遠心性（運動性）神経とがある．
求心性神経には，体幹に分布している体性のもの（体性感覚神経）と，内臓に分布する内臓性のもの（内臓感覚性神経）とに分けることができる．さらに，体性感覚神経にはその興奮の由来が体の外部からくる外受容性（温度覚，痛覚，触覚は一般外受容性感覚，視覚や聴覚は特殊外受容性感覚と呼ばれる）のものと，体の内部から起こる固有受容性（筋や腱などからの深部感覚，前庭器官由来の平衡覚）のものとがある．
一方，内臓感覚性神経の伝える働きとして一般的なのは，内臓器官への物理的，化学的刺激を痛覚として感じるようなもの，いわゆる"内臓痛覚"である．そのほか，特殊な内臓性のものとしては味覚と嗅覚がある．
遠心性神経には，体幹の運動を司る体性のもの（運動神経）と，内臓の運動や分泌腺の働きといった生理的機能を含んだ内臓性のもの（交感神経，副交感神経）とに区別することができる．
脳神経ではこれらの神経を単一で含むものや混合するものがあり，その種類によって異なっている．しかし，脊髄神経はすべて混合性である．

2. 脊髄神経

1 脊髄神経の起始部

● 末梢神経（脊髄神経）のうち ① に細胞体がある ② は， ③ を通り脊髄を出ていく．また， ④ 内に細胞体がある ⑤ は， ⑥ を通って脊髄内に軸索を伸ばし求心情報を中枢に伝える．両者の根は椎間孔を出ると1度合した後，再び分枝し体幹の前側部や四肢に向かう ⑦ と背部に向かう ⑧ になる．一般的に ⑦ は ⑧ よりも太く，一部では複雑に吻合することで ⑨ を形成する．また，脊髄神経は自律神経系の神経線維も含んでいる． ⑩ の節前ニューロンの細胞体は第1胸髄〜第2腰髄の ⑪ に存在し， ③ を通って脊髄を出た後，多くは ⑫ （交感神経幹）で節後ニューロンとシナプスする．一方， ⑬ の節前ニューロンの細胞体は第2〜4仙髄の ⑪ に存在し，交感神経と同様に ③ を通って脊髄を出ると効果器の近くで神経節をつくり節後ニューロンへ交代する．

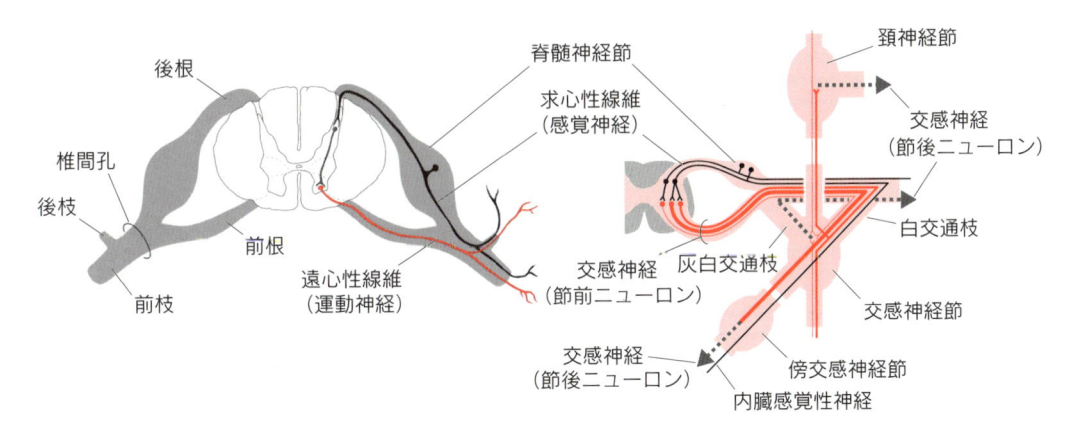

2 頸神経叢の構造

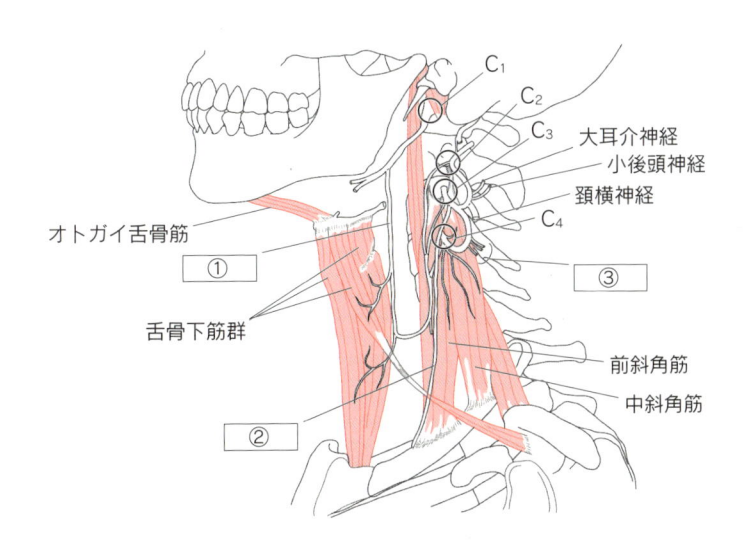

テキスト & ワーク

3）腕神経叢：第5頚神経〜第1胸神経（C$_5$〜T$_1$）の前枝により形成される

鎖骨上部の枝（上肢帯に分布）

- 肩甲背神経（C$_5$）：菱形筋，肩甲挙筋
- 長胸神経（C$_5$〜C$_7$）：前鋸筋
- 鎖骨下筋神経（C$_5$）：鎖骨下筋
- 肩甲上神経（C$_5$〜C$_6$）：肩甲切痕を通過→棘上筋，棘下筋
- 肩甲下神経（C$_5$〜C$_7$）：肩甲下筋，大円筋
- 胸背神経（C$_5$〜C$_8$）：広背筋
- 筋枝：斜角筋

鎖骨下部の枝（上肢帯の一部と自由上肢に分布）

- 内側胸筋神経（C$_8$〜T$_1$）：大胸筋，小胸筋
- 外側胸筋神経（C$_5$〜C$_7$）：大胸筋，小胸筋
- 筋皮神経（C$_5$〜C$_7$）：烏口腕筋を貫通→上腕二頭筋と上腕筋の間を通過
  - 筋枝：上腕の屈筋（烏口腕筋，上腕二頭筋，上腕筋）
  - 皮枝：前腕外側の皮膚（外側前腕皮神経）
- 内側上腕皮神経（C$_8$〜T$_1$）：上腕内側の皮膚
- 内側前腕皮神経（C$_8$〜T$_1$）：前腕内側の皮膚
- 正中神経（C$_5$〜T$_1$）：上腕動脈に伴行→浅・深指屈筋間を下行→手根管を通過
  - 筋枝：前腕の屈筋（円回内筋，橈側手根屈筋，長掌筋，浅指屈筋，深指屈筋の橈側，長母指屈筋，方形回内筋），母指球の筋（短母指外転筋，短母指屈筋の浅頭，母指対立筋），橈側の虫様筋（第1・2虫様筋）
  - 皮枝：橈側の手掌と指の皮膚
- 尺骨神経（C$_7$〜T$_1$）：上腕動脈と正中神経とともに下行→尺骨神経溝を通過（肘部管）→尺側手根屈筋に沿って下行→豆状骨の外側（尺骨神経管）
  - 筋枝：前腕屈筋の一部（深指屈筋の尺側，尺側手根屈筋），小指球の筋（短掌筋，小指外転筋，短小指屈筋，小指対立筋），母指球の筋（短母指屈筋の深頭，母指内転筋），中手筋（第3・4虫様筋，背側骨間筋，掌側骨間筋）
  - 皮枝：尺側の手掌と手背
- 橈骨神経（C$_5$〜T$_1$）：橈骨神経溝を通過→肘関節外側で浅枝と深枝に分枝する
  - 筋枝：上腕の伸筋（上腕三頭筋，肘筋），前腕の伸筋（腕橈骨筋，長・短橈側手根伸筋，指伸筋，小指伸筋，尺側手根伸筋，回外筋，長母指外転筋，短母指伸筋，長母指伸筋，示指伸筋）
  - 皮枝：上腕内側と背側の皮膚（後上腕皮神経），上腕外側下半の皮膚（下外側上腕皮神経），前腕背側の皮膚（後前腕皮神経），手背の橈側半の皮膚（末節背面を除く）
- 腋窩神経（C$_5$〜C$_7$）：外側腋窩隙を通過
  - 筋枝：小円筋，三角筋
  - 皮枝：上腕の外側と背側の皮膚（上外側上腕皮神経）

4）胸神経

前枝（肋間神経）

- 第1胸神経は腕神経叢，第12胸神経は腰神経叢を形成するが，他の胸神経は体節的分布支配を保持している
- 乳頭には第4〜5肋間神経，臍には第10肋間神経が分布する

2. 脊髄神経

テキスト ＆ ワーク

3 腕神経叢の構造

- 腕神経叢ではまず C_5 と C_6 の前枝が合して ① を，C_8 と T_1 の前枝が合して ② をつくり，C_7 の前枝はそのまま ③ となる．その後，3つの神経幹はそれぞれ枝を出しあいながら3つの神経束（ ④ ， ⑤ ， ⑥ ）を形成する．この間にも様々な神経を分枝しながら，最終的に ④ の一部と ⑤ の一部が合して ⑦ となり，残りの ④ は ⑧ に，同じく残りの ⑤ は ⑨ になる．また， ⑥ はそのまま ⑩ となるが，途中で ⑪ を分枝する．
- 腕神経叢から分枝する主な神経には以下のものがある．

〈鎖骨上部の枝〉

⑫ ⑬ ⑭ ⑮ ⑯

〈鎖骨下部の枝〉

⑰ ⑱ ⑲ ⑳

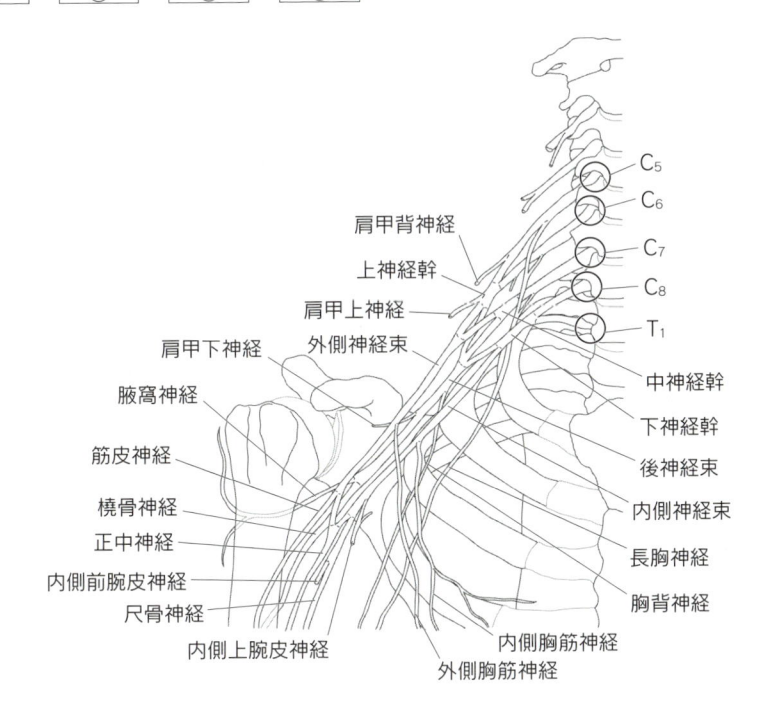

(図：腕神経叢 — 肩甲背神経，上神経幹，肩甲上神経，外側神経束，中神経幹，下神経幹，後神経束，内側神経束，長胸神経，胸背神経，内側胸筋神経，外側胸筋神経，肩甲下神経，腋窩神経，筋皮神経，橈骨神経，正中神経，内側前腕皮神経，尺骨神経，内側上腕皮神経，C_5, C_6, C_7, C_8, T_1)

- 筋枝：後鋸筋，肋間筋，肋下筋，胸横筋，前腹筋（腹直筋，錐体筋），側腹筋（外腹斜筋，内腹斜筋，腹横筋）
- 皮枝：外側皮枝，内側皮枝

後枝

- 肋骨挙筋や固有背筋群とその領域の皮膚に分布する

5) **腰神経叢**：第12胸神経～第4腰神経（T₁₂～L₄）の前枝により形成される
   - 腸骨下腹神経（T₁₂～L₁）
     - 筋枝：錐体筋，側腹筋（外腹斜筋，内腹斜筋，腹横筋）
     - 皮枝：骨盤部の外側面と下腹部の皮膚
   - 腸骨鼠径神経（L₁）
     - 筋枝：側腹筋（内腹斜筋，腹横筋）
     - 皮枝：陰嚢または陰唇の皮膚
   - 陰部大腿神経（L₁～L₂）
     - 大腿枝：大腿前面の上端中央部の皮膚
     - 陰部枝：陰嚢や精巣挙筋（筋枝），陰唇
   - 外側大腿皮神経（L₂～L₃）：鼠径靱帯の深側を通過→大腿外側面の皮膚
   - 閉鎖神経（L₂～L₄）：閉鎖管を通過
     - 筋枝：大腿内転筋群（恥骨筋，外閉鎖筋，薄筋，長内転筋，短内転筋，大内転筋）
     - 皮枝：大腿内側面の皮膚
   - 大腿神経（L₁～L₄）：筋裂孔を通過
     - 筋枝：腸腰筋，恥骨筋の一部，縫工筋，大腿四頭筋，膝関節筋
     - 皮枝：大腿前面の皮膚，伏在神経（下腿と足背の内側面に分布）

6) **仙骨神経叢**：第4腰神経～第3仙骨神経（L₄～S₃）の前枝により形成される
   - 上殿神経（L₄～S₁）：大坐骨孔（梨状筋上孔）を通過→中殿筋，小殿筋，大腿筋膜張筋
   - 下殿神経（L₅～S₂）：大坐骨孔（梨状筋下孔）を通過→大殿筋
   - 後大腿皮神経（S₁～S₃）：大坐骨孔（梨状筋下孔）を通過→大腿および膝関節後面の皮膚，殿部，会陰
   - 坐骨神経（L₄～S₃）：大坐骨孔（梨状筋下孔）を通過→大腿屈筋群（大腿二頭筋，半腱様筋，半膜様筋），大内転筋の一部→膝窩の上方で総腓骨神経と脛骨神経に分枝する

   【総腓骨神経】
   - 外側腓腹皮神経：下腿の外側面の皮膚
   - 浅腓骨神経：腓骨筋群（長腓骨筋，短腓骨筋），足背の皮膚（内側足背皮神経，中間足背皮神経）
   - 深腓骨神経
     - 筋枝：下腿の伸筋群（前脛骨筋，長趾伸筋，長母趾伸筋，第3腓骨筋），足背の伸筋群（短母趾伸筋，短趾伸筋）
     - 皮枝：母趾の背外側面，第2趾の背内側面

   【脛骨神経】：下腿の屈筋群（腓腹筋，ヒラメ筋，足底筋，膝窩筋，後脛骨筋，長趾屈筋，長母趾屈筋）
   - 内側足底神経
     - 筋枝：母趾外転筋，短母趾屈筋，短趾屈筋，第1虫様筋
     - 皮枝：足底内側の皮膚（固有底側指神経）
   - 外側足底神経
     - 筋枝：足底方形筋，小趾外転筋，短小趾屈筋，小趾対立筋，底側骨間筋，背側骨間筋，第2～4虫様筋，母趾内転筋
     - 皮枝：足底外側の皮膚

   ＊腓腹神経：脛骨神経と総腓骨神経の枝が交通したもので，足背および足底の外側縁の皮膚に分布する

4 腰神経叢，仙骨神経叢，陰部神経叢の構造

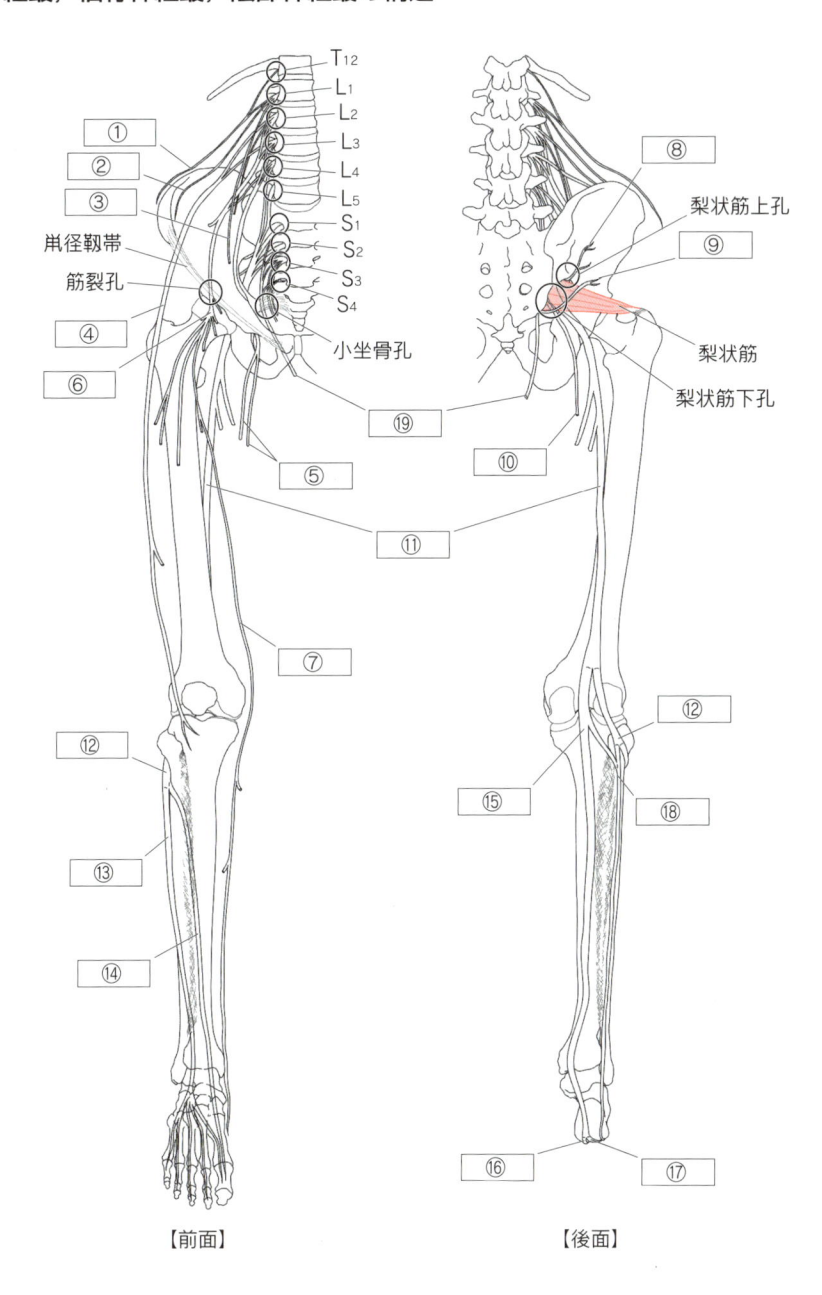

【前面】　【後面】

ラベル：T₁₂, L₁, L₂, L₃, L₄, L₅, S₁, S₂, S₃, S₄
鼠径靭帯，筋裂孔，小坐骨孔
梨状筋上孔，梨状筋，梨状筋下孔

①　②　③　④　⑤　⑥　⑦　⑧　⑨　⑩　⑪　⑫　⑬　⑭　⑮　⑯　⑰　⑱　⑲

---

7) **陰部神経叢**：第2〜4仙骨神経（S₂〜S₄）の前枝により形成される

- **陰部神経**（S₂〜S₄）：**大坐骨孔→小坐骨孔**→坐骨直腸窩
  - 下直腸神経：肛門周囲の皮膚，外肛門括約筋
  - 会陰神経：会陰の皮膚，陰嚢または陰唇，尿道括約筋などの筋
  - 陰茎背神経／陰核背神経：陰茎または陰核亀頭，包皮など

8) **尾骨神経**：尾骨付近の皮膚

3. 自律神経系

- 自律神経系は，平滑筋，心筋，腺を支配し，循環，呼吸，消化，分泌，代謝，体温維持，排泄，生殖などの機能を調節している．自律神経系は意識的（随意的）な制御を受けないことから不随意神経系または植物神経系とも呼ばれる．遠心性の自律神経は"**交感神経**"と"**副交感神経**"があり，ともに2個のニューロン連鎖（節前ニューロン，節後ニューロン）からなる．また，節前ニューロンと節後ニューロンは自律神経節（交感神経節，副交感神経節）でシナプス接続している．

1) 節前ニューロンと節後ニューロンの特徴

- 節前ニューロンの存在部位
  - 交感神経節前ニューロン：**胸髄**，上部**腰髄**から出る【**胸腰系**】
  - 副交感神経節前ニューロン：**脳幹**（中脳，橋，延髄），**仙髄**から出る【**頭仙系**】
- 自律神経節の位置
  - **交感神経節**：効果器から離れたところにある（節前線維の長さ＜節後線維の長さ）
  - **副交感神経節**：効果器から近いところにある（節前線維の長さ＞節後線維の長さ）
- 化学伝達物質
  - **アセチルコリン**：交感・副交感神経節前ニューロン，副交感神経節後ニューロン
  - **ノルアドレナリン**：交感神経節後ニューロン

2) 交感神経

交感神経幹（交感神経節）

- 交感神経節前ニューロンの細胞体は $T_1 \sim L_2$ の**側角**にあり，前根を通って脊髄神経に入り**交感神経幹**に達する
- 交感神経幹は脊柱の両側に並び，幹神経節と線維束からなる
  - 幹神経節／椎傍神経節：20余個の分節状のふくらみ
  - 線維束：幹神経節を連絡する神経線維の束

走行経路

◎節前ニューロン→白交通枝→幹神経節→独立した節後ニューロン
- 上頚神経節→眼球の平滑筋，涙腺，唾液腺
- 各頚神経節（**星状神経節**）→心臓神経→心臓
- 上位胸部の幹神経節→肺，食道

◎節前ニューロン→白交通枝→幹神経節→灰白交通枝→節後ニューロン→皮膚の汗腺，立毛筋，血管

◎節前ニューロン→交感神経幹を通過→交感神経節→節後ニューロン
- 節前ニューロン（**大内臓神経**，小内臓神経）→**腹腔神経節**，**上腸間膜動脈神経節**→胃，小腸，上行・横行結腸，肝，膵，脾，腎
- 節前ニューロン→**下腸間膜動脈神経節**，骨盤内臓付近の神経節→下行・S状結腸，直腸，膀胱，生殖器

＊**副腎髄質**には節前ニューロンが直接入る

3) 副交感神経

副交感神経節

- 副交感神経節前ニューロンの細胞体は脳幹（中脳，橋，延髄）および $S_2 \sim S_4$ の**側角**にあり，効果器の近傍または内部にある副交感神経節に至って節後ニューロンと交代する

3. 自律神経系

1 自律神経の走行経路

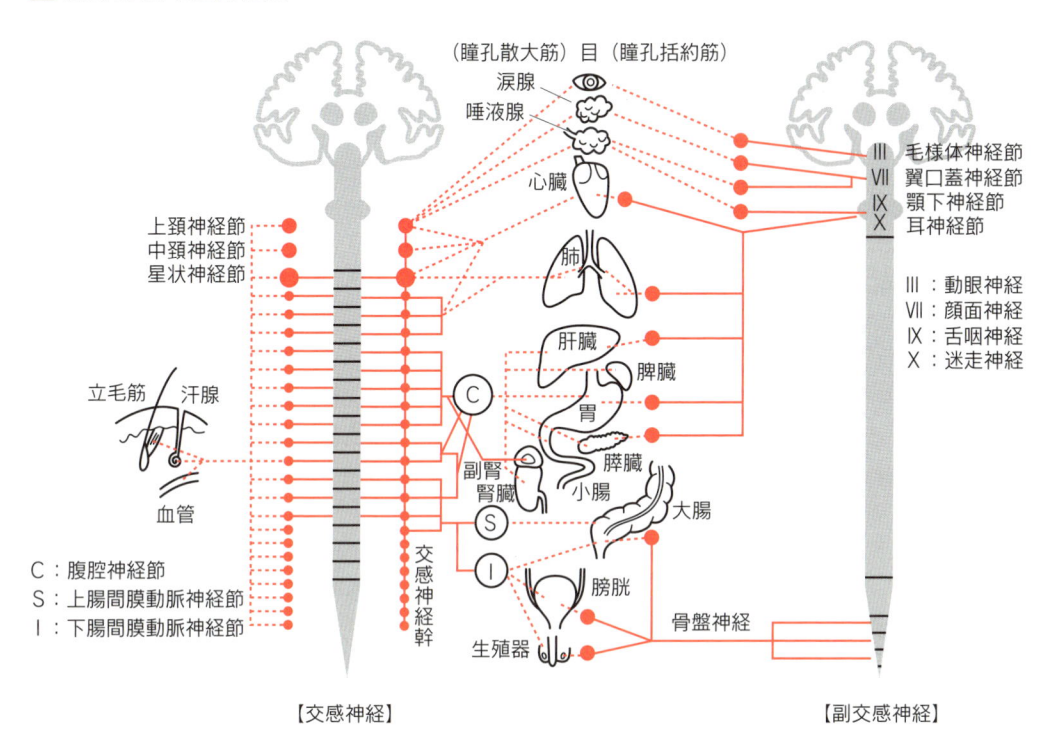

（図：交感神経・副交感神経の走行経路）

交感神経側ラベル：
- （瞳孔散大筋）目
- 涙腺
- 唾液腺
- 上頚神経節
- 中頚神経節
- 星状神経節
- 立毛筋, 汗腺
- 血管
- 心臓, 肺, 肝臓, 脾臓, 胃, 膵臓, 副腎, 腎臓, 小腸, 大腸, 膀胱, 生殖器
- C：腹腔神経節
- S：上腸間膜動脈神経節
- I：下腸間膜動脈神経節
- 交感神経幹

【交感神経】

副交感神経側ラベル：
- 目（瞳孔括約筋）
- III 毛様体神経節
- VII 翼口蓋神経節
- IX 顎下神経節
- X 耳神経節
- III：動眼神経
- VII：顔面神経
- IX：舌咽神経
- X：迷走神経
- 骨盤神経

【副交感神経】

- 主に ① は，胸髄や腰髄から起始した節前線維が交感神経幹内の ② や傍交感神経節（ ③ ， ④ ， ⑤ ）などで節後線維にシナプスして各臓器を支配する．また， ⑥ には脳幹から起始する脳神経（ ⑦ ， ⑧ ， ⑨ ， ⑩ ）に含まれるものと仙髄から起始する ⑪ に含まれるものがある．一部の器官（副腎，血管，汗腺，立毛筋など）を除いて，その多くは二重支配となっている．

走行経路

◎動眼神経
- 動眼神経副核 → 毛様体神経節 → 毛様体筋, 瞳孔括約筋

◎顔面神経
- 上唾液核 → 翼口蓋神経節 → 涙腺
  - 顎下神経節 → 顎下腺, 舌下腺

◎舌咽神経
- 下唾液核 → 耳神経節 → 耳下腺

◎迷走神経
- 疑核，迷走神経背側核 → 臓器付近または内部の神経節 → 胸部内臓, 腹部内臓

◎仙骨神経に含まれる副交感神経
- 第2～4仙髄 → 骨盤内臓神経 → 臓器付近または内部の神経節 → 下行結腸, 直腸, 膀胱, 生殖器

演習問題

1) 次の脳神経の中で感覚神経を含まないのはどれか.
   1. 動眼神経
   2. 三叉神経
   3. 内耳神経
   4. 迷走神経

2) 三叉神経について誤っている組合せはどれか.
   1. 眼神経 － 眼球の知覚
   2. 上顎神経 － 上歯列弓の歯髄
   3. 下顎神経 － 舌の後1/3の知覚
   4. 下顎神経 － 咀嚼筋

3) 顔面神経について誤っているのはどれか.
   1. 側頭骨の内耳孔から顔面神経管に入る.
   2. 舌の前2/3の味覚は鼓索神経を介して伝えられる.
   3. 運動神経は咀嚼筋を除く顔面のすべての筋を支配する.
   4. 副交感神経は顎下腺,耳下腺,涙腺などの外分泌腺を支配する.

4) 迷走神経について正しいのはどれか.
   1. 頚静脈孔を通り頭蓋腔の外へ出る.
   2. 頚動脈体と頚動脈洞からの求心情報を中枢へ伝える.
   3. 枝である反回神経は咽頭筋を支配し嚥下運動に関わる.
   4. 横隔膜の大動脈裂孔を通り腹腔へと入る.

5) 頚神経ワナを形成する神経が支配する筋はどれか.
   1. 胸鎖乳突筋
   2. 舌骨下筋群
   3. 僧帽筋
   4. 横隔膜

6) 腕神経叢から分枝する神経でないのはどれか.
   1. 肩甲背神経
   2. 肩甲上神経
   3. 鎖骨上神経
   4. 胸背神経

7) 腰神経叢から分枝する神経でないのはどれか.
   1. 大腿神経
   2. 陰部大腿神経
   3. 外側大腿皮神経
   4. 後大腿皮神経

8) 神経と支配する筋について正しい組合せはどれか.
   1. 肩甲下神経 － 棘下筋
   2. 正中神経 － 母指内転筋
   3. 坐骨神経 － 大内転筋
   4. 腓腹神経 － 腓腹筋

9) 交感神経について誤っているのはどれか.
   1. 節前ニューロンは胸髄・腰髄から出る.
   2. 節後ニューロンからは伝達物質としてノルアドレナリンが分泌される.
   3. 交感神経幹でシナプスするものは節後ニューロンの方が節前ニューロンよりも長い.
   4. 副腎皮質には節前ニューロンが直接入る.

10) 副交感神経節でないのはどれか.
    1. 耳神経節
    2. 腹腔神経節
    3. 毛様体神経節
    4. 翼口蓋神経節

第12章 感覚器

学習のポイントとキーワード

1. 外皮（★）

- 皮膚とその付属器の構造的特徴を理解する．

> **キーワード** 表皮［重層扁平上皮，角質層，淡明層，顆粒層，有棘層，基底層，メラニン細胞（メラニン色素），自由神経終末，メルケル触覚円板］，真皮［密性結合組織，真皮乳頭，マイスネル小体］，皮下組織［疎性結合組織，パチニ小体］，角質器［毛（毛根，毛球，毛包，立毛筋），爪（爪体，爪根，爪床）］，皮膚腺［脂腺，汗腺（小汗腺／エクリン汗腺，大汗腺／アポクリン汗腺），乳腺（乳腺葉）］

2. 視覚器（★★★）

- 眼球とその付属器の構造的特徴を理解する．

> **キーワード** 線維膜［角膜（三叉神経），強膜（眼球結膜，強膜静脈洞／シュレム管）］，血管膜／ブドウ膜［虹彩（瞳孔，瞳孔括約筋，瞳孔散大筋，動眼神経，交感神経），毛様体（毛様体筋，動眼神経，毛様体小帯），脈絡膜（メラニン細胞）］，内膜［網膜（盲部・視部）］，水晶体［白内障］，硝子体，眼房［前眼房，後眼房，眼房水，緑内障］，眼瞼［眼瞼結膜，結膜円蓋，瞼板腺］，涙器［涙腺，涙点，鼻涙管，下鼻道］，眼筋［上直筋，下直筋，外側直筋，内側直筋，上斜筋，下斜筋，上眼瞼挙筋，動眼神経，滑車神経，外転神経］

- 網膜の構造的特徴と光の受容の仕組みを理解する．

> **キーワード** 網膜［視細胞層，双極細胞層，視神経細胞層，視細胞（杆状体，錐状体），色素上皮細胞，黄斑（中心窩），視神経乳頭，マリオットの盲点，網膜中心動・静脈］，水平細胞，アマクリン細胞，視交叉，視索，外側膝状体，上丘

3. 聴覚器および平衡覚器（★★）

- 耳とその内部にある感覚受容器の構造的特徴を理解する．

> **キーワード** 外耳［耳介軟骨，外耳道］，中耳［鼓膜，鼓室（前庭窓，蝸牛窓，ツチ骨，キヌタ骨，アブミ骨），耳管（耳管咽頭口）］，内耳［蝸牛（蝸牛管，コルチ器／ラセン器，前庭階，鼓室階），前庭（球形嚢，卵形嚢，平衡斑，耳石器），半規管（膨大部稜）］，蝸牛神経，前庭神経，内側膝状体，下丘

4. 味覚器・嗅覚器（★）

- 味覚と嗅覚に関わる部位の構造的特徴を理解する．

> **キーワード** 味蕾［有郭乳頭，葉状乳頭，茸状乳頭，味孔，味毛］，顔面神経（鼓索神経），舌咽神経，迷走神経，孤束核，嗅上皮［嗅毛，嗅神経，篩板，嗅球，嗅索］

1. 外皮

- 外皮は体の外表面を被う"皮膚"とそれに付属する"角質器"や"皮膚腺"を含めた総称である．

1 皮膚

- 皮膚は"表皮"，"真皮"，"皮下組織"からなり，その働きは，感覚器（触圧覚，痛覚，温度覚）としての作用，身体の機械的な保護，汗による排泄作用，体温の調節，栄養分（皮下脂肪）の貯蔵などがある．

1）表皮

- 組織：重層扁平上皮
- 区分：表層から角質層，淡明層，顆粒層，有棘層，基底層　＊有棘層＋基底層＝胚芽層
- 胚芽層で細胞が増殖→表層へ移動し扁平化→ケラチンが沈着（角化）→最表層より剥離
- メラニン細胞：基底層の近くにあり，メラニン色素を産生する
  - 注）メラニン色素の量により皮膚や毛の色が決まる
- 自由神経終末：痛覚や温度覚を感知する
- メルケル触覚円板：触圧覚に感知する

2）真皮

- 組織：密性結合組織
- 真皮乳頭：表皮との接触面で乳頭状に突出した部分で，その配列は皮膚表面に凹凸を生み，手掌や足底では指紋として認められる
  - 注）真皮乳頭には神経（神経乳頭）や毛細血管（血管乳頭）が入り込む
- マイスネル小体：触圧覚を感知する

3）皮下組織

- 組織：疎性結合組織（脂肪組織）
- パチニ小体：触圧覚や振動覚を感知する

理解を深めるワンステップ 1　痛覚過敏とアロディニア

- 組織が損傷されると，その後しばらくの間は痛覚刺激に感じやすい状態になる．これを痛覚過敏といい，閾値の低下により自発性ならびに刺激によって強い痛みが生じる．損傷部位に起こるものを一次痛覚過敏，その周囲の正常な部位に起こるものを二次痛覚過敏といい，前者は局所の感受性の増大，後者は中枢の侵害受容ニューロンの感受性の増大が原因と考えられている．
  また，通常は痛みを起こさない刺激によって生じる痛みのことをアロディニアという．たとえば，炎症を起こしている膝関節では，少し動かすだけでも強い痛みを感じる．このように，アロディニアは刺激のない状態では痛みを感じないが，正常では痛みを感じない程度の弱い刺激に対して痛みを感じるのが特徴的である．一方，痛覚過敏では痛み刺激がない状態での痛み，いわゆる自発痛がしばしば生じる．

テキスト ＆ ワーク

1. 外皮

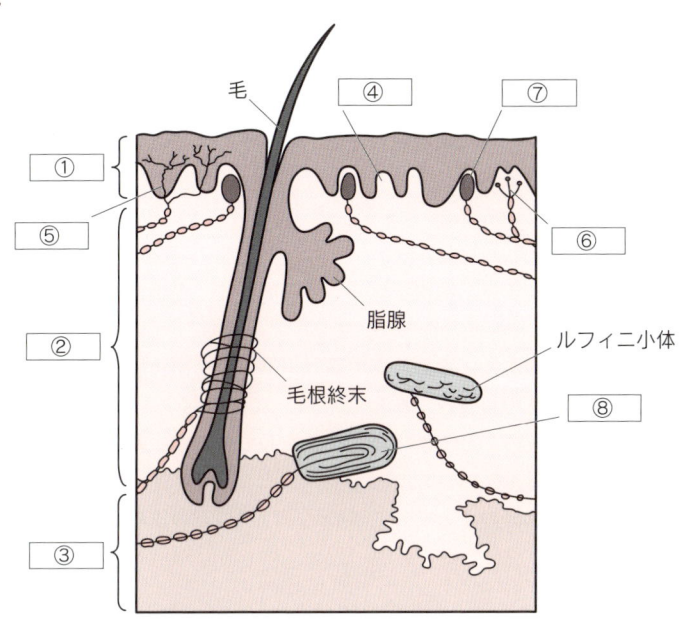

1 外皮の構造

（図：外皮の構造。ラベル①〜⑧、毛、脂腺、毛根終末、ルフィニ小体）

2 表皮の微細構造

- 表皮は ① からなり，5層（表層から ② ， ③ ， ④ ， ⑤ ， ⑥ ）に配列された4種類の細胞を含んでいる．そのうち約90％は ⑦ と呼ばれる細胞で，これは ⑥ で形成された細胞が表面へと押し上げられるあいだに ⑧ というタンパク質をつくり角化の過程を経たものである．最終的に角化した細胞は剥がれ落ち，下層の細胞に置き換わっていく（剥がれ落ちた角化細胞がいわゆる"垢"である）．その他，約8％は ⑨ を産生する ⑩ で，この黒褐色の色素が皮膚の色をつくり，有害な紫外線を吸収する．それ以外のごく少数の細胞として，皮膚に侵入した微生物に対する免疫機能に関与する ⑪ ，感覚神経の突起と接触して触覚に働く ⑫ がある．

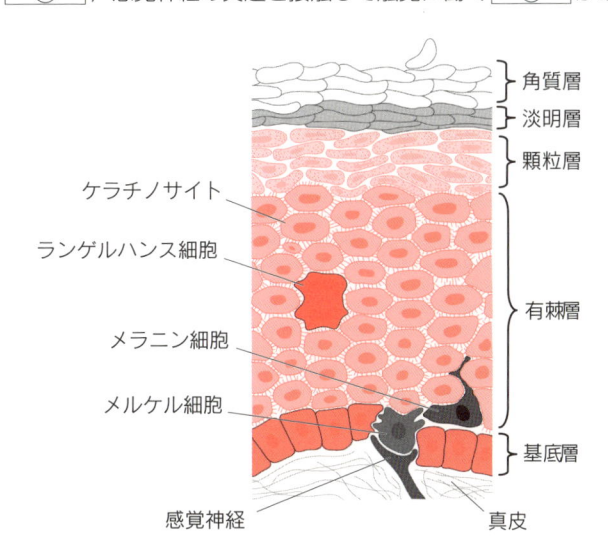

（図：表皮の微細構造。ケラチノサイト、ランゲルハンス細胞、メラニン細胞、メルケル細胞、角質層、淡明層、顆粒層、有棘層、基底層、感覚神経、真皮）

2 角質器，皮膚腺

- 角質器とは表皮が角化した特別なもので毛や爪がそれにあたる．また，表皮や真皮が皮下組織に落ち込んでできたものが皮膚腺で，汗腺，脂腺，乳腺などがある．

1) 角質器
◎毛：多量のケラチンを含んだ角化細胞からなる
　・毛根：皮膚に埋まっている部分
　・毛幹：皮膚から露出している部分
　・毛球：毛根の基部の膨大した部分
　・毛包：表皮の落ち込みによって毛根を包んでいる部分で，毛細血管や神経が入り込んで毛乳頭をつくる
　　　注）浅外側部に脂腺があり，深部に立毛筋（平滑筋，交感神経支配）が付着する
◎爪：指先の背面にある板状の角質器である
　・爪体：露出している部分のことで淡いピンク色をしているが，基部は血管が見えないため白くなっている（爪半月）
　・爪根：皮膚に埋もれた部分のことで，ここの爪床（爪の下の皮膚面）から爪は新生される

2) 皮膚腺
◎脂腺
　・通常は毛包に付属するため，毛の生えていない手掌や足底には存在しない
　　　注）口唇，肛門，乳輪，陰茎，亀頭では独立脂腺として毛がなくても存在する
◎汗腺
　・真皮または皮下組織に毛球状の分泌部があり，そこから導管が皮膚の表面に上行し開口する（汗孔）
　・小汗腺／エクリン汗腺：水と電解質からなる汗を全身から分泌し，体温の調節に重要な役割を果たしている
　・大汗腺／アポクリン汗腺：外耳道，腋窩，乳輪，陰部，肛門周囲の毛包に開口し，腺細胞質の一部が滴状にちぎれた分泌物を出す
　　　注）特殊な色や臭いをもつことが多く，体温調節には関係しない
◎乳房と乳腺
　・乳房の内部は脂肪組織と乳腺からなる
　・乳房提靱帯（結合組織束）により10数個の乳腺葉に分かれ，乳管が乳管洞を経て乳頭に開口する
　・乳頭と乳輪はメラニン色素に富む
　・乳腺の分泌細胞は，タンパク質の乳汁成分（カゼイン）や脂肪などを含む

3 皮膚付属器の構造

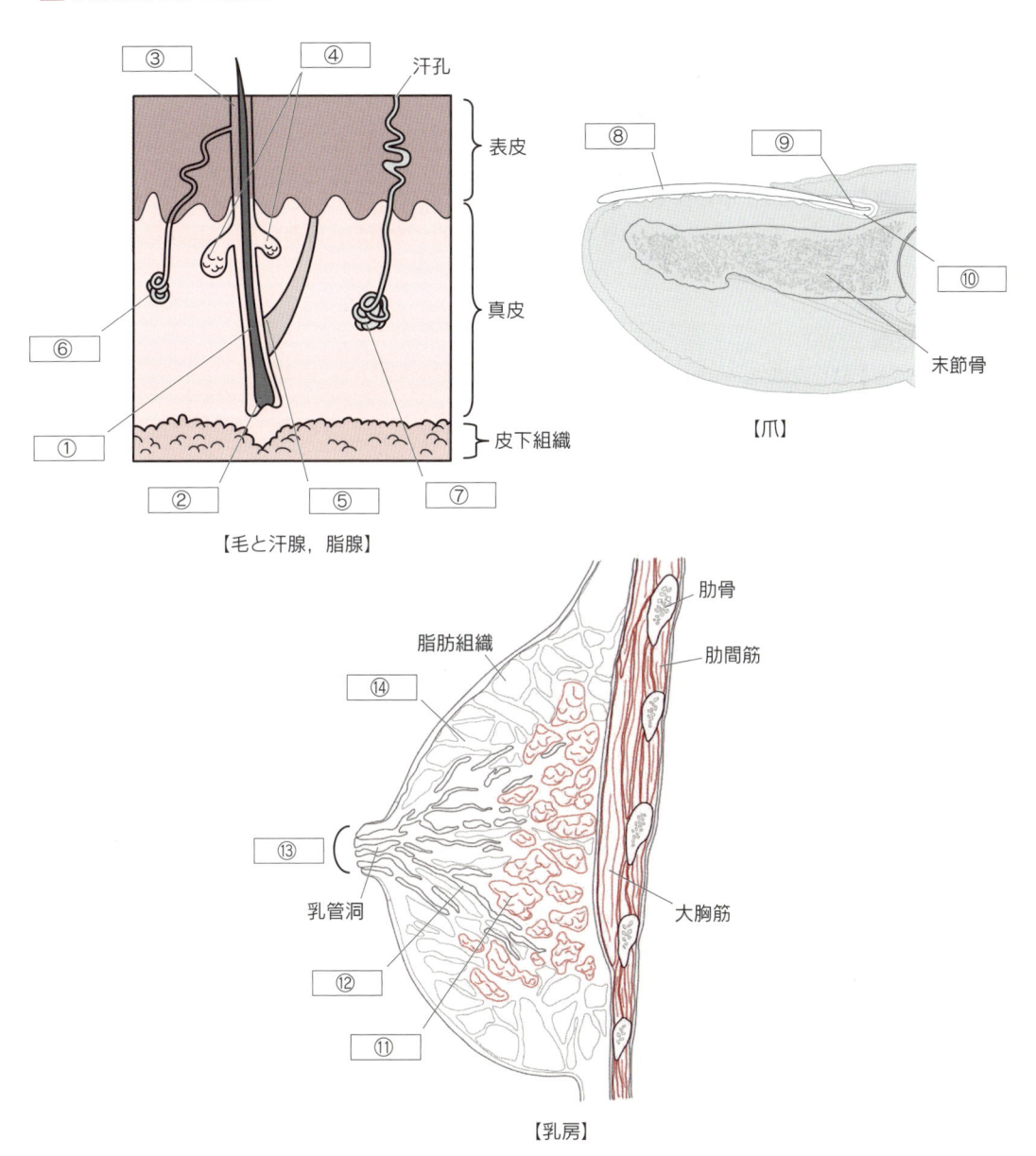

【毛と汗腺，脂腺】

【爪】

【乳房】

理解を深める ワンステップ 2　　脂腺と加齢臭

・皮脂を分泌する(皮)脂腺の大部分は毛包に付属している．そのため，ヒトでは頭皮に最も多く存在し，平均すると100個/cm² であるが，性や年齢などによる個体差も大きい．この皮脂の中に含まれる脂肪酸の一種が常在菌によって分解された結果，発生する物質（ノネナール）による臭いを"加齢臭"と呼んでいる．40歳代になると，男性も女性もこの原因物質が増加するため加齢臭が強くなってくるが，特に男性では男性ホルモンの影響により脂腺の数が多いため，女性よりも加齢臭が強いのが一般的である．つまり，お父さんの枕が…，となるも当然？

2. 視覚器

- 眼は光刺激を感受する器官で，人体の感覚受容器の半数以上はこの中にある．その構造は眼球と付属器（眼瞼，涙器，眼筋など）からなる．

1 眼球

- 成人の眼球は約 2.5 cm の直径をもち，その後部 5/6 は眼窩内に埋まっていて前部 1/6 が外界に露出している．眼球は周囲を取り巻く 3 層の眼球壁（線維膜，血管膜，内膜）と内部の水晶体，硝子体，眼房から構成されている．

1）線維膜
◎強靱な結合組織で，角膜と強膜に区分される

角膜
- 前部約 1/6 を占める
- 外表より角膜上皮，角膜固有質，角膜内皮からなる
- 角膜上皮は血管を欠くため，酸素は大気から直接供給される
- 角膜上皮には自由神経終末が分布し，痛覚が敏感である（三叉神経／眼神経支配）

強膜
- 後部約 5/6 を占める
- 前方では白目として認められ，角膜上皮から移行する眼球結膜によって被われる
- 角膜と強膜の移行部には強膜静脈洞／シュレム管がある
- 血管と神経に乏しく，リンパ管を欠く
- 極めて丈夫な膜で，眼球を保護しその形態や大きさを保持する

2）血管膜
◎血管と色素細胞に富む層で，ブドウの皮のように暗褐色にみえるのでブドウ膜とも呼ばれ，前方より虹彩，毛様体，脈絡膜に区分できる

虹彩
- 水晶体の前面を被っていて，水晶体と角膜の間隙を前眼房と後眼房に分ける
- 中心の孔を瞳孔といい，周囲にある瞳孔括約筋（動眼神経支配，輪状に走る）と瞳孔散大筋（交感神経支配，放射状に走る）によって眼球に入る光の量を調節している

毛様体
- 虹彩の後方にあり，水晶体を輪状に取り囲む
- 内側縁から毛様体小帯が起こり，水晶体の外側縁に付着する
- 毛様体筋（動眼神経支配）が収縮すると毛様体小帯が弛緩して水晶体の厚さが増す【近距離視】

脈絡膜
- 血管とメラニン細胞に富む疎性結合組織で，血管膜の大部分を占める

3）内膜
- 網膜盲部：虹彩と毛様体の内面を被う部分で，光を感じる受容体細胞はなく色素細胞のみを含む
- 網膜視部：鋸状縁より後方をいい，網膜色素上皮層と網膜神経層からなる

テキスト & ワーク

2. 視覚器

1 眼球の構造

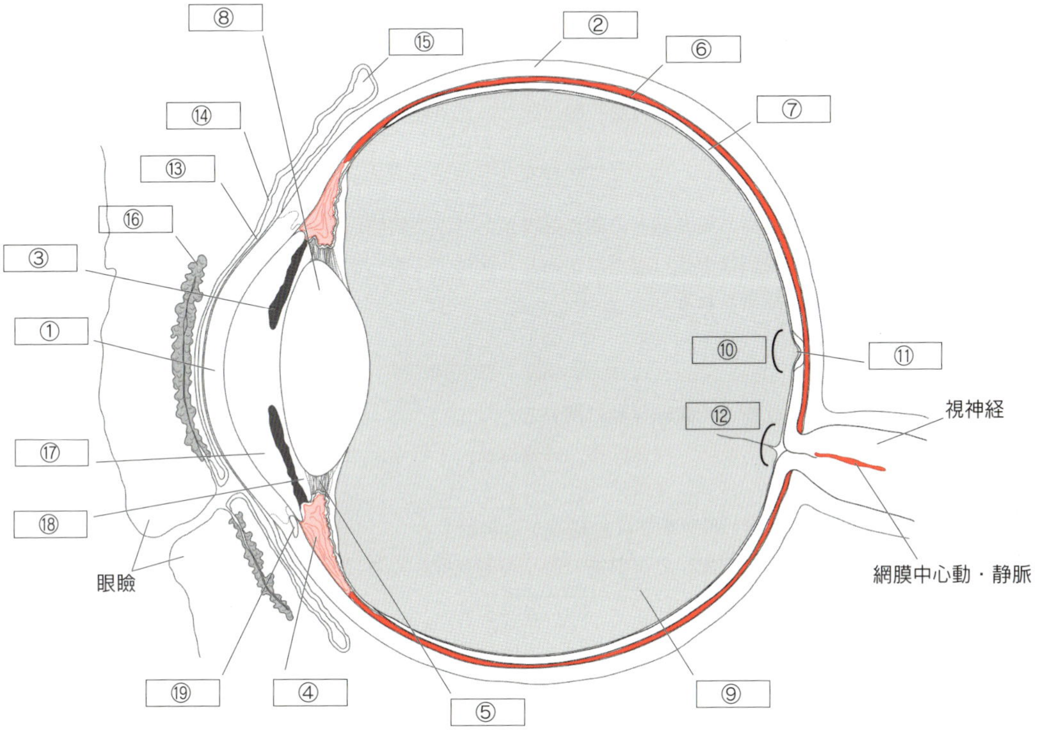

4) 水晶体

◎カメラの凸レンズに相当する透明な円板で，外側の上皮細胞には毛様体小帯が付着する

注）白内障では水晶体が白濁する

5) 硝子体

◎水晶体と網膜の間にある無色透明のゼリー状の物質である

6) 眼房

◎水晶体の前方の腔隙で，虹彩により前眼房と後眼房に分けられる

・眼房水：毛様体で産生され眼房内を循環し，強膜静脈洞に入って眼静脈に吸収される

注）緑内障は眼房水の産生過剰や強膜静脈洞の吸収障害で眼内圧が亢進して起こる

2 眼球付属器／副眼器

- 眼球の付属器には眼瞼，涙器，眼筋に加えて，眼球を異物や直射日光から守る眉毛や睫毛も含まれる．

1) 眼瞼
- 眼球の前面を被う皮膚のヒダで，裏面は眼瞼結膜で被われる
- 眼瞼結膜と眼球結膜は眼瞼の奥で反転（結膜円蓋）し連続している
- 内部には瞼板があり，脂腺（瞼板腺）を含む
    - 注）麦粒腫（ものもらい）は瞼板腺に起こった炎症である

2) 涙器
- 眼球の上外側で眼窩の天井面との間に涙腺があり，上結膜円蓋の耳側寄りに開口する
- 上下眼瞼の鼻側縁には小孔（涙点）があり，涙はここから涙小管に入り，涙嚢に集まり鼻涙管を通って下鼻道に排泄される

3) 眼筋
- 眼窩内にある横紋筋で，眼球運動に関わる
- 眼筋には上直筋，下直筋，内側直筋，外側直筋，下斜筋，上斜筋があり，上眼瞼挙筋を含めて外眼筋とも呼ばれる
    - 注）4つの直筋と上眼瞼挙筋は総腱輪から起始する
- 外側直筋（外転神経支配）と上斜筋（滑車神経支配）以外はすべて動眼神経支配である

3 網膜と光の受容

1) 網膜
- 外側より視細胞層，双極細胞層，視神経細胞層からなる
- 視細胞：光を検知する受容体細胞
    - 杆状体：薄暗い状況で働き，明暗の識別に優れる
    - 錐状体：明るい環境で働き，色に感受性がある
- 網膜の外側には色素上皮細胞層があり，光の散乱を防いでいる
- 眼底の後極のやや外側には黄斑があり，その中心部（中心窩）は錐状体の分布密度が高い
- 中心窩のやや内側には白色円形の斑をした視神経乳頭／視神経円板があり，ここには視細胞と色素上皮細胞がなく視覚の盲点（マリオットの盲点）である
- 網膜中心動・静脈は視神経を貫き，視神経円板の中心から出て網膜全体に分布する

2) 視覚路
- 網膜（杆状体と錐状体）→双極細胞→視神経細胞→視神経→視交叉→視索
    - →視床（外側膝状体）→大脳皮質の一次視覚野（後頭葉の鳥距溝周囲）
    - 中脳（視蓋前域，動眼神経核）→動眼神経→毛様体神経節→瞳孔括約筋，毛様体筋　＊対光反射
    - 中脳（上丘）→動眼・滑車・外転神経核→動眼・滑車・外転神経→外眼筋　＊眼球運動

2 眼球付属器の構造

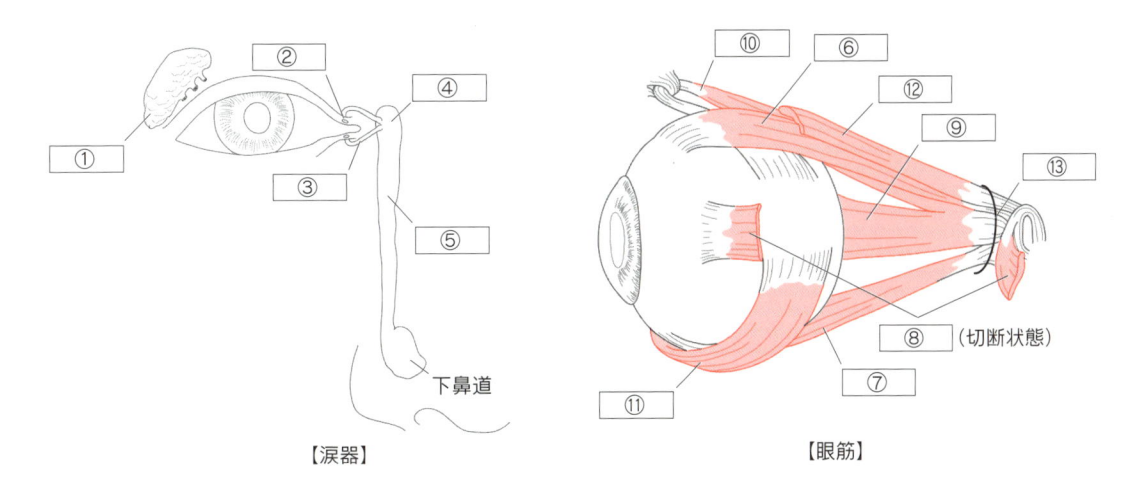

【涙器】 ①　②　③　④　⑤　下鼻道

【眼筋】 ⑥　⑦　⑧（切断状態）　⑨　⑩　⑪　⑫　⑬

3 網膜の微細構造と光刺激の伝導

● 網膜は ① （非神経部分）と視部（神経部分）からなる． ① はメラニン色素を含んだ層で ② と網膜の視部との間にあり散乱光を吸収して眼球内の光の散乱を防いでいる．網膜の視部の最外層には光刺激を受け取る視細胞層があり，そこには薄暗い状況での明暗の識別に優れた ③ と，明るい所での色のついた視覚を生じる ④ が配列されている．2種類の視細胞で感受された光刺激は，より内層にある ⑤ から，さらに ⑥ へと伝わり ⑦ となって ⑧ より眼球を出る．この間の情報伝達を手助けする細胞として ⑨ や ⑩ も網膜内に存在している．眼球を出た左右の ⑦ は下垂体の前方でそれぞれの内側（鼻側）の軸索のみが対側に交叉することからこの部位を ⑪ と呼ぶ．その後は ⑫ となって視床の ⑬ へと至り，そこでシナプスを形成した後， ⑭ の視覚野へと投射される．

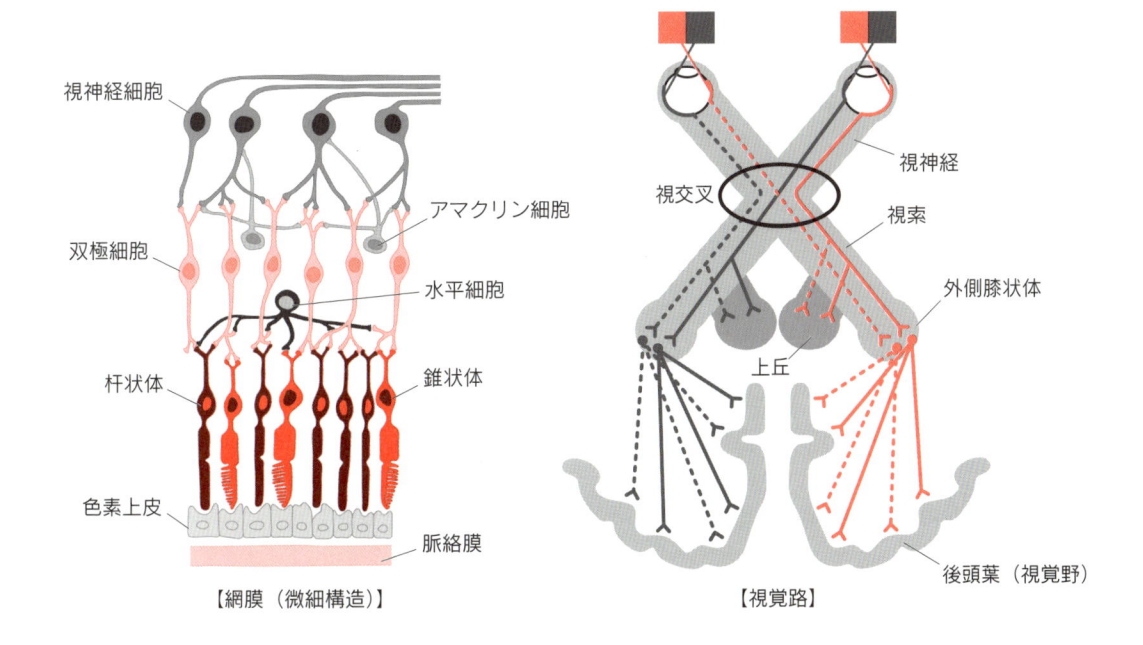

【網膜（微細構造）】
視神経細胞／アマクリン細胞／双極細胞／水平細胞／杆状体／錐状体／色素上皮／脈絡膜

【視覚路】
視交叉／視神経／視索／外側膝状体／上丘／後頭葉（視覚野）

3. 聴覚器および平衡覚器

- 耳は聴覚と平衡覚を感受する器官である．

1 耳の構造

- 耳は，音波を集めて内部へ伝える"外耳"，音振動を増幅し前庭窓へと伝える"中耳"，聴覚や平衡覚の受容器がある"内耳"の3つに区分される．

1）外耳
◎耳介と外耳道からなる
- 耳介：中に耳介軟骨があり，集音器として働く
- 外耳道：外界につらなる長さ 2.5 cm ほどの管で，鼓膜に音を伝える
  注）外耳道の外側 1/3 は軟骨で，内側 2/3 は側頭骨の中にある
- 耳道腺：耳垢の成分を分泌する

2）中耳
◎鼓室と耳管からなる

鼓膜
- 外耳（外耳道）と中耳（鼓室）を隔てる膜で，鼓膜面は前外側下方を向く

鼓室
- 鼓膜の奥にある腔所で，耳管により咽頭と連絡し，内側には前庭窓と蝸牛窓が開孔する
- 耳小骨：外側よりツチ骨，キヌタ骨，アブミ骨の順である
- 耳小骨に付着する筋は，鼓膜の張り具合を調節して強い音から耳を守る
  - ツチ骨：鼓膜張筋（三叉神経支配）
  - アブミ骨：アブミ骨筋（顔面神経支配）

耳管
- 長さ約 30 mm の管で，鼓室側で耳管鼓室口，咽頭側で耳管咽頭口に開く
- 鼓室内の空気圧を外気圧と等しくするのに役立つ

3）内耳
◎側頭骨錐体の中にあり，前方より蝸牛，前庭，半規管の順で骨迷路がある

蝸牛
- 前庭の前方にあるカタツムリの殻に似た骨腔で，中心軸のまわりを約 2 と 2/3 回転する
- 内部は 3 つの部屋に分けられる
  - 膜迷路／蝸牛管：内リンパで満たされていて内部のコルチ器／ラセン器は有毛細胞を含む【聴覚】
  - 前庭階：前庭窓〜蝸牛の頂点までで，外リンパで満たされている
  - 鼓室階：蝸牛の頂点〜蝸牛窓までで，外リンパで満たされている
- ＊音波の伝わり方
- 鼓膜→耳小骨→前庭窓→前庭階→蝸牛の頂点→鼓室階→蝸牛窓で消失

前庭
- 鼓室のすぐ内側にある骨洞で，鼓室との間に前庭窓が開く
- 膜迷路（球形嚢，卵形嚢）：内部にある平衡斑（耳石器）は有毛細胞を含む【平衡覚（直線加速度）】

3. 聴覚器および平衡覚器

1 耳の構造

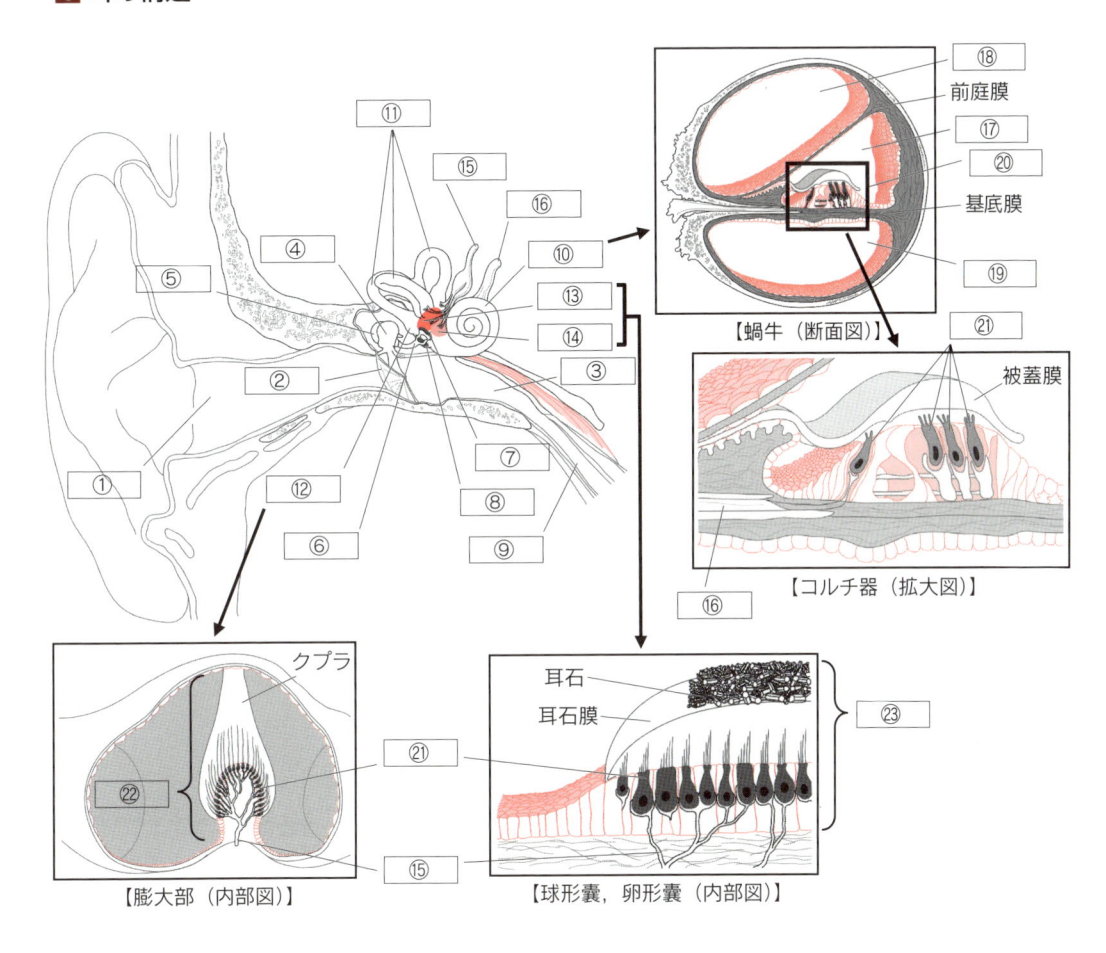

【蝸牛（断面図）】
⑱ 前庭膜
⑰
⑳ 基底膜
⑲
㉑

【コルチ器（拡大図）】
被蓋膜
⑯

【膨大部（内部図）】
クプラ
㉒
㉑
⑮

【球形嚢，卵形嚢（内部図）】
耳石
耳石膜
㉓

半規管
- U字状に走る3本の骨管が前庭に連なっている
- 膜半規管：一端で卵形嚢に連なる部位にある膨大部稜は有毛細胞を含む【平衡覚（回転加速度）】

2 聴覚路と平衡覚路

- コルチ器／ラセン器にある有毛細胞の興奮は蝸牛神経を，平衡斑と膨大部稜にある有毛細胞の興奮は前庭神経を通じて中枢へと伝えられる．この2種類の神経を合わせて内耳神経と呼ぶ．

1) 聴覚路
- 蝸牛（ラセン神経節）→蝸牛神経→橋（蝸牛神経核）→大部分は交叉→中脳（下丘）
- →視床（内側膝状体）→大脳皮質の一次聴覚野（側頭葉上面の横側頭回）

2) 平衡覚路
- 前庭器官（前庭神経節）→前庭神経→橋と延髄（前庭神経核）→小脳，脊髄，眼筋の運動核

4. 味覚器・嗅覚器

● 味覚と嗅覚はともに化学物質が感覚上皮に作用して生ずる感覚である．また，これらの感覚情報は視床下部や大脳辺縁系にも作用して本能的行動や情動にも関与している．

1 味覚器

● 味覚は舌の表面の舌乳頭と呼ばれる突起内にある味蕾で感受される．

1）味蕾
- 蕾に似た卵円形の味覚器で，味細胞とその間を埋める支持細胞，基底細胞からなる
- 舌の有郭乳頭，葉状乳頭，茸状乳頭の上皮組織，咽頭や喉頭などの粘膜にある
- 味孔：味蕾の先端が口腔に開いた部分で，味細胞先端の味毛（感覚毛）が入り込んで味刺激物質を検知する

2）味覚路
- 舌の前 2/3 →顔面神経（鼓索神経）
- 舌の後 1/3 →舌咽神経
- 咽頭や喉頭など→迷走神経

→延髄（孤束核吻側部）→視床→大脳皮質の味覚野（中心後回の下端部）

2 嗅覚器

● 嗅覚は鼻腔の上部にある嗅上皮の嗅細胞によって感受される．

1）嗅上皮
- 鼻腔の天井部〜上鼻道の上皮にあり，嗅細胞が支持細胞の間に挟まれて存在する
- 嗅細胞の先端には嗅毛（感覚毛）があり，粘膜を被う粘液内に入り込んで匂い物質を検知する
- 嗅細胞は神経細胞でもあり，その軸索は嗅神経となり篩骨の篩板を貫いて嗅球へと至る

2）嗅覚路
- 嗅粘膜（嗅上皮）→嗅神経→嗅球→嗅索→嗅皮質（側頭葉内側面の前方部）

理解を深めるワンステップ 3　嗅覚の順応と障害

- 嗅覚は順応が速く，臭気のある部屋に入ってもやがてその臭いを感じなくなる．極地を探検する人は臭い分子の少ない清浄な空気に順応しているため，通常の生活に戻ると強い環境臭に悩まされるという．

嗅覚の障害には職業と関連するものがあり，セメント工場やタバコ工場で5年以上働く人にはその障害が現れることがある．また，妊娠初期にみられる嗅覚過敏や後期の嗅覚鈍麻といった障害は，嗅上皮に対する女性ホルモンの変調の影響であるといわれている．さらに，糖尿病患者の約60％に嗅覚鈍麻が認められ，嗅覚は全身状態によっても影響を受けやすい．

4. 味覚器・嗅覚器

1 舌乳頭と味蕾

- 味蕾は舌乳頭（ ① , ② , ③ ）に多く存在し，一部は頬粘膜，軟口蓋，口蓋咽頭，喉頭蓋にも散在している．その形は蕾に似た卵円形をしており，内部には味細胞，支持細胞，基底細胞が含まれる．支持細胞によりその周囲を取り囲まれた味細胞の先端には ④ と呼ばれる微絨毛があり，味蕾の開口部である ⑤ を通って外表面に延びている．味細胞で感受された味覚情報は3種類の脳神経（ ⑥ , ⑦ , ⑧ ）に含まれる感覚神経によって延髄にある ⑨ に入力され，その後，視床を通り大脳皮質の味覚野に投射される．

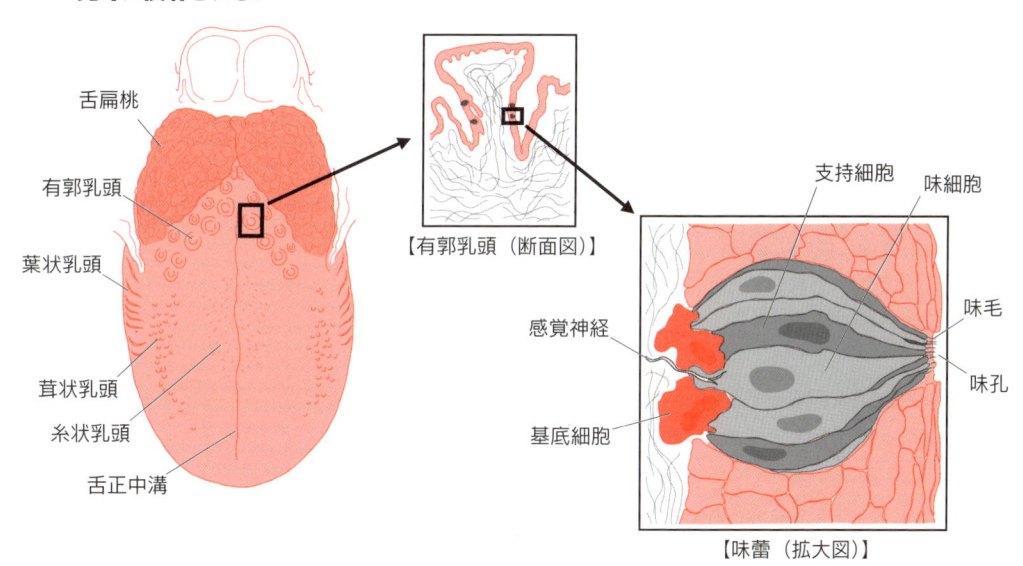

2 嗅上皮と嗅覚路

- 嗅上皮は鼻腔の上部（一部は ① にもかかる）にあり，3種類の細胞（嗅細胞，支持細胞，基底細胞）からなる．嗅細胞の先端からは ② と呼ばれる線毛が突出しており，鼻腔内のにおいの成分を感受する．嗅毛と対側から延びた軸索（ ③ ）は篩骨の ④ を通り抜け，脳内に入ると ⑤ の中でニューロンを交代し， ⑥ となって嗅皮質に至る．嗅覚は，感覚受容器である嗅細胞が同時に神経細胞でもあるという点と， ⑦ を通らずに直接脳内に入るという点で，他の特殊感覚とは異なった特徴をもっている．

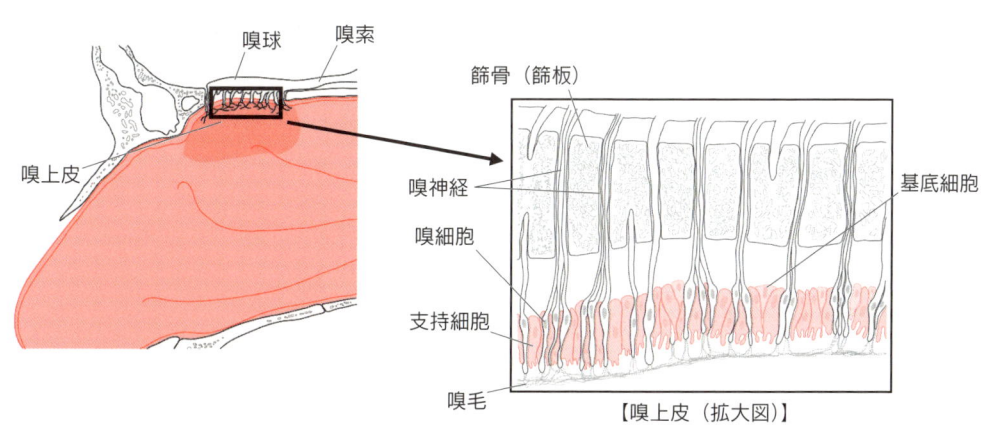

演習問題

1) 皮膚について正しいのはどれか.
   1. 表皮は単層扁平上皮である.
   2. メラニン細胞は表皮の5層のうちで最も深部の基底層の近くにある.
   3. 真皮は疎性結合組織である.
   4. 皮下組織には痛覚に関わるパチニ小体がある.

2) 皮膚腺について誤っているのはどれか.
   1. 脂腺は毛包に付属する腺組織である.
   2. エクリン汗腺は全身の皮膚に存在する.
   3. アポクリン汗腺からの分泌物は体温調節機能に優れている.
   4. 乳腺は乳房提靱帯により乳腺葉に分割される.

3) 眼球壁について誤っているのはどれか.
   1. 角膜上皮は酸素を大気中から供給されている.
   2. 強膜は血管と神経に乏しい.
   3. 血管膜はブドウ膜とも呼ばれる.
   4. 内膜とは網膜のことで全面に視細胞が配列されている.

4) 眼球の神経支配について正しい組合せはどれか.
   1. 角膜上皮 － 眼神経
   2. 瞳孔散大筋 － 動眼神経
   3. 毛様体筋 － 顔面神経
   4. 上斜筋 － 外転神経

5) 眼球について誤っているのはどれか.
   1. 眼房水は虹彩で産生され,シュレム管から吸収される.
   2. 眼瞼結膜と眼球結膜は結膜円蓋を通して連続している.
   3. 涙腺は眼球の上外側にある.
   4. 上直筋,下直筋,内側直筋,外側直筋,上眼瞼挙筋はすべて総腱輪から起始する.

6) 次のうち錐状体細胞の分泌密度が最も高い部位はどれか.
   1. 色素上皮細胞層
   2. 黄斑（中心窩）
   3. 視神経乳頭
   4. マリオットの盲点

7) 聴覚器について正しいのはどれか.
   1. 蝸牛は側頭骨錐体の中の骨迷路で最も後方に位置する.
   2. 膜迷路内は内リンパで満たされる.
   3. 蝸牛窓より蝸牛内に入った音波は鼓室階から前庭階を通り前庭窓で消失する.
   4. 聴覚受容器であるコルチ器は外リンパの中にある.

8) 回転加速度を受容する平衡覚器があるのはどれか.
   1. 球形嚢
   2. 卵形嚢
   3. 膨大部稜
   4. 蝸牛管

9) 味蕾が存在しないのはどれか.
   1. 葉状乳頭
   2. 糸状乳頭
   3. 頬粘膜
   4. 喉頭蓋

10) 感覚の求心路がシナプスする部位として誤っている組合せはどれか.
    1. 視覚 － 視交叉
    2. 聴覚 － 内側膝状体
    3. 味覚 － 孤束核
    4. 嗅覚 － 嗅球

索　引

あ
アウエルバッハ神経叢　126
アクチンフィラメント　3, 8
アセチルコリン　196
アドレナリン　168, 169
アブミ骨　208
アポクリン汗腺　202
アルドステロン症　168
アロディニア　200
アンドロジェン　154
垢　201
足の筋　98
頭　16
暗帯　8

い
胃　132
胃溝　132
胃腺　132
胃壁　132
移行上皮　4
咽頭　130, 142
陰茎　156
陰嚢　156
陰部神経叢　195

う
ウィリスの動脈輪　111
ウェルニッケ中枢　174
うま味　128
烏口突起　58
運動性言語中枢　174
運動性伝導路　182
運動野　174

え
エクリン汗腺　202
エストロジェン　158
エピネフリン　168, 169
会陰　160
永久歯　128
腋窩動脈　112
延髄　178
遠位　16
遠位端　60
遠心性収縮　26

お
オキシトシン　166
オッディ括約筋　134
オトガイ下三角　46
オトガイ孔　34
オリーブ核　178
黄色靱帯　40
黄体　158
黄体形成ホルモン　165

黄体ホルモン　158
横隔膜　48
横隔面　138
横紋構造　8

か
カウパー腺　156
カテコールアミン　168
カルシトニン　166
カントリー線　138
下顎管　34
下顎骨　34
下気道　144
下行性伝導路　178, 180, 182
下肢の運動　100
下肢の筋　92
下肢の動脈　116
下肢の骨　82, 86
下垂体　164
下垂体後葉ホルモン　166
下腿の筋　96
下大静脈　120
加齢臭　203
蝸牛　208
鵞足　95
回旋筋腱板　60, 66
回腸　134
灰白質　172, 180
海綿質　18
外陰部　160
外寛骨筋　92
外頚静脈　119
外耳　208
外生殖器　154, 157
外側　16
外腸骨動脈　116
外転神経　187, 188
外頭蓋底　31
外反股　87
外反膝　89
外皮　200
外鼻　142
外分泌腺　4, 5
概日リズム　166
角質器　202
角膜　204
核　172, 2
顎関節　36
顎下腺　138
肩関節　60
肩関節の運動　76
肩関節脱臼　67
滑液包　24
滑車神経　186
滑車神経核　178
滑膜性の連結　22
汗腺　202, 203

肝小葉　139
肝臓　138
冠状動脈　108
陥凹部　17
間細胞　154
間脳　176
感覚性言語中枢　174
感覚性伝導路　182
寛骨　82
関節運動　26
関節唇　22
関節半月　88
関節包　22
環軸関節　40
環椎と軸椎　38
眼窩　36
眼球　204
眼筋　206
眼瞼　206
眼房　205
顔面筋　44
顔面神経　188, 197
顔面頭蓋　34

き
キース-フラック結節　108
気管　144
気管支　144
気胸　146
気道　142
奇静脈系　118, 121
起始と停止　24
亀頭　156
機能的終動脈　104
吸息　48
求心性収縮　26
球関節　22
球麻痺　178
嗅覚過敏　210
嗅覚器　210
嗅覚鈍麻　210
嗅覚路　210
嗅上皮　210
嗅神経　186
嗅毛　210
距骨　90
胸郭　42
胸骨　42
胸鎖関節　58
胸鎖乳突筋　46, 47
胸神経　192
胸髄　180
胸大動脈　114
胸椎　38
胸部の筋　48
胸膜　146

強膜　204
橋　178
近位　16
近位端　60
近位橈尺関節　62
筋　44
筋滑車　24
筋原線維　8
筋支帯　24
筋収縮　26
筋組織　8
筋膜　24

く
クッパーの星細胞　138
クモ膜　172
クロマチン　2
グラーフ卵胞　158
グリア細胞　10
グリソン鞘　138
グルカゴン　168
空腸　134
空腹　176
口　126
屈筋　68, 70, 94, 96
頚　16

け
ケラチン　4
毛　202
脛骨　88
脛骨神経　194
頚神経叢　190
頚神経叢の構造　191
頚髄　180
頚体角　86
頚椎　38
頚部の運動　54
頚部の筋　46
頚膨大　180
血液　6
血管膜　204
血小板　6
血漿　6
結合組織　6
結腸　136
肩甲骨　58
肩甲骨の運動　55
肩甲上腕関節　60
肩甲上腕リズム　76
肩鎖関節　58
肩峰　58
肩峰下関節　61
剣状突起　42
腱　72
腱画　50
減数分裂　12

こ
コルチ器　208, 209
コルチコイド　168
ゴナドトロピン　165

ゴルジ装置　2
股関節　84
股関節の運動　100
股関節の外旋筋　93
呼吸運動　48
呼吸器　142
呼息　48
鼓室　208
鼓膜　208
口蓋　126
口狭　126
口輪筋　44
甲状腺　166, 167
甲状腺刺激ホルモン　164
交感神経　196
後頚筋　46
後頚三角　46
後根　180
後索路　182
後十字靱帯　88
後頭骨　32
後腹筋　50
後方四角腔　69
虹彩　204
喉頭　144
喉頭軟骨　144
硬膜　172
黒質　177
骨格筋　24, 8
骨間筋　75
骨質　18
骨髄　18
骨組織　18
骨盤　84
骨盤の性差　84
骨盤部の動脈　116
骨膜　18

さ
サルコメア　8
嗄声　145
鎖骨　58
鎖骨下動脈　110, 113
鎖骨下部　192
鎖骨上部　192
坐骨　82
細胞　2
細胞膜　2
杯細胞　5
三叉神経　186
産科結合線　84

し
シナプス　10, 11
シャーピー線維　18, 19
シュワン細胞　10
子宮　160
支持組織　6
支配神経　24
矢状　16
刺激伝導系　108
指骨　64

脂腺　202, 203
脂肪組織　7
視覚器　204
視覚性言語中枢　174
視覚路　206
視床　176
視床下部　165, 176
視床下部ホルモン　165
視神経　186
趾骨　90
歯槽突起　34
歯列弓　129
篩骨　32
耳下腺　138
耳介　208
耳管　208
耳石器　208
自律神経系　196
舌　128
失読症　174
膝窩動脈　116
膝蓋骨　86
膝関節　88
膝関節の運動　100
膝関節の回旋運動　100
射精管　154
斜角筋群　46
斜角筋隙　47
尺骨　62
尺側手根屈筋　70
手関節　64
手関節の運動　78
手根間関節　64
手根管　65, 71
手根骨　64
手指の運動　78
手指の関節　64
手内在筋　99
手部の動脈　113
種子骨　24, 64, 86
受精卵　12
舟状骨　90
終動脈　104
終脳　174
終末回旋運動　100
十二指腸　134
重層扁平上皮　4
縦隔　146
女性生殖器　158
小指球筋　74
小趾球筋　98
小泉門　36
小腸　134
小脳　174, 177, 179
小胞体　2
松果体　166
消化管壁　126
消化器　126
消化腺　138
硝子体　205
踵骨　90
上顎骨　34

上気道　142
上行性伝導路　178, 180, 182
上肢帯（肩甲骨）の運動　54
上肢の運動　76
上肢の筋　66
上肢の動脈　112
上肢の骨　58
上大静脈　118
上皮　4
上皮小体　166
上皮組織　5
上腕骨　60
上腕動脈　112
上腕の筋　68
静脈　104
静脈系　118
食道　130, 142
食道壁　130
心室　106
心臓　106
心臓血管系　104
心臓の弁　106
心臓壁　106
心嚢　108
心房　106
心膜　108
伸筋　68, 70, 72, 94, 96
神経細胞　10, 11
神経細胞の原型　181
神経性下垂体　166
神経組織　10
真結合線　84
真皮　200
深胸筋　48
深背筋　52
人体各部の名称　16
靱帯　22, 40
腎盂　150
腎小体　150
腎錐体　150
腎臓　150
腎杯　150
腎門　150

す
スカルパ三角　94
スナッフボックス　73
水晶体　205
膵臓　140, 168
膵島　140, 169
錐体　179
錐体外路　183
錐体路　182
髄鞘　10
髄膜　172

せ
セルトリ細胞　154, 155
ゼロポジション　67
生殖　12
生殖器　154
生理的狭窄部（食道の）　130

生理的狭窄部（尿管の）　152
正中　16
成長ホルモン　164, 165
声帯ヒダ　144
性腺刺激ホルモン　165
性の決定　12
性ホルモン　168
精管　154
精索　154
精子　154
精巣　154
精囊　156
赤唇縁　126
赤血球　6
脊髄　180
脊髄神経　190
脊髄神経の起始部　190, 191
脊柱　38, 40
石灰化　21
節後ニューロン　196
節前ニューロン　196
舌咽神経　188, 197
舌下神経　188
舌下腺　138
舌乳頭　128, 210
仙骨　40
仙骨神経　197
仙骨神経叢　194
浅胸筋　48
浅背筋　52
染色質　2
染色体　12
腺上皮　4
線維性の連結　20
線条体　176, 177
線毛　5
前頸筋　46
前頸三角　46
前根　180
前十字靱帯　88
前縦靱帯　40
前庭　208
前頭骨　32
前捻角　87
前腹筋　50
前立腺　152, 156
前腕の筋　70

そ
ソマトスタチン　165
鼠径管　51
鼠径靱帯　51, 92
咀嚼筋　44
咀嚼の主動筋　36
僧帽筋　112, 52
僧帽弁　112
総頸動脈　110
総腸骨動脈　116
総腓骨神経　194
足内在筋　98
足部のアーチ　91, 99
足部の関節　91

足部の靱帯　91
足関節　90
足根管　96, 97
足根管症候群　97
足根骨　90
足根中足関節　90
側頭骨　32
側腹筋　50

た
タバコ窩　73
ダグラス窩　140
唾液腺　138
体温調節　176
体幹　16, 30
体肢　16
体循環　104, 110, 118
胎児循環　122
大泉門　36
大腿骨　86
大腿三角　116, 94
大腿動脈　116
大腿の筋　94
大腸　136
大腸壁　137
大動脈　110
大脳基底核　176
大脳白質　176
大脳半球　174
大脳皮質　174
大脳辺縁系　174
高峰譲吉　169
単関節筋　95
胆汁　140
胆道　138
胆囊　140
淡蒼球　176, 177
男性生殖器　154
弾性組織　7

ち
恥丘　160
恥骨　82
緻密質　18
蓄膿症　143
腟　160
着床　12
中間径フィラメント　3
中耳　208
中手筋　74
中手骨　64
中枢神経　172
中枢神経系　10
中枢神経の系統発生　181
中足筋　98
中足骨　90
中足趾節関節　90
中脳　178
虫垂の役割　136
虫様筋　75
肘関節　62
肘関節・前腕の運動　76

肘部管　71
腸骨　82
腸絨毛　135
蝶形骨　34
蝶番関節　22
聴覚器　208
聴覚路　209
直腸　136

つ
ツチ骨　208
椎骨　38
痛覚過敏　200
爪　202

て
ディッセ腔　138
デオキシリボ核酸　2
手の筋　74

と
トライツ靭帯　134
等尺性収縮　26
等張性収縮　26
頭蓋　30
頭蓋冠　31
頭蓋泉門　36
頭頂骨　32
頭部　30
頭部の筋　44
頭部・体幹の運動　54
糖質コルチコイド　168
橈骨　62
橈骨手根関節　64
洞房結節　108
動眼神経　186, 197
動眼神経核　178
動静脈吻合　104
動脈　104
動脈系　110
動脈弁　106
瞳孔　204
特殊心筋　108
突出部　17

な
内寛骨筋　92
内頸静脈　119
内耳　208
内耳神経　188, 209
内生殖器　154, 157, 159
内臓痛覚　190
内側　16
内腸骨動脈　116
内転筋　94
内転筋管　116
内頭蓋底　31
内反股　87
内反膝　89
内分泌器　164
内分泌腺　4, 5
内膜　205

涙　206
軟骨質　18
軟骨小板　22
軟骨性骨化　20
軟骨組織　6, 7
軟膜　172

に
ニューロン　10
二関節筋　95
日周性　166
乳歯　128
乳腺　202
乳房　202
尿管　152
尿管結石　153
尿道　152
尿道海綿体　156
尿道球腺　156
尿路　150
妊娠　158

ね
ネフロン　150
粘膜　126

の
ノルアドレナリン　168, 196
のど仏　38
脳　174
脳幹　174, 177, 178
脳室系　172, 173
脳神経　186
脳神経核　178
脳神経節　181
脳脊髄液　172
脳頭蓋　32
脳梁　176

は
ハバース管　18, 19
ハンター管　116
バソプレシン　166
バルトリン腺　160
パーキンソン病　176
パチニ小体　200
パネート細胞　135
パラソルモン　166
歯　128
馬尾　180
肺　146
肺循環　104
背部の筋　52
白質　172, 180
白内障　205
白血球　6
麦粒腫　206
鼻　142
半規管　209
半月弁　106

ひ
ヒス束　108
ヒューター三角　63
皮下組織　200
皮静脈　119, 121
皮膚　200
皮膚腺　202
泌尿器　150
被殻　176
腓骨　88
腓骨筋群　96
尾骨　40
尾骨神経　195
尾状核　176, 177
微小管　3
鼻腔　142, 36
鼻道　142
光　206
表情筋　44
表皮　200

ふ
ファーター乳頭　134
フォルクマン管　18, 19
フローゼのアーケード　73
ブドウ膜　204
プルキンエ細胞　11
プルキンエ線維　108
プロジェステロン　158
プロラクチン　164
副交感神経　196
副甲状腺　166
副神経　188
副腎　168
副腎髄質　168
副腎皮質　168
副腎皮質刺激ホルモン　164
副鼻腔　142, 36
腹腔動脈の枝　114
腹腔内臓器　115
腹大動脈　114
腹部の筋　50
腹膜　140
吻合　104
噴門　132

へ
ヘマトクリット値　6
ヘンレのワナ　150, 151
ベル・マジャンディーの法則　190
平衡覚器　208
平衡覚路　209

ほ
ホルモン　164
ボーマン嚢　150
母指CM関節　79
母指球筋　74
母趾球筋　98
方向と位置　16
縫合　20

房室弁　106
膀胱　152
膀胱炎　161
膀胱三角　155
勃起　156
骨の形状　17
骨の構造　18
骨の発生　20
骨の連結　20

ま

マイクロフィラメント　3
マイスナー神経叢　126
マイスネル小体　200
マリオットの盲点　206
膜内骨化　20
末梢神経　190
末梢神経系　10
満腹　176

み

ミエリン　10
ミオシンフィラメント　8
ミトコンドリア　2
味覚　128
味覚器　210
味覚野　174
味覚路　210
味孔　210
味毛　210
味蕾　129, 210
耳　208

む

無髄神経　10

め

メラトニン　166
メラニン細胞　200
明帯　8
迷走神経　188, 197

も

ものもらい　206
毛根　202
毛細血管　104
毛様体　204
盲腸　136
網膜　206
門脈　120

ゆ

有髄神経　10
幽門部　132

よ

腰神経叢　194
腰髄　180
腰椎　38
腰部の運動　54, 55
腰膨大　180

ら

ライディッヒ細胞　154
ラセンヒダ　140
ラセン（螺旋）関節　22
ラムダ縫合　20
ランゲルハンス島　140
ランビエの絞輪　10, 11
卵管　158
卵子　158
卵巣　158
卵巣周期　158, 159
卵胞ホルモン　158
卵胞刺激ホルモン　164

り

リスター結節　63
リスフラン関節　90
リソソーム　2
リボ核酸　2
リンパ　6
リンパ咽頭輪　130
リンパ系　122
リンパ性器官　122
リンパ節　122
緑内障　205

る

ルシュカ関節　40
涙器　206
涙腺　206

れ

レンズ核　176

ろ

ローテーターカフ　60, 66
肋間神経　192
肋骨　42

わ

ワルダイエルの咽頭輪　130
腕尺関節　62
腕神経叢　192
腕橈関節　62

数字・欧文

3主根　120

A帯　8
CM関節　64
DNA　2
Frohseのアーケード　73
GH　164
I帯　8
LH　165
MCP関節　64
MTP関節　90
O脚　89
PRL　164
RNA　2
rotator cuff　60, 66
TFCC　65
X脚　89

付 ワーク・演習問題解答

第1章　人体の構造

● ワーク

1．細胞および組織（★★★）

p.3　**1** ① リン脂質② 細胞膜タンパク質③ 核④ 核小体⑤ 核膜孔⑥ 粗面小胞体⑦ リボソーム⑧ ゴルジ装置⑨ ミトコンドリア⑩ 滑面小胞体⑪ リソソーム⑫ 中心小体

p.5　**2** ① 単層上皮② 重層上皮③ 多列上皮④ 外分泌腺⑤ 内分泌腺

p.7　**3** ① 膠原線維② 弾性線維③ 細網線維④ 線維性結合組織⑤ 弾性組織⑥ 細網組織⑦ 脂肪組織　**4** ① 膠原線維② 弾性線維③ 硝子軟骨④ 弾性軟骨⑤ 線維軟骨

p.9　**5** ① 円柱状② 横紋③ 核④ 網目状⑤ 介在板⑥ 紡錘状　**6** ① 明帯② 暗帯③ 横紋④ アクチンフィラメント⑤ ミオシンフィラメント

p.11　**7** ① 細胞体② 樹状突起③ 軸索④ シュワン細胞⑤ 髄鞘／ミエリン⑥ ランビエの絞輪⑦ 神経終末⑧ シナプス　**8** ① 多極性神経細胞② 錐体細胞③ プルキンエ細胞④ 双極性神経細胞⑤ 偽単極性神経細胞

2．発　生（★★）

p.13　**1** ① 46染色体② 23染色体

p.14　● 演習問題

1) 3	2) 1	3) 2	4) 4	5) 4
6) 3	7) 2	8) 4	9) 4	10) 2

第2章　運動器の基礎

● ワーク

1．骨（★★★）

p.19　**1** ① 骨幹部② 骨端部③④ 短骨，扁平骨

p.21　**2** ① 硝子軟骨② 緻密質③ 海綿質④⑤ 関節軟骨，骨端軟骨⑥ 骨芽細胞⑦ 骨小腔⑧ 骨膜　**3** ① 縫合② 釘植③ 靱帯結合

p.23　**4** ① 関節軟骨② 線維膜③ 滑膜④ 靱帯⑤ 関節円板⑥ 関節半月⑦ 車軸関節⑧ 蝶番関節⑨ 鞍関節⑩ 楕円関節⑪ 球関節

2．骨格筋（★）

p.25　**1** ① 紡錘状筋② 二頭筋③ 二腹筋④ 羽状筋⑤ 半羽状筋⑥ 鋸筋　**2** ① 起始② 停止　**3** ① α運動線維② γ運動

p.27 **4** ①屈曲②伸展③外転④内転⑤外旋⑥内旋⑦回外⑧回内⑨掌屈⑩背屈⑪橈屈⑫尺屈⑬底屈⑭外がえし⑮内がえし⑯前屈⑰後屈 **5** ①短縮性収縮②等張性収縮③伸張性収縮

p.28 ● 演習問題
1)……2　2)……3　3)……2　4)……1　5)……3
6)……4　7)……1　8)……4　9)……1　10)……4

第3章　頭部・体幹の筋・骨格系

● ワーク

1．頭部・体幹の骨（★★）

p.31 **1** ①②③④⑤ 頭蓋冠，冠状縫合，矢状縫合，ラムダ縫合，鱗状縫合 **2** ①内頭蓋底②外頭蓋底③前頭蓋窩④中頭蓋窩⑤後頭蓋窩

p.33 **3** ①大後頭孔②舌下神経管③後頭顆④外後頭隆起⑤上項線⑥下項線 **4** ①外耳孔②乳様突起③茎状突起④下顎窩⑤関節結節⑥頬骨突起⑦内耳孔⑧茎乳突孔⑨頚動脈管

p.35 **5** ①鶏冠②篩骨蜂巣③垂直板④篩板⑤眼窩板⑥中鼻甲介 **6** ①トルコ鞍②下垂体窩③大翼④小翼⑤視神経管⑥正円孔⑦卵円孔⑧棘孔⑨蝶形骨洞⑩上眼窩裂⑪翼状突起 **7** ①頬骨突起②前頭突起③歯槽突起④下顎枝⑤下顎頭⑥下顎頚⑦関節突起⑧筋突起⑨下顎孔⑩下顎角⑪オトガイ孔

p.37 **8** ①②③④⑤⑥ 前頭骨，蝶形骨，上顎骨，口蓋骨，篩骨，涙骨⑦⑧⑨⑩ 頬骨，鼻骨，鋤骨，下鼻甲介 **9** ①結合組織性骨化②泉門 **10** ①外側翼突筋②関節円板③下顎頭④蝶番運動

p.39 **11** ①前結節②後結節③肋骨④横突起⑤棘突起⑥歯突起窩⑦正中環軸関節⑧椎体⑨肋骨頭⑩肋骨窩⑪肋骨結節⑫横突肋骨窩⑬肋骨突起⑭⑮副突起，乳頭突起

p.41 **12** ①岬角②仙骨底③前仙骨孔④仙骨尖⑤横稜⑥仙骨管⑦上関節突起⑧耳状面⑨後仙骨孔⑩正中仙骨稜⑪中間仙骨稜⑫外側仙骨稜⑬仙骨裂孔⑭仙骨角⑮尾骨 **13** ①椎間円板②椎間関節③歯突起窩④歯突起⑤正中環軸関節

p.43 **14** ①胸骨柄②胸骨体③剣状突起④胸骨角⑤頚切痕⑥鎖骨切痕⑦肋骨切痕 **15** ①胸肋関節②軟骨間関節③浮遊肋④肋骨頭関節⑤肋横突関節⑥肋椎関節

2．頭部・体幹の筋（★★★）

p.45 **1** ①前頭筋②眼輪筋③口輪筋④大・小頬骨筋⑤笑筋⑥頬筋 **2** ①咬筋②内側翼突筋③挙上④側頭筋⑤筋突起⑥後方移動⑦外側翼突筋⑧蝶形骨翼状突起⑨下顎頚⑩前方

p.47 **3** ①②胸骨，鎖骨③側頭骨乳様突起④反対側⑤回旋⑥前屈⑦後屈 **4** ①②前斜角筋，中斜角筋③後斜角筋④斜角筋隙⑤⑥腕神経叢，鎖骨下動脈 **5** ①顎下三角②顔面動脈③頚動脈三角④総頚動脈

p.49 **6** ①大結節稜②③④屈曲，内転，内旋⑤烏口突起⑥下制⑦外転⑧下方回旋⑨吸息 **7** ①外肋間筋②引き上げる③内肋間筋④引き下げる **8** ①腱中心②吸息運動③大動脈裂孔④交感神経⑤胸管⑥食道裂孔⑦迷走神経⑧大静脈孔

p.51 **9** ①腹直筋②腱画③多腹筋④腹直筋鞘⑤白線 **10** ①外腹斜筋②鼠径管③深鼠径輪④浅鼠径輪⑤精索⑥

子宮円索

p.53 **11** ①挙上②後屈③内転④下制⑤上方回旋**12** ①広背筋②小結節稜③大円筋④⑤⑥伸展，内転，内旋

3．頭部・体幹の運動（★）

p.55 **1** ①前屈②同側③側屈④反対側⑤回旋**2** ①僧帽筋②肩甲挙筋③菱形筋④小胸筋⑤前鋸筋

p.56 ● 演習問題

  1)……4 2)……3 3)……3 4)……4 5)……4
  6)……3 7)……2 8)……1 9)……2 10)……4

第4章　上肢の筋・骨格系

● ワーク

1．上肢の骨（★★★）

p.59 **1** ①肩峰②烏口突起③関節窩④関節上結節⑤関節下結節⑥肩甲切痕⑦上角⑧下角⑨肩甲下窩⑩肩甲棘⑪棘上窩⑫棘下窩**2** ①胸骨端②肩峰端③円錐靱帯結節④菱形靱帯線**3** ①鞍関節②関節円板③上下④前後⑤軸回旋

p.61 **4** ①上腕骨頭②解剖頚③外科頚④大結節⑤小結節⑥結節間溝⑦大結節稜⑧小結節稜⑨三角筋粗面⑩橈骨神経溝⑪外側上顆⑫内側上顆⑬鈎突窩⑭橈骨窩⑮肘頭窩⑯尺骨神経溝⑰上腕骨小頭⑱上腕骨滑車⑲肘外偏角⑳前方傾斜角**5** ①関節頭②関節窩③関節包④関節唇⑤⑥烏口上腕靱帯，関節上腕靱帯⑦回旋筋腱板**6** ①肩峰②烏口肩峰靱帯③烏口突起④上腕骨大結節⑤棘上筋⑥上腕二頭筋長頭腱

p.63 **7** ①橈骨頭②橈骨頚③橈骨粗面④滑車切痕⑤鈎状突起⑥橈骨切痕⑦尺骨粗面⑧肘頭⑨回内筋粗面⑩尺骨切痕⑪尺骨頭⑫茎状突起**8** ①腕尺関節②腕橈関節③近位橈尺関節④側副靱帯⑤橈骨輪状靱帯⑥⑦⑧肘頭，内側上顆，外側上顆⑨ヒューター三角⑩ヒューター線

p.65 **9** ①手根溝②③豆状骨，有鈎骨鈎④⑤舟状骨結節，大菱形骨結節⑥手根管**10** ①橈骨傾斜角②掌側傾斜角③三角線維軟骨④三角線維軟骨複合体**11** ①中手骨頭②基節骨底③楕円関節④蝶番関節

2．上肢の筋（★★★）

p.67 **1** ①棘上筋②棘下筋③小円筋④肩甲下筋⑤腱板疎部**2** ①肩甲骨面②ゼロポジション③上腕骨④肩甲棘

p.69 **3** ①上腕筋②屈曲③橈骨粗面④回外⑤結節間溝⑥関節上結節⑦外転⑧烏口腕筋⑨烏口突起⑩内転**4** ①②小円筋，大円筋③後方四角腔④上腕三頭筋長頭腱⑤腋窩神経

p.71 **5** ①②③④円回内筋，橈側手根屈筋，長掌筋，尺側手根屈筋⑤上腕骨内側上顆⑥浅指屈筋⑦⑧深指屈筋，長母指屈筋⑨方形回内筋**6** ①尺骨神経溝②尺側手根屈筋③肘部管④尺骨神経**7** ①②③長母指屈筋腱，浅指屈筋腱，深指屈筋腱④橈側手根屈筋腱⑤長掌筋腱⑥尺側手根屈筋腱⑦正中神経

p.73 **8** ①腕橈骨筋②屈曲③④⑤⑥⑦長橈側手根伸筋，短橈側手根伸筋，総指伸筋，小指伸筋，尺側手根伸筋⑧上腕骨外側上顆⑨回外筋⑩⑪⑫⑬長母指外転筋，短母指伸筋，長母指伸筋，示指伸筋**9** ①回外筋②③④⑤⑥⑦総指伸筋，小指伸筋，尺側手根伸筋，長母指外転筋，長母指伸筋，短母指伸筋⑧後骨間神経**10** ①②長母指外転筋腱，短母指伸筋腱③長母指伸筋腱④スナッフボックス⑤⑥舟状骨，大菱形骨

p.75 **11** ①正中神経②尺骨神経③尺骨神経管④⑤母指内転筋，短母指屈筋**12** ①屈曲②伸展**13** ①掌側骨間筋②

内転③ 背側骨間筋④ 外転⑤ 母指内転筋⑥⑦⑧ 長母指外転筋，短母指外転筋，小指外転筋

3．上肢の運動（★★）

p.77　**1** ① 三角筋② 大胸筋③ 上腕二頭筋④ 烏口腕筋⑤ 大円筋⑥ 広背筋⑦ 上腕三頭筋⑧ 棘上筋⑨ 棘下筋⑩ 小円筋⑪ 肩甲下筋 **2** ① 上腕二頭筋② 上腕筋③ 腕橈骨筋④ 円回内筋⑤ 上腕三頭筋⑥ 肘筋⑦ 方形回内筋⑧ 回外筋

p.79　**3** ① 橈側手根屈筋② 尺側手根屈筋③④ 長橈側手根伸筋，短橈側手根伸筋⑤ 尺側手根伸筋 **4** ① 長母指外転筋② 母指内転筋③ 長母指屈筋④ 短母指外転筋⑤ 小指対立筋⑥ 母指対立筋

p.80　● 演習問題

　　　1) …… 1　　2) …… 2　　3) …… 1　　4) …… 3　　5) …… 4
　　　6) …… 3　　7) …… 2　　8) …… 3　　9) …… 1　　10) …… 2

第5章　下肢の筋・骨格系

● ワーク

1．下肢の骨（★★★）

p.83　**1** ①②③ 腸骨，坐骨，恥骨④ 寛骨臼 **2** ① 腸骨稜② 上前腸骨棘③ 下前腸骨棘④ 上後腸骨棘⑤ 下後腸骨棘⑥ 寛骨臼⑦ 月状面⑧ 寛骨臼窩⑨ 大坐骨切痕⑩ 小坐骨切痕⑪ 坐骨棘⑫ 坐骨結節⑬ 閉鎖孔⑭ 耳状面⑮ 恥骨上枝⑯ 恥骨結節⑰ 恥骨下枝

p.85　**3** ① 円筒形② 広い③ 大きい④ 三角形⑤ 楕円形⑥ 小さい **4** ① 腸骨大腿靱帯② 過内転③ 過伸展④ 坐骨大腿靱帯⑤ 恥骨大腿靱帯⑥ 大腿骨頭靱帯⑦ 関節内靱帯

p.87　**5** ① 大腿骨頭② 大腿骨頭窩③ 大転子④ 小転子⑤ 転子間線⑥ 転子間稜⑦ 転子窩⑧ 恥骨筋線⑨ 殿筋粗面⑩ 粗線⑪ 外側上顆⑫ 外側顆⑬ 内側上顆⑭ 内側顆⑮ 膝蓋面⑯ 顆間窩⑰ 内転筋結節⑱ 頚体角⑲ 内反股⑳ 外反股㉑ 大腿骨前捻角 **6** ① 膝蓋骨底② 膝蓋骨尖③ 内側④ 外側⑤ 外側顆⑥ 内側顆⑦ 外側面

p.89　**7** ① 外側顆② 内側顆③ 顆間隆起④ 後顆間区⑤ 脛骨粗面⑥ 腓骨頭⑦ 脛腓関節⑧ ヒラメ筋線⑨ 内果⑩ 外果⑪ 大腿脛骨角⑫ 外反膝⑬ 内反膝 **8** ① 側方動揺② 外旋③ 前後④ 内旋⑤ 内側半月⑥ 外側半月

p.91　**9** ① 距骨② 距骨滑車③ 距骨頭④ 距骨後突起⑤ 踵骨⑥ 踵骨隆起⑦ 載距突起⑧ 舟状骨⑨ 舟状骨粗面⑩ 内側楔状骨⑪ 中間楔状骨⑫ 外側楔状骨⑬ 立方骨⑭ 第1中足骨⑮ 第1基節骨⑯ 第1末節骨⑰ 横足根関節⑱ 足根中足関節⑲ 前脛腓靱帯⑳ 後脛腓靱帯㉑ 三角靱帯㉒ 前距腓靱帯㉓ 後距腾靱帯㉔ 踵腓靱帯㉕ 二分靱帯 **10** ① 内側縦足弓② 踵骨③ 距骨④ 舟状骨⑤ 楔状骨⑥ 外側縦足弓⑦ 立方骨

2．下肢の筋（★★★）

p.93　**1** ① 筋裂孔② 血管裂孔③ 腸腰筋④ 大腿神経⑤ 大腿動・静脈⑥ 腸骨窩⑦ 大腿骨小転子⑧ 屈曲 **2** ① 大坐骨孔② 梨状筋③ 梨状筋上孔④ 梨状筋下孔⑤ 上殿神経⑥ 上殿動・静脈⑦⑧⑨⑩ 坐骨神経，下殿神経，陰部神経，下殿動・静脈⑪ 小坐骨孔⑫⑬ 内閉鎖筋，陰部神経⑭⑮ 外閉鎖筋，大腿方形筋

p.95　**3** ① 外転② 外旋③ 屈曲④ 伸展

p.97　**4** ①②③ 前脛骨筋，長母趾伸筋，長趾伸筋④ 背屈⑤⑥ 長腓骨筋，短腓骨筋⑦ 外がえし⑧⑨⑩ ヒラメ筋，腓腹筋，足底筋⑪⑫⑬ 後脛骨筋，長趾屈筋，長母趾屈筋⑭ 底屈⑮ アキレス腱⑯ 足根管 **5** ① 足根管②③

④⑤⑥ 後脛骨筋腱，長趾屈筋腱，長母趾屈筋腱，後脛骨動・静脈，脛骨神経

p.99 **6** ① 背側② 母趾外転筋③ 対立筋④⑤ 短趾屈筋，足底方形筋⑥ 足底腱膜

3．下肢の運動（★★）

p.101 **1** ① 腓腹筋② ヒラメ筋③ 後脛骨筋④ 長趾屈筋⑤ 長母趾屈筋⑥ 前脛骨筋⑦ 長趾伸筋⑧ 長母趾伸筋⑨ 長腓骨筋⑩ 短腓骨筋⑪ 第3腓骨筋

p.102 ● 演習問題

| 1) 4 | 2) 1 | 3) 4 | 4) 3 | 5) 3 |
| 6) 4 | 7) 2 | 8) 4 | 9) 2 | 10) 4 |

第6章　循環器系

● ワーク

1．心臓血管系（★）

p.105 **1** ① 中膜② 弾性線維③ 平滑筋④ 外膜⑤ 静脈弁⑥ 内皮細胞 **2** ① 毛細血管網② 終動脈③ 機能的終動脈

2．心臓（★★）

p.107 **1** ① 心尖② 右心耳③ 左心耳④ 上行大動脈⑤ 大動脈弓⑥ 肺動脈⑦ 左肺動脈⑧ 右肺動脈⑨ 上大静脈⑩ 下大静脈⑪ 左上肺静脈⑫ 左下肺静脈⑬ 右上肺静脈⑭ 右下肺静脈⑮ 右冠状動脈⑯ 左冠状動脈（前室間枝）⑰ 左冠状動脈（回旋枝）⑱ 冠状静脈洞 **2** ① 右心房② 右心室③ 左心房④ 左心室⑤ 心室中隔⑥ 右房室弁／三尖弁⑦ 左房室弁／二尖弁／僧帽弁⑧ 大動脈弁⑨ 肺動脈弁⑩ 卵円窩⑪ 腱索⑫ 乳頭筋

p.109 **3** ① 洞房結節② 房室結節③ ヒス束④ 右脚・左脚⑤ プルキンエ線維 **4** ① 心内膜② 心外膜③ 心膜腔④ 外膜

3．血管系（★★★）

p.111 **1** ① 上行大動脈② 大動脈弓③ 下行大動脈④ 胸大動脈⑤ 総腸骨動脈⑥ 腹大動脈⑦⑧ 右冠状動脈，左冠状動脈⑨⑩⑪ 腕頭動脈，左総頚動脈，左鎖骨下動脈⑫⑬⑭ 気管支動脈，食道動脈，肋間動脈⑮⑯⑰⑱⑲⑳ 腹腔動脈，腎動脈，上腸間膜動脈，下腸間膜動脈，精巣動脈／卵巣動脈，腰動脈 **2** ① 総頚動脈② 外頚動脈③ 内頚動脈④⑤⑥ 上甲状腺動脈，舌動脈，顔面動脈⑦⑧ 顎動脈，浅側頭動脈⑨ 眼動脈⑩ 前大脳動脈⑪⑫ 中大脳動脈，後交通動脈⑬ 椎骨動脈⑭ 脳底動脈⑮ 後大脳動脈⑯ 大脳動脈輪⑰前交通動脈

p.113 **3** ① 鎖骨下動脈② 腋窩動脈③ 上腕動脈④⑤ 橈骨動脈，尺骨動脈⑥⑦⑧⑨ 椎骨動脈，内胸動脈，甲状頚動脈，肋頚動脈⑩⑪⑫⑬⑭⑮ 最上胸動脈，胸肩峰動脈，外側胸動脈，肩甲下動脈，前上腕回旋動脈，後上腕回旋動脈⑯ 上腕深動脈 **4** ① 橈骨動脈② 尺骨動脈③ 深掌動脈弓④ 浅掌動脈弓⑤ 掌側中手動脈⑥ 総掌側指動脈⑦ 背側手根動脈網⑧ 背側中手動脈

p.115 **5** ①② 気管支動脈，食道動脈③ 肋間動脈 **6** ①②③④⑤⑥⑦ 腹腔動脈，総肝動脈，固有肝動脈，左胃動脈，右胃動脈，胃十二指腸動脈，脾動脈⑧ 上腸間膜動脈⑨ 下腸間膜動脈⑩ 腎動脈⑪ 精巣動脈／卵巣動脈

p.117 **7** ① 総腸骨動脈② 外腸骨動脈③ 内腸骨動脈④ 大腿動脈⑤⑥⑦⑧⑨ 臍動脈，精管動脈／子宮動脈，下膀胱動脈，中直腸動脈，内陰部動脈⑩⑪⑫ 閉鎖動脈，上殿動脈，下殿動脈 **8** ① 外腸骨動脈② 大腿動脈③ 膝窩動脈④⑤ 前脛骨動脈，後脛骨動脈⑥⑦⑧ 浅腹壁動脈，外陰部動脈，大腿深動脈 **9** ① 大腿深動脈②③

p.119 **10** ①内頸静脈②鎖骨下静脈③腕頭静脈④上大静脈⑤右心房⑥左腕頭静脈⑦右腕頭静脈 **11** ①硬膜静脈洞②内頸静脈③外頸静脈④鎖骨下静脈 **12** ①②橈骨静脈，尺骨静脈③上腕静脈④腋窩静脈⑤鎖骨下静脈⑥尺側皮静脈⑦橈側皮静脈⑧三角筋胸筋溝

p.121 **13** ①総腸骨静脈②③肝静脈，腎静脈，腰静脈⑤右総腸骨静脈⑥奇静脈⑦右肋間静脈⑧上大静脈⑨⑩半奇静脈，副半奇静脈⑪左腕頭静脈 **14** ①脾静脈②上腸間膜静脈③下腸間膜静脈④門脈⑤肝臓⑥胃静脈⑦臍傍静脈 **15** ①②前脛骨静脈，後脛骨静脈③膝窩静脈④大腿静脈⑤外腸骨静脈⑥内腸骨静脈⑦総腸骨静脈⑧外果⑨小伏在静脈⑩内果⑪大伏在静脈

p.123 **16** ①臍静脈②下大静脈③静脈管④卵円孔⑤肺動脈⑥大動脈弓⑦動脈管⑧内腸骨動脈⑨臍動脈

4. リンパ系（★）

p.123 **1** ①乳び槽②胸管③右リンパ本幹④静脈角⑤胸腺⑥脾臓

p.124 ● 演習問題

| 1) 3 | 2) 2 | 3) 2 | 4) 1 | 5) 2・3 |
| 6) 3 | 7) 1 | 8) 1 | 9) 2 | 10) 3 |

第7章　消化器・呼吸器系

● ワーク

1. 消化器（★★★）

p.127 **1** ①粘膜上皮②粘膜固有層③粘膜筋板④粘膜下層⑤内輪層⑥外縦層⑦粘膜下神経叢／マイスナー神経叢⑧筋層間神経叢／アウエルバッハ神経叢 **2** ①口角②口腔前庭③固有口腔④口狭⑤硬口蓋⑥軟口蓋⑦口蓋帆⑧口蓋垂⑨口蓋縫線⑩口蓋舌弓⑪口蓋咽頭弓

p.129 **3** ①歯冠②歯頸③歯根④エナメル質⑤象牙質⑥セメント質⑦歯根膜⑧歯髄⑨歯根管⑩切歯⑪犬歯⑫小臼歯⑬大臼歯⑭乳切歯⑮乳犬歯⑯乳臼歯 **4** ①舌根②舌体③舌尖④舌正中溝⑤分界溝⑥舌盲孔⑦有郭乳頭⑧葉状乳頭⑨茸状乳頭⑩糸状乳頭

p.131 **5** ①耳管咽頭口②咽頭扁桃③耳管扁桃④口蓋扁桃⑤舌扁桃 **6** ①咽頭②輪状軟骨③左主気管支④大動脈弓⑤横隔膜⑥食道裂孔⑦噴門

p.133 **7** ①噴門②噴門切痕③胃底④胃体⑤小弯⑥大弯⑦角切痕⑧幽門部⑨幽門口⑩外縦層⑪中輪層⑫内斜層⑬幽門括約筋 **8** ①粘膜上皮②粘膜固有層③粘膜筋板④粘膜下層⑤内斜層⑥中輪層⑦外縦層⑧漿膜⑨胃小窩⑩粘液⑪副細胞⑫塩酸⑬ペプシノゲン⑭壁（傍）細胞⑮主細胞⑯ガストリン

p.135 **9** ①上十二指腸曲②下十二指腸曲③大十二指腸乳頭／ファーター乳頭④小十二指腸乳頭⑤膵管⑥副膵管⑦総胆管⑧十二指腸提筋／トライツ靱帯 **10** ①粘膜②内輪層③外縦層④漿膜⑤輪状ヒダ⑥腸絨毛⑦吸収細胞⑧微絨毛⑨杯細胞⑩ホルモン⑪パネート細胞⑫腸腺／リーベルキューン腺

p.137 **11** ①回盲弁／バウヒン弁②虫垂③上行結腸④右結腸曲⑤横行結腸⑥左結腸曲⑦下行結腸⑧S状結腸⑨結腸ヒモ⑩腹膜垂⑪結腸膨起⑫結腸半月ヒダ⑬直腸横ヒダ⑭内肛門括約筋⑮外肛門括約筋 **12** ①粘膜②内輪層③外縦層④漿膜⑤吸収細胞⑥杯細胞⑦腸腺

p.139 **13** ①耳下腺②耳下腺管③顎下腺④顎下腺管⑤舌下腺⑥大舌下腺管⑦小舌下腺管⑧舌下小丘⑨舌下ヒダ

14 ①肝鎌状間膜②無漿膜野③右葉④左葉⑤肝円索⑥肝門⑦門脈⑧固有肝動脈⑨肝管⑩胆嚢管⑪総胆管⑫下大静脈⑬方形葉⑭尾状葉**15** ①小葉間動脈②小葉間静脈③小葉間胆管④洞様毛細血管⑤中心静脈⑥肝細胞⑦血管周囲線維鞘／グリソン鞘⑧類洞周囲隙／ディッセ腔⑨クッパーの星細胞

p.141 **16** ①右肝管②左肝管③総肝管④胆嚢管⑤ラセンヒダ⑥総胆管⑦胆嚢三角／カロー三角⑧膵管⑨副膵管⑩大十二指腸乳頭／ファーター乳頭⑪小十二指腸乳頭**17** ①肝臓②胃③小網④大網⑤横行結腸⑥Ｓ状結腸⑦結腸間膜⑧空腸⑨回腸⑩腸間膜⑪膵臓⑫十二指腸⑬直腸⑭直腸子宮窩／ダグラス窩⑮子宮⑯膀胱子宮窩⑰膀胱

2. 呼吸器（★★★）

p.143 **1** ①鼻中隔軟骨②鼻骨③前頭骨④篩骨⑤蝶形骨⑥鋤骨⑦口蓋骨⑧上顎骨**2** ①前頭洞②篩骨洞③上顎洞④蝶形骨洞⑤上鼻甲介⑥中鼻甲介⑦下鼻甲介⑧上鼻道⑨中鼻道⑩下鼻道⑪鼻涙管⑫耳管咽頭口⑬副鼻腔

p.145 **3** ①舌骨②喉頭蓋軟骨③甲状軟骨④輪状軟骨⑤披裂軟骨⑥気管軟骨⑦後輪状披裂筋⑧声門裂⑨声帯ヒダ⑩外側輪状披裂筋⑪反回神経**4** ①気管②右主気管支③左主気管支④葉気管支⑤区域気管支⑥細気管支⑦終末細気管支⑧呼吸細気管支⑨肺胞

p.147 **5** ①肺尖②肺底③上葉④中葉⑤下葉⑥水平裂⑦斜裂⑧肺胸膜⑨肋骨胸膜⑩横隔胸膜⑪縦隔胸膜**6** ①心臓②胸膜③大血管④⑤気管，気管支⑥⑦食道，胸大動脈

p.148 ● 演習問題

| 1) | 3 | 2) | 3 | 3) | 2 | 4) | 4 | 5) | 3 |
| 6) | 1・3 | 7) | 4 | 8) | 4 | 9) | 3 | 10) | 4 |

第8章　泌尿器・生殖器系

● ワーク

1. 泌尿器（★★★）

p.151 **1** ①腎錐体②皮質③腎柱④腎葉⑤腎乳頭⑥腎杯⑦腎盂／腎盤⑧尿管⑨腎小体／マルピギー小体⑩糸球体⑪ボーマン嚢／糸球体嚢⑫近位尿細管⑬ヘンレのワナ⑭遠位尿細管⑮集合管⑯ネフロン／腎単位⑰腎動脈⑱腎門⑲弓状動脈⑳輸入細動脈㉑輸出細動脈㉒腎静脈**2** ①輸入細動脈②糸球体傍細胞③レニン④遠位尿細管⑤緻密斑⑥糸球体近傍装置

p.153 **3** ①腎盂／腎盤②尿管③総腸骨動・静脈④膀胱壁**4** ①尿管口②膀胱三角③内尿道口④膀胱括約筋⑤前立腺⑥尿道括約筋⑦外尿道口

2. 生殖器（★★★）

p.155 **1** ①陰嚢②精巣鞘膜③鞘膜腔④精巣⑤白膜⑥精巣中隔⑦精巣縦隔⑧精管⑨間細胞／ライディッヒ細胞⑩テストステロン⑪セルトリ細胞⑫曲精細管⑬精上皮⑭直精細管⑮精巣網⑯精巣輸出管⑰精巣上体

p.157 **2** ①精巣②精巣上体③精管④精索⑤精管膨大部⑥射精管⑦尿道⑧精嚢⑨前立腺⑩尿道球腺／カウパー腺**3** ①陰茎海綿体②尿道海綿体③外尿道口④尿道⑤尿道球腺／カウパー腺⑥陰茎深動脈⑦白膜⑧陰茎中隔

付　ワーク・演習問題解答　225

p.159 **4** ①皮質②髄質③胚芽上皮④白膜⑤卵管⑥卵管采⑦卵管腹腔口⑧卵巣周期⑨成熟卵胞／グラーフ卵胞⑩赤体⑪黄体⑫白体⑬子宮内膜機能層 **5** ①卵巣②固有卵巣索③卵巣提索④卵巣間膜⑤子宮広間膜⑥卵管采⑦卵管漏斗⑧卵管膨大部⑨卵管峡部⑩卵管子宮部⑪子宮底⑫子宮体⑬膣上部⑭膣部⑮子宮頚⑯膣⑰膣円蓋

p.161 **6** ①卵巣提索②固有卵巣索③子宮円索④恥骨頚靱帯⑤仙骨頚靱帯⑥子宮頚靱帯⑦子宮頚⑧膣⑨90°⑩前傾⑪子宮体⑫10°⑬前屈 **7** ①陰核②大陰唇③小陰唇④膣前庭⑤外尿道口⑥膣口

p.162 ● 演習問題
1) …… 4　2) …… 4　3) …… 3　4) …… 4　5) …… 4
6) …… 4　7) …… 4　8) …… 2　9) …… 4　10) …… 3

第9章　内分泌器系

● ワーク

1．内分泌器（★★）

p.165 **1** ①視床下部ホルモン②下垂体門脈③下垂体前葉ホルモン④バソプレシン⑤オキシトシン

p.167 **2** ①右葉②左葉③峡部④上皮小体／副甲状腺⑤濾胞細胞⑥サイログロブリン⑦濾胞腔⑧ヨウ素

p.169 **3** ①球状層②束状層③網状層④糖質コルチコイド **4** ①Ａ／α細胞②Ｂ／β細胞③Ｄ／δ細胞

p.170 ● 演習問題
1) …… 3　2) …… 2　3) …… 4　4) …… 4　5) …… 4
6) …… 3　7) …… 4　8) …… 2　9) …… 1　10) …… 4

第10章　中枢神経系

● ワーク

1．中枢神経の基本構造（★）

p.173 **1** ①白質②軸索③髄鞘／ミエリン④灰白質⑤細胞体⑥樹状突起 **2** ①硬膜②クモ膜③軟膜④硬膜静脈洞⑤クモ膜顆粒⑥クモ膜下腔⑦脈絡叢⑧側脳室⑨室間孔⑩第3脳室⑪中脳水道⑫第4脳室⑬中心管

2．脳（★★★）

p.175 **1** ①帯状回②海馬③扁桃体④本能的行動⑤情動⑥記憶 **2** ①大脳縦裂②中心溝③外側溝④頭頂後頭溝⑤鳥距溝⑥前頭葉⑦頭頂葉⑧側頭葉⑨後頭葉⑩運動野⑪体性感覚野⑫味覚野⑬聴覚野⑭視覚野⑮運動性言語中枢／ブローカ中枢⑯感覚性言語中枢／ウェルニッケ中枢

p.177 **3** ①交連線維②投射線維③視床④視床下部⑤尾状核⑥被殻⑦淡蒼球⑧線条体⑨レンズ核 **4** ①間脳②視床③視床下部④下垂体⑤松果体⑥中脳⑦橋⑧延髄⑨小脳

p.179 **5** ①上丘核②赤核③黒質④大脳脚⑤錐体路⑥網様体⑦内側毛帯⑧孤束核⑨オリーブ核

3. 脊　髄（★★）

p.181 **1** ①前正中裂②後正中裂③灰白質④白質⑤⑥⑦前角，側角，後角⑧⑨⑩前索，側索，後索⑪前根⑫後根

p.183 **2** ①外側脊髄視床路②前脊髄視床路③後索路④三叉神経視床路⑤後角⑥後索核⑦内側毛帯⑧視床⑨体性感覚野⑩外側皮質脊髄路⑪前皮質脊髄路⑫皮質核路⑬運動野⑭内包⑮錐体交叉⑯前角

p.184 ● 演習問題

1) 3	2) 1	3) 3	4) 3	5) 3
6) 1	7) 3	8) 1	9) 2	10) 4

第11章　末梢神経系

● ワーク

1. 脳神経（★★★）

p.187 **1** ①動眼神経②上眼窩裂③上眼瞼挙筋④⑤⑥⑦上直筋，内側直筋，下直筋，下斜筋⑧毛様体神経節⑨⑩毛様体筋，瞳孔括約筋⑪⑫滑車神経，外転神経⑬⑭上斜筋，外側直筋 **2** ①眼神経②上顎神経③下顎神経④上眼窩裂⑤正円孔⑥卵円孔⑦舌⑧咀嚼筋

p.189 **3** ①舌②鼓索神経③内耳孔④翼口蓋神経節⑤顎下神経節⑥⑦舌下腺，顎下腺⑧耳下腺⑨表情筋 **4** ①舌②頚動脈体③頚動脈洞④頚静脈孔⑤咽頭筋⑥耳神経節⑦耳下腺

2. 脊髄神経（★★★）

p.191 **1** ①前角②運動神経③前根④脊髄神経節⑤感覚神経⑥後根⑦前枝⑧後枝⑨脊髄神経叢⑩交感神経⑪側角⑫交感神経節⑬副交感神経 **2** ①頚神経ワナ②横隔神経③鎖骨上神経

p.193 **3** ①上神経幹②下神経幹③中神経幹④外側神経束⑤内側神経束⑥後神経束⑦正中神経⑧筋皮神経⑨尺骨神経⑩橈骨神経⑪腋窩神経⑫⑬⑭⑮⑯長胸神経，肩甲背神経，肩甲上神経，肩甲下神経，胸背神経⑰⑱⑲⑳内側胸筋神経，外側胸筋神経，内側上腕皮神経，内側前腕皮神経

p.195 **4** ①腸骨下腹神経②腸骨鼡径神経③陰部大腿神経④外側大腿皮神経⑤閉鎖神経⑥大腿神経⑦伏在神経⑧上殿神経⑨下殿神経⑩後大腿皮神経⑪坐骨神経⑫総腓骨神経⑬浅腓骨神経⑭深腓骨神経⑮脛骨神経⑯内側足底神経⑰外側足底神経⑱腓腹神経⑲陰部神経

p.197 **1** ①交感神経②交感神経節③腹腔神経節④上腸間膜動脈神経節⑤下腸間膜動脈神経節⑥副交感神経⑦動眼神経⑧顔面神経⑨舌咽神経⑩迷走神経⑪骨盤神経

p.198 ● 演習問題

1) 1	2) 3	3) 4	4) 1	5) 2
6) 3	7) 4	8) 3	9) 4	10) 2

第12章 感覚器

● ワーク

1. 外皮（★）

p.201 **1** ① 表皮 ② 真皮 ③ 皮下組織 ④ 真皮乳頭 ⑤ 自由神経終末 ⑥ メルケル触覚円板 ⑦ マイスネル小体 ⑧ パチニ小体 **2** ① 重層扁平上皮 ②③④⑤⑥ 角質層，淡明層，顆粒層，有棘層，基底層 ⑦ ケラチノサイト ⑧ ケラチン ⑨ メラニン色素 ⑩ メラニン細胞 ⑪ ランゲルハンス細胞 ⑫ メルケル細胞

p.203 **3** ① 毛根 ② 毛球 ③ 毛包 ④ 脂腺 ⑤ 立毛筋 ⑥ 大汗腺／アポクリン汗腺 ⑦ 小汗腺／エクリン汗腺 ⑧ 爪体 ⑨ 爪根 ⑩ 爪床 ⑪ 乳腺葉 ⑫ 乳管 ⑬ 乳頭 ⑭ 乳房提靭帯

2. 視覚器（★★★）

p.205 **1** ① 角膜 ② 強膜 ③ 虹彩 ④ 毛様体 ⑤ 毛様体小帯 ⑥ 脈絡膜 ⑦ 網膜（視部） ⑧ 水晶体 ⑨ 硝子体 ⑩ 黄斑 ⑪ 中心窩 ⑫ 視神経乳頭 ⑬ 眼球結膜 ⑭ 眼瞼結膜 ⑮ 結膜円蓋 ⑯ 瞼板腺 ⑰ 前眼房 ⑱ 後眼房 ⑲ 強膜静脈洞／シュレム管

p.207 **2** ① 涙腺 ② 涙点 ③ 涙小管 ④ 涙囊 ⑤ 鼻涙管 ⑥ 上直筋 ⑦ 下直筋 ⑧ 外側直筋 ⑨ 内側直筋 ⑩ 上斜筋 ⑪ 下斜筋 ⑫ 上眼瞼挙筋 ⑬ 総腱輪 **3** ① 色素上皮 ② 脈絡膜 ③ 杆状体 ④ 錐状体 ⑤ 双極細胞 ⑥ 視神経細胞 ⑦ 視神経 ⑧ 視神経乳頭 ⑨⑩ 水平細胞，アマクリン細胞 ⑪ 視交叉 ⑫ 視索 ⑬ 外側膝状体 ⑭ 後頭葉

3. 聴覚器および平衡覚器（★★）

p.209 **1** ① 外耳道 ② 鼓膜 ③ 鼓室 ④ ツチ骨 ⑤ キヌタ骨 ⑥ アブミ骨 ⑦ 前庭窓 ⑧ 鼓室窓 ⑨ 耳管 ⑩ 蝸牛 ⑪ 半規管 ⑫ 膨大部 ⑬ 球形囊 ⑭ 卵形囊 ⑮ 前庭神経 ⑯ 蝸牛神経 ⑰ 蝸牛管 ⑱ 前庭階 ⑲ 鼓室階 ⑳ コルチ器 ㉑ 有毛細胞 ㉒ 膨大部稜 ㉓ 平衡斑

4. 味覚器・嗅覚器（★）

p.211 **1** ①②③ 有郭乳頭，葉状乳頭，茸状乳頭 ④ 味毛 ⑤ 味孔 ⑥⑦⑧ 顔面神経（鼓索神経），舌咽神経，迷走神経 ⑨ 孤束核 **2** ① 上鼻道 ② 嗅毛 ③ 嗅神経 ④ 篩板 ⑤ 嗅球 ⑥ 嗅索 ⑦ 視床

p.212 ● 演習問題

| 1) 2 | 2) 3 | 3) 4 | 4) 1 | 5) 1 |
| 6) 2 | 7) 2 | 8) 3 | 9) 2 | 10) 1 |

●参考図書

本書の執筆にあたり，以下の書籍を参考にさせていただきました．ここに記して感謝の意を表します．

1) 小川鼎三・原著，山田英智・改訂，養老孟司・著改訂：分担　解剖学　解剖学3　感覚器学・内臓学　第11版．金原出版，東京，1982．
2) 岸　清，石塚　寛・編：解剖学　第2版．医歯薬出版，東京，2014．
3) 河野邦雄，伊藤隆造，坂本裕和，前島　徹，樋口　桂：解剖学　第2版．医歯薬出版，東京，2014．
4) 佐伯由香，細谷安彦，高橋研一，桑木共之・編訳：トートラ人体解剖生理学　原書8版．丸善，東京，2011．
5) 坂井建雄，大谷　修・監訳：プロメテウス解剖学アトラス　頸部／胸部／腹部・骨盤部．医学書院，東京，2008．
6) 坂井建雄，河田光博・監訳：プロメテウス解剖学アトラス　頭頸部／神経解剖　第2版．医学書院，東京，2014．
7) 坂井建雄，松村讓兒・監訳：プロメテウス解剖学アトラス　解剖学総論／運動器系　第2版．医学書院，東京，2011．
8) 佐藤昭夫，佐伯由香，原田玲子・編：人体の構造と機能　第3版．医歯薬出版，東京，2014．
9) 寺田春水，藤田恒夫：解剖実習の手びき　第11版．南山堂，東京，2004．
10) 野村　嶬・編：標準理学療法学・作業療法学　専門基礎分野　解剖学　第3版．医学書院，東京，2010．
11) 平沢　興・原著，岡本道雄・改訂：分担　解剖学　解剖学2　脈管学・神経系　第11版．金原出版，東京，1982．
12) 松村讓兒：イラスト解剖学　8版．中外医学社，東京，2014．
13) 森　於菟，小川鼎三，大内　弘，森　富：分担　解剖学　解剖学1　総説・骨学・靱帯学・筋学　第11版．金原出版，東京，1982．

【監修者略歴】

野村 嶬 (のむら さかし)

1970年	広島大学歯学部口腔生理学講座助手
1976年	京都大学医学部第一講座助手
1977年	歯学博士（広島大学）
1981年	医学博士（京都大学）
1984年	京都大学医療技術短期大学部理学療法学科教授
2003年	京都大学医学部保健学科理学療法学専攻教授
2007年	京都大学大学院医学研究科人間健康科学専攻教授
2008年	佛教大学保健医療技術学部理学療法学科教授
2016年	京都大学医療技術短期大学部（現医学部人間健康科学科）名誉教授（2007年より，現在に至る）

【執筆者略歴】

西川 彰 (にしかわ あきら)

2011年	修士（健康科学）（畿央大学大学院健康科学研究科）
2011年	帝京平成大学地域医療学部助教
2014年	上武大学ビジネス情報学部講師
	同上，医学生理学研究所講師
2019年	上武大学ビジネス情報学部准教授
	同上，医学生理学研究所准教授

小林 直行 (こばやし なおゆき)

2006年	関東学園大学スポーツセンター
2009年	博士（スポーツ医学）（筑波大学大学院人間総合科学研究科）
2009年	筑波大学大学院人間総合科学研究科客員研究員
2010年	帝京平成大学地域医療学部講師
2013年	上武大学ビジネス情報学部准教授
2017年	柏レイソル
2019年	九州共立大学スポーツ学部教授

解剖学ワークブック　　　　　　　　　ISBN978-4-263-24063-2

2014年8月25日　第1版第1刷発行
2020年1月10日　第1版第4刷発行

監修　野村　嶬
発行者　白石　泰夫
発行所　医歯薬出版株式会社

〒113-8612　東京都文京区本駒込1-7-10
TEL. (03) 5395-7641（編集）・7616（販売）
FAX. (03) 5395-7624（編集）・7611（販売）
https://www.ishiyaku.co.jp/
郵便振替番号　00190-5-13816

乱丁，落丁の際はお取り替えいたします．　　印刷・壮光舎印刷／製本・皆川製本所
© Ishiyaku Publishers, Inc., 2014. Printed in Japan

本書の複製権・翻訳権・翻案権・上映権・譲渡権・貸与権・公衆送信権（送信可能化権を含む）・口述権は，医歯薬出版（株）が保有します．
本書を無断で複製する行為（コピー，スキャン，デジタルデータ化など）は，「私的使用のための複製」などの著作権法上の限られた例外を除き禁じられています．また私的使用に該当する場合であっても，請負業者等の第三者に依頼し上記の行為を行うことは違法となります．

|JCOPY| ＜出版者著作権管理機構　委託出版物＞
本書をコピーやスキャン等により複製される場合は，そのつど事前に出版者著作権管理機構（電話03-5244-5088，FAX 03-5244-5089, e-mail:info@jcopy.or.jp）の許諾を得てください．

短時間で効率よく学習し，知識を吸収できるよう工夫されたテキスト＆ワークブック

生理学ワークブック

B5判　240頁　定価（本体3,800円＋税）
目崎 登 監修　西川 彰　小林 直行 ほか著
ISBN-978-4-263-24279-7

本書は「生理学」を短時間で効率よく学習し，知識を吸収できるよう工夫されたテキスト＆ワークブックである．学習のポイントとキーワードが一目瞭然でわかる形式となっている．要点をまとめた「テキスト」を参考に「ワーク」を行う穴埋め演習形式となっている．

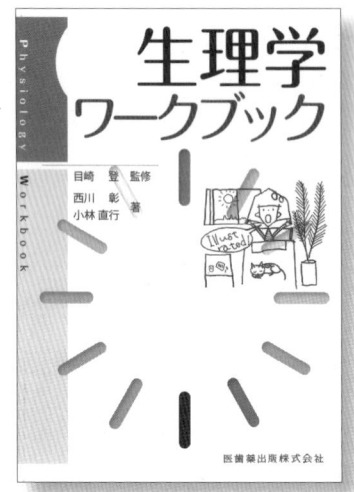

◆ 主な目次

生理学の基礎　血液の生理学　循環の生理学　呼吸の生理学　消化と吸収　栄養と代謝　体温とその調節　尿の生成とその排泄　内分泌系の機能　生殖　骨の生理学　体液の生理学　神経の基本的機能　神経系の機能　筋肉の機能　感覚の生理学

◆ 本書有効利用のポイント

❶ 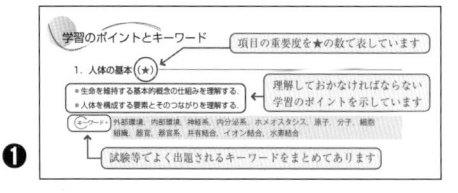
❷

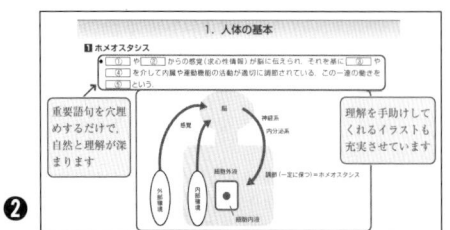

運動器疾患ワークブック

B5判　288頁　定価（本体4,000円＋税）
目崎 登 監修　小林 直行 編
ISBN-978-4-263-24280-3

本書は「運動器疾患」を短時間で効率よく学習し，知識を吸収できるよう工夫されたテキスト＆ワークブックである．学習のポイントとキーワードが一目瞭然でわかる形式となっている．特に，重要ポイントをまとめた「テキスト」を読み，穴埋め演習形式の「ワーク」を行うことで理解が進む．

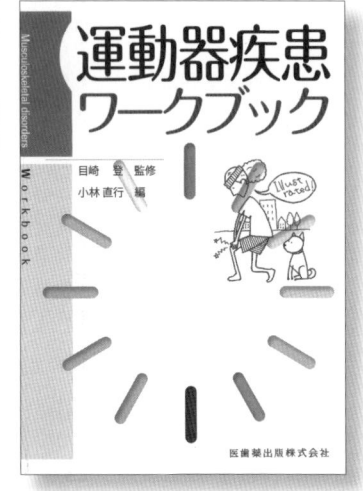

◆ 主な目次

第1部　骨折　頭部・顔面部の骨折　頚部の骨折　体幹部の骨折　胸郭部の骨折　上腕骨近位端部の骨折　その他
第2部　脱臼　頭部および体幹の脱臼　肩周辺部の脱臼　肘部の脱臼　その他
第3部　軟部組織損傷　頭部・胸郭の疾患　頚部の疾患　胸背部・腰部の疾患　肩部および上腕部の疾患　肘部の疾患　その他

◆ 本書有効利用のポイント

❶ 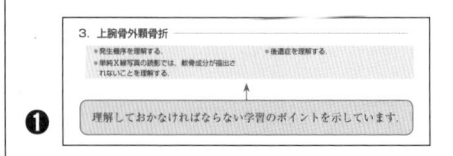
❷

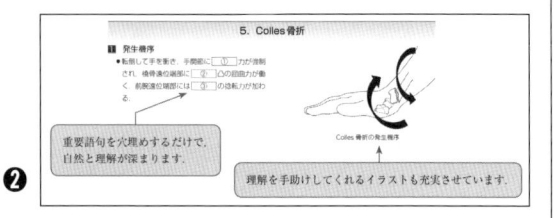

❶「学習のポイントとキーワード」が一目瞭然でわかる形式となっている．
❷要点をまとめた「テキスト」を参考に「ワーク」を行う 穴埋め演習形式となっている．